Medical Wisdom and Doctoring
The Art of 21st Century Practice

医の知の羅針盤

良医であるためのヒント

著 Robert B. Taylor, M.D.
　　Department of Family Medicine
　　School of Medicine
　　Oregon Health and Sciences University
　　Portland, Oregon, USA

監修　石山貴章
　　　新潟大学地域医療教育センター／
　　　魚沼基幹病院総合診療科 教授

訳　　三枝小夜子

メディカル・サイエンス・インターナショナル

Translation from the English language edition:
"Medical Wisdom and Doctoring
The Art of 21st Century Practice"
by Robert B. Taylor
Copyright © Springer New York 2010
Springer New York is a part of Springer Science + Business Media
All Rights Reserved.

© First Japanese Edition 2017 by Medical Sciences International, Ltd., Tokyo

Printed and Bound in Japan

知識と知恵は同じものであるどころか，
しばしばなんの関係もない。
知識は他人の思想が詰まった頭の中にあり，
知恵はみずからを注意深く見つめる心の中にある。
知識は自分がこんなにも多くを学んだと誇り，
知恵は自分はこれしか知らないとへりくだる。
　　　　　　　　［英国の詩人 William Cowper(1731〜1800).『課題』］

患者のケアを行う義務と患者のケアを教える義務を医学が放棄することはない。
　　　　　　　　［米国の医学教育者・編集者 Maurice B. Strauss
　　　　　　　　　（1904〜1974). Medicine 1964;19:43］

自分の運命を実現することは，人間の唯一の責任なのだ。
　まだ見ぬ宝物と「自分の運命」の見つけ方を知りたがっている羊飼いの少年が，「セイラムの王様」と名乗る老人からもらった助言。
　老人は，「自分の運命」について次のように説明する。

・・・この地上には一つの偉大な真実があるからだ。つまり，おまえが誰であろうと，何をしていようと，おまえが何かを本当にやりたいと思う時は，その望みは宇宙の魂から生まれたからなのだ。それが地球におけるおまえの使命なのだよ。
　　　　　　　　［Paulo Coelho.『The Alchemist』(『アルケミスト：夢を旅した少年』
　　　　　　　　　山川紘矢ほか訳，角川文庫，1997，p.28 より)］

監修者序文

　医学部卒後2年目，まだ私が日本で外科研修をしていた頃の記憶だ。当時ついていた中堅どころの指導医に言われたことがある。かつて学生時代に参加した飲み会(医局が開催した飲み会か何かだろう。彼も参加していたらしい。当時はそういうものはよくあった)の席でのこと。「将来は『良い医者』になりたいと思う」といった趣旨のことを，自己紹介として私は述べたらしい。そんな記憶はすっかり飛んでいたし，そもそも日々の研修医生活に疲れ果て，そんなことを考えている余裕はない時期だった。だがそう言われれば，確かにそんなことを言った気がする。

　その後紆余曲折を経て私は渡米し，外科から内科へと進路を変え，米国内科臨床に入り込むこととなった。その間(そして今現在でも)，学生時代のその「思い」が，自分の中で蘇ってくる感覚を，時折味わうこととなる。そのトリガーは，冒頭の指導医のコメントだったのであろう。ただ，では「良い医者」とは？　具体的に「良い医者とは何か」となると，漠然とした感覚はあったものの，自分の中で，はっきりとした答えが見つからなかった。

*

　私が初めて本書を読んだのは，そんな米国臨床の真っ最中。レジデンシーを終え，独り立ちした医師として色々と迷いも生じる，そんな時期である。Amazonで見かけて，何気なく購入した本だった。

　本書を手にして最初に目にした，「偉大な医師(great doctor)」，「名医(top doctor)」，そして「良医(wise doctor)」の違い。漠然としていた私の中の「良い医者」の定義が，はっきりと姿を現した瞬間であった。さらに読み進むと，患者をケアするということ，診断のアート，死にゆく患者への向き合い

方，そして臨床教育などなど．医師として私が悩み，そして知りたいと思っていた答えが，平易な言葉で語られている．すっかり，この本の虜になった．当時，自分の周囲の指導医たちが様々な形で示してくれていた「良い医者」の姿．それが自分の中で結晶化するための，いわば触媒の役割を担ってくれた，そんな気がする．

いつも私の手元にある「座右の書」であり「羅針盤」．私は本書をこう位置付けている．なんども読み返し，既にボロボロになっているが，いつ読み返しても本書は，「人生の，そして医師としての大先輩であるお爺ちゃん先生からの温かい助言」を与えてくれる．直接お会いしたことはないが，本書の著者ロバート・テイラーは，明らかに私にとっては，まだ見ぬ師匠のお一人である．それくらい，本書は私に影響を与えてくれた．

そして，この本をいつか日本語に，というのは，いつしか私の中に芽生えた夢だった．これほどの良書は，ぜひ多くの，特に若い日本人医師に読んでほしい．なにより私自身が，もっと気楽に何度も読み返すために（私自身，やはり日本語の本の方が読みやすいのだ）．

今回，メディカル・サイエンス・インターナショナル社の計らいで，私のこの夢が実現することとなった．私の提案を取り上げ，そして現実のものとしてくれた編集者の宗像将也氏には，格別にお世話になった．ここでお礼を申し上げたい．また，この良書を平易な，分かり易い日本語に訳してくださった翻訳家の三枝小夜子氏の尽力無くして，私の夢の実現はなかった．本書の校正の時間は，私にとっての「座右の書」を日本語として新たな形で読み直す時間であり，まさに至福のときであった．重ねて，御礼申し上げたい．

雪深い，南魚沼の地にて
石山貴章

まえがき

　私は本書で，われわれ医師が数千年の医療の実践を通じて身につけてきた知恵と，その知恵を日々の患者ケアにいかす医の技術の話をする。本書に登場するのは，あなたが昨日の午後に治療した肺炎の高齢女性や，今朝診察した胸痛を訴える中年男性だ。夜中に呼吸困難に苦しむクループの子供や，われわれが日常的に用いる薬物だ。あなたのリーダーシップを期待する同僚や，あなたが指導する医学生だ。医師という尊い職業の末席に連なる私とあなた，そして，われわれを支え，その幸せのために心を砕いてくれる家族だ。

　われわれ医師が(そして，すべての医療従事者が)自分の職業の尊さを正しく理解するためには，過去の世代の医師や学者から受け継いだ遺産を現代に役立てる方法を知っておく必要がある。先人たちはわれわれに，プロの臨床医として思考しながら1人の人間として患者の心に寄り添う方法や，疾患や病(やまい)や死に対処する方法や，患者，患者の家族，われわれ自身，われわれの家族との付き合い方などを伝えてくれた。つまり，われわれが豊富な知識を持ち，賢明で，思いやりのある21世紀の医師になるにはどうすればよいかを教えてくれているのだ。

　本書を読み進める読者諸氏は，巻頭の引用句が示唆する3つのテーマの存在に気づかれるだろう。第1のテーマは，われわれが先人から受け継いだ「医学の知識」と「医学の知恵(医の知)」だ。われわれはこうした知識や知恵に日々感謝しなければならない。もちろん，知識と知恵は同じものではない。「医学の知識(medical knowledge)」は，猛烈な勢いで増えてゆく客観的なデータの宝庫で，われわれがエビデンスにもとづく医療を実践できるようにしてくれる。これに対して，「医の知(medical wisdom)」は主観的で，哲学的で，ときに驚くほど直観的だ。第2のテーマは，他者への奉仕の義務だ。これは医療と医術の土台となる使命である。第3のテーマは，Paulo Coelhoが言うところの「自分の運命」を探すこと，すなわち，医師の自己実現への道のりだ。この旅は，治療者を志す者には特別な意味を持つ旅である。

3つのテーマに関して，私は，癒し手であり研究者でもある良医たちが残した不朽の助言を参考にした。以下で紹介する思想や逸話の多くは「口述歴史」とでも呼ぶべきもので，一般的な教科書に記されていることはめったにない。私は本書をできるだけ学術的な著作にするため，こうした教訓や格言を具体例で補足した。具体例には3種類ある。1つめは現在の医学文献からとったもの，2つめは医学史の逸話からとったもの，3つめは開業医の個人的な経験からとったもので，私自身の経験も含まれている。

　私が本書に『Medical Wisdom and Doctoring: the Art of 21st Century Practice（医の知の羅針盤：良医であるためのヒント）』というタイトルをつけたのは，その内容が今日の医師の仕事と直結していることを強調するためだ。私はここで，今日の診断法や治療法，実践的なコミュニケーション技術，医療に関連した倫理的問題，明日の医療の予兆となるかもしれない動きなどについてお話しするつもりだ。医師であるあなた自身を大切にすることや，あなたの家族やコミュニティーとの付き合い方についての章もある。いずれも，あなたが医師としての能力を十分に発揮するために欠かすことができないものだ。

　Moses Maimonides，Ambroise Paré，John Snow，Francis Weld Peabody，Mayo兄弟など，われわれより前の時代を生きた偉大な医師たちの業績にも触れたい。日々の医療経験に磨かれた，名もなき英雄とも呼ぶべき勤勉な臨床医たちのエピソードも多数紹介するつもりだ。こうした良医たちが編み出した概念や技術は，未来の世代にも伝える価値がある。最後に，私自身の40年にわたる医療・教育経験にもとづくお話もしたい。

　さきほどの「口述歴史」の話に戻るが，本書には，ベテラン医師から若手医師へ，教師から学生へ，師から弟子へと受け継がれてきた医師の知恵が記されている。こうした教訓や方法論や知恵の言葉は自然に受け継がれていくはずのものだが，なかなかそうならないのが現状だ。若手医師にとってもベテラン医師にとっても，日々はあまりに忙しく，内省的な話をしたりキャンプファイヤーのまわりで腹を割った話をしたりする余裕はない。さらに，医師が身につけておかなければならない科学的知識が膨大な量にのぼるため，医師の知恵を分かち合う時間などないように思われる。それゆえ，本書に書かれていることは，あなたが学生時代にもレジデント時代にも学んでいないことかもしれないし，多忙な日々の中で後回しにしていることかもしれない。

私は本書を医師のために書いたが，その内容は患者ケアに携わるすべての臨床家にあてはまる。本書が紹介する概念は，医学生，レジデント，駆け出しの医師，看護師，医師助手にとっても，医療事故や悲痛な体験学習を回避するのに役立つはずだ。20年，30年と医療に携わっているベテランにも，これまで考えたことのないようなヘルスケアへのアプローチを示すつもりだ。自分が日々行っている診療が，いわゆる「良医」たちの診療とどこまで一致しているかという好奇心を満足させるのにも役立つだろう。

　もちろん，先人からの助言のいくつかは，21世紀の医学に合わせて手を加える必要がある。例えば，1903年のSir William Oslerの言葉だ。彼はこの年，医学教育改革の一環としてベッドサイド教育の実施を呼びかけた[1]。けれども今日では，治療の短期集中化により多くの患者が数時間しか在院していない上，患者ケアの選択肢が多様化しているため，診察室，病院の救急部，手術室のほか，患者の自宅やナーシングホームでも医学教育が行われることが増えている。だから私は時代を超越した格言を選んで，今日の医療と関係のある具体例で裏付けを与えることにした。なお，個人的に経験した逸話を紹介する場合には，守秘義務との関係で，話の大筋を変えないように気をつけながら，名前や具体的な状況を変えている。

　人間的成長のために本書を読むのもお勧めだ。Hippocrates，Pogo[*1]，Albert Schweitzer，Charles Berkley（もちろん，バスケットボール選手のCharles Berkleyだ！），Louis Pasteur，漫画『小さな孤児アニー』の主人公Annieの言葉は，あなたを勇気づけてくれるだろう。レストラン「Applebee's（アップルビー）」の成功の秘密，Joseph Listerと洗口液リステリンをめぐる裏話，シャーロック・ホームズのモデルになった人物についてもお話ししたい。何か役に立つことを学びたいという読者諸氏のために，クリニカル・パールも紹介している。眼部帯状疱疹を発症した患者に関して注意すべき点，糖尿病性末梢性ニューロパチーの良い検査法，片側性の右精索静脈瘤に遭遇したときに考慮するべきこと，左肩に放散し前傾姿勢で軽快する胸膜性の胸痛の重大性などだ。先見の明ある教授によって本書が医学部の必修科目の教科書に指定されれば光栄だが，個々の疾患の診断法や治療法について詳しく述べることはしていない。

[*1] 訳注：米国の新聞連載漫画『ポゴ』の主人公のフクロネズミ。

中世の医師Paracelsus(1493〜1591)の「医学は単なる科学ではなく芸術でもある」[2]というアフォリズムもあるように，本書は何よりも医の技術について書かれている。ここで紹介する概念はじっくり味わってほしいので，できれば，暖炉の傍で過ごす静かな夕べや，飛行機での長旅の間や，オンコール待機中の退屈な夜などに，じっくり考えながら読んでほしい。
　それでは『医の知の羅針盤』をどうぞ。

オレゴン州ポートランドにて
Robert B. Taylor

参考文献

1. Osler W. On the need of a radical reform in our methods of teaching senior students. *Med News* 1903;82:49–53.
2. Paracelsus. *Die grosse Wundarznei*. Quoted in Strauss MB. Familiar medical quotations. Boston: Litte, Brown; 1968;295.

目　次

本書について　xix

第 1 章　21 世紀における医の知 ………………………………… 1
　1. 現代における医の知，医術の方法，良医　1
　2. 医術，医の技術，人類への奉仕について　8
　3. アフォリズムや教訓に表現される医の知について　11
　4. 21 世紀の医療における医学のパラダイム転換　12
　5. 21 世紀における医の知に関する知恵の言葉　19

第 2 章　患者に寄り添う ………………………………………… 23
　1. 何よりもまず癒し手であれ　24
　2. 疾患だけでなく患者にも興味を持とう　25
　3. 疾患と病の違いを意識しよう　26
　4. 患者が経験する病を「感じる」努力をしよう　27
　5. 病が患者に及ぼす影響について考えよう　28
　6. 患者の病が家族に及ぼす影響を考えよう　30
　7. その症状が患者にとってどんな意味があるかに，
　　　病を理解する鍵があるかも　31
　8. 患者に寄り添うことには患者に触れることも含まれる　31
　9. それまでかかっていた医師を批判する患者には慎重に対応しよう　32
　10.「難しい患者」と「難しい医師」の関係　32
　11. 友人が患者になり，患者が友人になることもある　35
　12. 患者から非常に重要なことを学べることもある　36
　13. 患者がインターネット，雑誌，新聞で調べてきたことを
　　　簡単に片付けてはいけない　38
　14. 患者にはその時点で最も可能性の高い診断名を告げよう　38
　15. 診察室でユーモアが役立つこともある　39
　16. ときには医学とは関係ない質問をしよう　40
　17. ときには自分のことを少し明かしてみよう　40
　18. 医師でも過ちを犯すことを分かってもらおう　41
　19. ただ慰めるだけでよいときもある　42

20. 患者によるあなたの評価を受け入れよう　42
  21. 間違った寄り添い方に気をつけよう　43
  22. 患者のそばにいること　44
  23. 患者に寄り添うための知恵の言葉　45

第3章　臨床対話とコミュニケーション ……………………………… **49**
  1. 必ず患者の名前を呼んで挨拶しよう　51
  2. 病歴を聴取するときには椅子に座ろう　52
  3. 自分の名前と治療で果たす役割を知ってもらおう　53
  4. 過不足なく目を合わせよう　53
  5. 目線の高さの差が作り出す力関係に気をつけよう　54
  6. 臨床面接を始める言葉を決めよう　54
  7. 最良の情報は自由回答式の質問から得られる　55
  8. 臨床面接には少しだけ即興を入れよう　56
  9. 熟練医は病歴聴取と身体診察をはっきり分けない　56
  10. 曖昧な主訴は「入場券」なのかもしれない　56
  11. 傾聴の技術を身につけよう　57
  12. 「患者の話は注意して聞こう。診断を教えてくれるかもしれないから」　58
  13. 話すより聞こう　59
  14. 患者のライフイベントについて話し合うときには
      質問の仕方で答えの質が決まる　59
  15. 患者が真実を言っていることを前提にしよう　60
  16. 医学用語は患者と医師で違う意味を持つことがある　61
  17. 患者の話に驚いた様子を見せないように気をつけよう　62
  18. 医師と患者の価値観や言語や文化が違っていることもある　63
  19. 「分かりません」と言うことを恐れる必要はない　64
  20. 医師の隠語は使わないようにしよう　64
  21. 患者が聞きたいことを聞けるように配慮しよう　65
  22. 臨床面接の内容を同僚に伝えるときには分かりやすく　65
  23. 臨床対話とコミュニケーションに関する知恵の言葉　66

第4章　臨床診断の技術 ………………………………………………… **69**
  1. 診断プロセスは患者が医師に助けを求めようと決心することから始まる　70
  2. 患者が診療所に来たときの状況からも診断の手がかりは得られる　71
  3. 目先のきく診断医は身体診察の一環として患者の動作をさりげなく
     観察している　72
  4. 患者に挨拶するときには握手をしよう　72
  5. 受診の本当の目的は何か考えよう　73
  6. 良医はほかの医師の診断を鵜呑みにしない　74

7. バイタルサインに注意しよう　75
8. 痛みのある部位は必ず診察しよう　75
9. 診断に役立つ身体診察技術を活用しよう　76
10. 経験豊富な医師から伝えられる「クリニカル・パール」は
    役に立つことがある　77
11. クリニカル・パールに紛れ込んでいる「偽パール」に気をつけよう　80
12. 疾患に特徴的な臨床徴候を知ろう　81
13. 重病を示唆する「赤旗」を認識しよう　83
14. 問題を分析しすぎないようにしよう　84
15. 自分自身の臨床判断を信じよう　85
16. 診断と相容れない症状や徴候は説明されなければならない　85
17. あなた自身やスタッフのうっかりミスをなくそう　86
18. これからの診断医は高レベルの技術的能力を維持する必要がある　86
19. 「絶対に見落としてはいけない疾患」を見落とさないように　87
20. 診断所見をまとめる際には患者本人にもコンサルトしよう　89
21. 「WHIM」を確認しよう　89
22. 正しい診断をするのは最後に患者を診た医師だ　91
23. 最初に考えるべきはシマウマではなくウマのこと　92
24. シマウマのことを考えるのも忘れずに　92
25. 臨床診断の技術に関する知恵の言葉　93

第5章　疾患の管理と予防　97

1. 良識的な臨床実践のルールを尊重しよう　97
2. 患者のベッドの足元ではなく枕元に立とう　98
3. 合理的で適切と思われるときには治療法の決定に患者も参加させよう　98
4. 患者と医師では成功の尺度に食い違いがあるかもしれない　99
5. エビデンスにもとづく癒し手になろう：ただし慎重に　99
6. 患者の疾患は1つと決めつけてはならない　100
7. 生命システムの観点から臨床転帰と資源利用を考える　101
8. 今日もてはやされている治療法も，明日には禁忌，黒枠警告，
    お笑いぐさになるかもしれない　102
9. 診療に使用する薬物のまれな副作用を知ろう　104
10. 患者が処方薬とハーブの両方を摂取している場合には，
    潜在的に危険な相互作用に関する最新情報を入手しよう　109
11. 患者のヘルス・リテラシーのレベルを考慮しよう　110
12. 調剤されない処方箋は患者の役に立たない　110
13. 理想の薬物の4条件：昔からあり，安全で，安価で，効果がある　111
14. 危険な多剤併用にご用心　112
15. 薬物療法の限界を認めよう　113
16. しばしば医師が「薬」になる　114

17. コンサルテーションが治療の重要な要素になることもある　115
18. 治療だけでなく予防も考えよう　116
19. どの患者にも，よくならなかった場合にどうするべきかを指示しよう　118
20. どんな場合に再受診するべきかを指示してから診療を終えよう　118
21. 疾病の管理と予防に関する知恵の言葉　118

第6章　死にゆく患者とその家族に寄り添う……………………… **123**

1. 死は生の一部である　123
2. 死を管理するスキル　124
3. 「人は実在する原因によって死ぬ」　125
4. 「良い死」はある　126
5. 医師にとって「取るに足らない死」などない　126
6. 患者が死亡したときの出来事を遺族は決して忘れない　127
7. 高齢者はしばしば死について医師とは違った見方をしている　128
8. 死にゆく人のケアは過不足なく　130
9. 患者が誰かの死について語ることは患者自身の臨床状態と関係があるのかもしれない　130
10. 高齢の患者が自分の死を予言しはじめたら，その言葉を真剣に受け止めよう　131
11. 患者の死や回復について詳細に予測してはいけない　131
12. 死にゆく人は孤立しがちであることに気づこう　132
13. どんな状況でも希望を見出そう　133
14. 患者の死が迫ったときに，しなければならないことがある　133
15. 患者や家族が誤解するおそれのある表現は使わないようにしよう　134
16. 死はこの世で最悪のことではない　135
17. 突然死してしまう患者もいる　135
18. 自殺してしまう患者もいる　136
19. 家族に患者の死亡を知らせるときには慎重に　137
20. 死の意味は家族ごとに違うことを考えよう　138
21. 患者の死が良くも悪くも親族の絆を強めることがある　138
22. 遺族が病的悲嘆に陥っていないか気をつけよう　139
23. 患者の死に対する医師の情動反応を意識しよう　140
24. 折に触れて，死にゆく患者とその家族の勇気を思おう　140
25. 死にゆくことと死に関する知恵の言葉　141

第7章　臨床医として生計を立てる……………………………… **145**

1. 診療所内で起きていることをすべて理解するために全力を尽くそう　146
2. プロとしてのスキルとサービス指向を兼ね備えたスタッフを採用しよう　146
3. すべての患者を尊重しよう　148

4. 診察を求めてきた患者はできるだけ診察しよう　148
   5. 効率のよい診療に必要な空間と設備に投資しよう　149
   6. 大量のデータを管理できるシステムを構築しよう　149
   7. もう少しだけ患者を人間的に扱い，情報を与えよう　150
   8. 患者に応対するスタッフを補助しよう　151
   9. あなたが出会う顧客サービスのプロに学ぼう　151
  10. 効果的な時間管理術を身につけよう　153
  11. 診療時間のコントロールを不能にしてスケジュールを乱す患者に
      注意しよう　154
  12. 時間管理を困難にするような行動はやめよう　155
  13. 今日の記録は今日中に　155
  14. 1日のすべての時間を「生産的」に過ごすことはできない　156
  15. パレートの法則は診療の多くの側面にあてはまる　156
  16. 最も重要な仕事のために「ベストタイム」をとっておこう　156
  17. 患者の時間を尊重しよう　158
  18. スタッフのプライベートな時間を尊重しよう　159
  19. スタッフを顕彰しよう　160
  20. あなたが患者のニーズをどれだけよく満たせているか，
      フィードバックをもらおう　160
  21. 臨床医として生計を立てることに関する知恵の言葉　161

第8章　医師の生涯学習　163

   1. ほかの医師たちと交流しよう　164
   2. 臨床スキルを維持しよう　164
   3. 経験を過信しないようにしよう　165
   4. 自分に最適な学習スタイルを知ろう　165
   5. 文献を読んで読んで，読みまくろう　166
   6. 医学文献を効率よく読めるようになろう　167
   7. 情報収集の達人になろう　169
   8. 印刷版でもウェブ版でもよいので自分だけの参考図書館を持とう　171
   9. インターネットの「パワーユーザー」になろう　172
  10. 最新の医学情報をノートにまとめておこう　173
  11. 豆知識もメモしておくと役に立つかもしれない　174
  12. 専門医にコンサルトするときは勉強のチャンスだ　174
  13. 日々の診療について考え，書き物をしよう　175
  14. 日々の診療で出会う事実の間に未知の関連がある可能性を意識しよう　177
  15. 教えよう　178
  16. 医師の生涯学習に関する知恵の言葉　179

第 9 章　明日の医師を育てる …………………………………… **183**

1. われわれ医師が先達から受け継いだものと後世に残すものについて考えさせよう　184
2. 医師らしく振る舞うことを教えよう　185
3. 医師に与えられた特権と権力を自覚させ，公益のために賢明に利用させよう　186
4. 医術は自分のためではなく人のために行うものであることを思い出させよう　187
5. 医学は金儲けの手段ではないと教えよう　187
6. 医師の道具である医学用語の背景を学ぶことを奨励しよう　189
7. 医学史に関する文献を読むことを推奨しよう　192
8. 医師が主人公の文学作品を読むことを推奨しよう　195
9. メディカルスクールやレジデントの研修に取り入れたい「隠しカリキュラム」　197
10. 専門分野の決定は正しい理由に基づいて行うように助言しよう　197
11. サブスペシャリティを早く決めすぎないように助言しよう　201
12. キャリアの選択肢をあまり早い時期に狭めてしまわないように助言しよう　202
13. 若いうちから自分の健康を大切にすることを勧めよう　204
14. 身体診察のスキルを尊重し，磨くように助言しよう　205
15. 医師にとって頭のよさは長所ではないことを教えよう　206
16. 科学の道から外れそうになっているのに気付いたら警告しよう　207
17. われわれ医師は不確実性とともに生き，確率の法則に支配されていることを教えよう　209
18. よく起こることのカタログを作るように助言しよう　210
19. 社会から投資してよかったと思われる医師を育てよう　211
20. すべての医師は「プロフェッショナル」でなければならない　212
21. 若き医師たちにも教えたい知恵の言葉　212

第 10 章　あなたの家族とコミュニティーについて ………………… **217**

1. 良きパートナーになる　218
2. 最も身近な人間関係を育てよう　218
3. 家族の面倒をよく見よう　219
4. 仕事と家庭のバランスをうまくとろう　220
5. 家族と過ごすときには「先生」ではなく 1 人の人間になろう　221
6. 家族の時間を早めに確保する習慣を身につけよう　222
7. 子供と触れ合う時間を持とう　222
8. 子供たちが勤勉さと自立的思考の価値を学べるようにしよう　222
9. 子供に慈善活動のきっかけを与えよう　224

10．ときには配偶者や子供を仕事に巻き込もう　224
　11．医師が自分の家族の治療に携わるとき　225
　12．患者と同じコミュニティーで暮らそう　225
　13．コミュニティーのために奉仕しよう　226
　14．家族やコミュニティーに関する知恵の言葉　228

第 11 章　あなた自身を大切にしよう ……………………… 231

　1．ときには自分の脈をとろう　232
　2．仕事だけが人生ではない　233
　3．燃え尽きないようにしよう　233
　4．不可欠妄想を捨てよう　234
　5．個人生活と職業生活のバランスをとろう　235
　6．アルコールの乱用や自己処方した薬物の服用はしないようにしよう　235
　7．なるべく患者にならないようにしよう　236
　8．定期的に運動しよう　237
　9．生き生きした心を保とう　237
　10．新しい技術，手技，視点を学ぼう　238
　11．医学とは関係のない本を毎日読もう　238
　12．偉大な医師作家の著作を読もう　240
　13．日記をつけよう　243
　14．何かを作り出そう　243
　15．医学史の中で面白そうだと思ったことを少し調べてみよう　243
　16．集中して考え事をする時間を持とう　245
　17．成功を味わおう　245
　18．ユーモアのセンス，あなたの「内なる子ども」を育てよう　246
　19．医学におけるマーフィーの法則　248
　20．人を傷つけるようなユーモアは相手にしないようにしよう　248
　21．良い判断がたまたま悪い結果になったときに自分を責めてはならない　249
　22．充実した人生を送ろう　249
　23．あなた自身を大切にすることに関する知恵の言葉　250

第 12 章　倫理，信用，信頼 ……………………………………… 253

　1．今日の医師の倫理規定は「ヒポクラテスの誓い」に基づいている　254
　2．今日の医療倫理の基礎となる価値観　257
　3．医療倫理をめぐる意見の対立　259
　4．日々の診療における倫理的問題　260
　5．日常的な倫理的問題のいくつかは複雑で，向き合うために勇気が
　　 必要かもしれない　262
　6．日々の診療において患者ケアに関する意思決定がどのように行われているか

考えよう　264
　　7. 診療においては誇りに思えることだけしよう　265
　　8. 患者の秘密は常に守ろう　265
　　9. 診療に政治を持ち込まないようにしよう　266
　10. 医療事故にどのように対応するかは倫理の問題だ　267
　11. 医療事故の「第二の犠牲者」になってはいけない　269
　12. 医療事故が有益な変化をもたらすこともある　269
　13. ほかの医師による判断を軽々しく批判してはならない　270
　14. プロフェッショナルとしての信頼を守ろう　271
　15. 医療倫理を逸脱した愚かなことをしてはいけない　271
　16. 実際に習得している以上の知識やスキルを持つふりをしてはいけない　272
　17. 医師としての品位を損なうような行為により信用や信頼を
　　　危うくしてはならない　274
　18. 患者の信頼を得るために　280
　19. 患者の信頼に応えよう　281
　20. 倫理，信用，信頼に関する知恵の言葉　282

第13章　明日の計画を立てる…………………………………… 287

　　1. 明日を予想するのは難しい　287
　　2. この先の生活の変化を意識しよう　288
　　3. 自分が医師としてどの段階にいて，どう移行するべきかを意識しよう　289
　　4. 明日の医療のために今日準備する　291
　　5. 将来の診療と退職後に必要になるITスキルを身につけておこう　292
　　6. 明日の医療のパイオニアになろう　294
　　7. 退職という選択肢を持てるように未来に備えよう　296
　　8. 加齢による限界と折り合いをつける　298
　　9. ライフステージに合わせて仕事のペースを調節しよう　299
　10. スキルが衰えたら診療を続けてはいけない　301
　11. 退職後の生活の技法を学ぼう　302
　12. やめどきの判断を間違わないようにしよう　303
　13. 仕事を完全にやめたら何をするか，計画しておこう　304
　14. 退職後も医学や医師仲間とのつながりを断ち切らないようにしよう　304
　15. 人生最良の時期に死を待っているだけではもったいない　306
　16. 明日の計画を立てることについての知恵の言葉　306

第14章　良医と21世紀の課題と医術…………………………… 309

　　1. 21世紀の医師が直面する課題を認識しよう　310
　　2. 本書を終えるにあたり思うこと　314
　　3. 賢明な医師と医術に関する知恵の言葉　315

第 15 章　エピローグ ………………………………………… **319**
　1．人間の唯一の義務は，自分の運命を実現すること　319

用語解説　323
図書目録　330
索引　333

本書について

> 世の中には群を抜いて優れた人々がいる。兵士，船乗り，羊飼いてはかなり多いが，芸術家ではまれで，聖職者ではもっと少ない。けれども医師はほぼ全員だ。彼はわれわれの文明の（ささやかな）花だ。この時代の人間が用済みになり，歴史の中で懐かしがられる存在になったとき，人々は彼のことを，この時代に共通する欠点をほとんど持たず，人類の美徳を体現した存在だったと信じるだろう。彼は寛大だ。それは，術として職業を行う者には可能だが，商いとしてそれを行う者には不可能なことだ。彼の慎み深さは百の秘密によって試された。彼の機転は千の難局によって試された。もっと大切なのは，彼が怪力無双のヘラクレスのような快活さと勇気を持っていることだ。彼は病室に新鮮な空気と活気を運んできて，（彼自身が望むほどではないが）しばしば治癒をもたらす。
> 　　　　　　　　　　　　　［Robert Louis Stevenson, 詩集『下生え』献辞[1]］

　Shirley Iverson は 42 歳で新しい職を得ることができた。保険には加入しているが，都会に出てきて間もないため，まだかかりつけ医は決まっていない。最近，脱力やめまいが何度かあったので，医師に診てもらうことにした。医師探しは診療所に電話をかけることから始まった。彼女は 4 件の診療所に電話をかけたが，「新患は受け付けておりません」，「当診療所はあなたの保険会社の指定診療所ではありません」などと言われて断られてしまった。その後，大きな診療所が，彼女の保険の保障範囲を確認してから，1 週間後の予約を受けてくれた。予約の日に診療所に行き，受け付けを済ませ，会計審査係のところに行くと，30 ドルの自己負担金が免除されると言われた。次にメディカルアシスタントが診察室に案内してくれ，彼女の主訴を聞き，電子カルテに入力すると，検査着に着替えてくださいと言った。今度は白衣の看護師が来て，バイタルをとり，詳しい病歴を聞いてきた[*1]。

　そしてついに（電話での問い合わせと，当日の 4 人の診療所スタッフとの出会いと，スースーする検査着での長い待ち時間の果てに）診察室のドアが開い

て医師が入ってきた。医師は彼女と握手をして椅子に腰掛け，「こんにちは，Iverson さん。はじめまして，Johnson です。今日はどうされましたか？」と言った。Shirley は医師の様子にほっとした。直観的に，この医師の前ではリラックスして自分の話をしてよいのだと感じたからだ。

21 世紀の今，患者が医療を受けるまでのプロセスは，大企業の本部を訪問するプロセスによく似たものになっている。違いは，ようやくたどりついた診療室に，（運が良ければ）自分の健康と秘密を託すことができそうな，経験豊富で思いやりのある医師がいることだ。患者と医師の出会いはそうでなければならないし，実際にそうであることが多い。

Shirley をはじめ，現代人の多くが，医療を受けようとして認知的不協和に陥っている。考えてみてほしい。診察室や病院のベッドサイドには，思いやりがあり，信頼できる臨床医がいて，個々の患者に合わせた治療をしてくれる。しかし，そうした医師たちは，損得勘定にしか興味のない理事や企業の重役や役人が指揮をとる，複雑怪奇で人間味のないヘルスケア事業に組み込まれているのだ。われわれはそんな世界に生きていて，このパラドックスをなくすことが私の願いだ。とはいえ本書では，今日のヘルスケアにはびこる官僚主義や，自分の利益のことしか頭になく，驚くほど怠惰な企業のことは，基本的に無視するつもりだ。代わりに私は，最も有望な変革要因に希望を託す。それは，この物語に登場する，一見，時代錯誤な英雄たち，個々の患者を治療するために勤勉に努力する，賢明で有能な医師たちだ。われわれ医師が社会で享受する地位は，彼らの気高い行いに対して与えられた。こうした英雄的な医師たちは，もはやヘルスケアをめぐる政治や経済の意思決定を担う存在ではないかもしれない。けれども，万人のためのより良い未来のヘルスケアの鍵を握っているのは，やはり彼らなのだ。

---

*1 訳注：米国では基本的に，保険会社が患者 1 人に対し 1 人「かかりつけ医」の決定を義務付けている。保険会社が与える医師リストの中から 1 人選び，その医師と「患者−医師関係（patient-phsycian's relationship）」を結ぶ必要がある。さらに，日本人が馴染んでいる病院あるいは開業医の外来とは異なり，米国で「かかりつけ医」にかかる場合，基本的にはすべて予約制だ。患者はいくつかある診察室で待たされ，患者ではなく医師がそれらの部屋を動き回り，患者を診察していくこととなる。本文にあるとおり，医師がその診察室に来る前に，ナースやアシスタントがまず簡単な病歴やバイタルを取りに来るのが普通である。

だからこそ，われわれは英雄的な良医たちを理解しようとし，ときに彼らに倣おうとする。それを試みる以下の章は，あなたがこれまで医師として歩んできた日々と同じく，1つの旅になるだろう。ガイドは私だ。それは私が読者諸氏や医師仲間よりも賢いからではなく，発掘や分類といった作業をしてきたからだ。私は文献を探し，書籍や論文を読み，山のように資料を集め，私自身の開業医時代の逸話で風味づけをして，以下の15章を執筆した。

　本書を思索的であると同時に学問的なものにするため，私は文献から大量の引用をしている。参考文献は2種類の方法で示してある。1つは簡略な方法で，医学史上の出来事，診療法，語源，臨床に関するアフォリズム，古典からの引用などについて書かれた参考文献の一覧にある書籍のページを示したものだ。また，1，2回しか引用していない参考文献は，伝統的なスタイルで，項目ごと，章ごとに引用元を示した。読者諸氏の好奇心を刺激するため，どちらのタイプの引用も多数入れてある。

　患者が中心になる物語もある。医師仲間から聞いた話もあるが，ほとんどは私自身が医師として遭遇した患者の話だ。私が本書で語る出来事は年代順になっていないため，私の経歴を簡単にまとめておく。私は1961年にフィラデルフィアのテンプル大学メディカルスクールを卒業し，ヴァージニア州ノーフォークの米国公衆衛生局病院で3年間の研修と義務勤務を終えた。そして1964年に，妻と2人の幼い娘を連れて，ニューヨーク州ニューパルツの医師グループの診療所に4人目の医師として加わった。ニューパルツはニューヨーク市から150 kmほど北にあり，ハドソンバレーに位置する，絵に描いたように美しい大学町だ。

　1968年，私は医師グループから独立して，ニューパルツからそう遠くないガーディナーという街のりんご園の跡地に広さ140 m^{2}の診療所を建て，「田舎医者」になった。けれどもその後，医学研究，なかでも内科医のための参考図書の編集に興味を持つようになったので，1978年に診療所をたたんでノースカロライナ州ウィンストン・セーラムにあるウェイクフォレスト大学メディカルスクールの教授になった。

　私はそこで6年間過ごした後，1984年にオレゴン州ポートランドのオレゴン保健科学大学の家庭医学科長に就任し，1998年までこの地位にいた。その後，名誉教授/学科長として今日に至る。

　私が経歴を語るのは，自己愛のためではなく，以下でお話しする逸話の背景

を理解してもらうのに必要だからだ．私の経歴はおそらく読者諸氏の経歴とはだいぶ違っているので，一個人としても医師としてもいろいろな人生があることを示すのに役立つだろう．しかし，われわれ医師の人生には，学位取得，過酷な研修医時代，開業当初の日々，誰もが直面する進路の決定，年齢とともに訪れる生活の変化などの共通の段階がいくつかある．われわれの人生を彩るこうした出来事は，患者の物語とともに，現代の医師が共有する物語だ．

もちろん，医師だけが共有する物語も多数あり，本書では，われわれより前の時代を生きた治療者たちの偉業や奉仕や誤った考えや過ちについて多くの章を割いている．本書は，こうした出来事と，そこから得られた教訓が，今日のわれわれに大きな影響を及ぼしていることをあなたに示すことになる．

読者諸氏にお願いしたいことが1つある．この本が小説（例えば，ワシントンDCを吹き飛ばす陰謀を描いたミステリー）だったら，作り話だということを忘れて読んでほしいとお願いするところだ．けれども本書は，良医になること，良医であることを主題にしている．この本を読んでいる間は，ふだんの科学的懐疑主義を忘れて，人間的成長のための糧を得ようとしてほしい．失望はさせないつもりだ．私は本書で，臨床対話の技術，診断の技術，疾患管理，疾患ではなく患者を治療することについてお話ししよう．あなたは，早すぎる死亡宣告を受けた青年（第6章），大きな製薬会社から給料を受けとっている教授（第12章），「わかりません」を連発する医師（第3章），バージニア州のディズマル・スワンプという湿地でガラガラヘビに噛まれた患者（第11章），おばあさんの猫を殺した旋毛虫病（第4章）などの事例を通じて，新しい概念に出会うだろう．

著者が謝辞を書くのは，どんな本でも（本書のように過去に目を向けた本は特に），著者1人の努力で完成するものではないと思うからだ．まずは私の家族に感謝したい．真の医学研究者であり，洞察力に富む編集者でもある妻のAnita D. Taylor，娘のDianaとSharon，そして4人の孫たち，Francesca(Frankie)，Elizabeth(Masha)，Jack，Anna(Annie)．次に，長年にわたり私と友情をはぐくみ，話を聞いてくれ，物語と知恵を分けてくれた多くの人々に感謝したい．そうした物語と知恵のいくつかは本書にも反映されている．彼らの名前を順不同に挙げよう．Robin Hull, Van Pine, Bob Bomengen, Jim Crowell, Ray Friedman, Nancy Friedman, Tom Deutsch, John Saultz, Bill Toffler, Scott Fields, Eric Walsh, Peter Goodwin, Coelleda

O'Neil, Ben Jones, Louise Jones, Marge Sosnik, Takashi Yamada, John Kendall, Joseph Van der Veer, Alan Blum。そして，Springer 社の編集者 Katharine Cacace の優秀な仕事ぶりに心からの感謝を捧げる。

　そろそろお話を始めよう。今よりもっと進んだ勉強をしたい医学生にも，名医をめざすベテラン開業医にも，本書は役に立つはずだ。あなたは本書を読むことで，患者のケアについてより良い決断をできるようになるだけでなく，医師としても一個人としても「賢明でない」選択をしそうになったときに，それに気づけるようになるだろう。さあ，私と一緒に医の知と医術のすばらしい世界を旅しよう。

参考文献

1. Stevenson R L. Dedication. Underwoods, a collection of poems published in 1887.

第1章
21世紀における医の知

> 私が知っていた医師は，率直だが温和で，愛情深いが慎重で，規律を守るが堅苦しくなく，正しいが驕らず，自問はするが自己不信に陥ることはなく，内省的で思慮深いが決断力があり，強く，仕事熱心で，ものごとに動じないが，優しくて物分かりがよく，医師という自分の職業を崇拝するが自己崇拝に陥ることはなく，信じられないくらい忙しいが，患者に微笑みかけ，世間話をし，肩に触れ，手をとってくれ，生だけでなく死にも時間を割いてくれた。
>
> [Michael A. LaCombe[1]]

　本書の目的は，医師たちが潜在能力をフルに発揮し，LaCombeが言うような良医になり，日々の診療に医の知を役立てられるようにすることにある。

　この章では，私が本書のタイトルに用い，これから詳しく説明することになる概念について論じる。すなわち，医の知の源，医術の方法，「良医」の意味，医の技術と人類への奉仕，医の知を後世に伝えるアフォリズムや教訓，21世紀の医療の基礎をなすパラダイムについてだ。

1 現代における医の知，医術の方法，良医

　われわれが診察室や病院で患者に提供しているもの，すなわち今日の医術は，われわれより前の時代を生きた何世代もの医師や科学者から受け継いだものである。英国の物理学者Isaac Newtonのメタファーを借りるなら，「巨人の肩に乗る小人」であるわれわれは，巨人について思いをめぐらせるべきだ。以下に引用するのは，医師で教育者のFélix Martí-Ibáñez(1911〜1972)が1950年代にニューヨーク医科大学で医学生に語った言葉だ。

1

君たちはこの世で最も魅力的でダイナミックな職業を選んだ。医師の日々の仕事は歴史という精妙な織物に包まれているため，どの職業よりも偉大さに通じる可能性が高い。君たちの仕事は，歴史の中の先人たちや，今日の世界中の仲間たちの仕事とつながっている。あらゆる時代，あらゆる国々の医師仲間との精神的な一体感が，医学を普遍的で永遠のものにしている。われわれが歴史上の「偉大な医師」たちの生涯について学び，手本にしなければならないのは，そのためだ。

[Martí-Ibáñez 1961, p.197]

偉大な医師

世の中には「偉大な医師(great doctor)」と「名医(top doctor)」と「良医(wise doctor)」がいるが，本書はそのうちの良医についての本である。私は，医療の実践の仕方と自分の生き方を知る良医と，彼らがわれわれに残してくれた教訓や格言と，彼らがいかにして患者を治療し，弟子を教育し，後世の人々に霊感を与えたかについて書いた。ところで，「偉大な医師」と「名医」と「良医」の間には，どのような関係があるのだろうか？　過去や現在の医師について語る際に，この3つの言葉は同じ意味で使われるのだろうか？

2008年に，私は『白衣の物語：医学の英雄，遺産，失敗』という本を書き，その最初の章で，医学の英雄，Martí-Ibáñezが言うところの「歴史上の偉大な医師たち」について語った。よく知られている偉大な医師(と科学者)には，Imhotep, Hippocrates, Claudius Galen(ガレノス), Moses Maimonides, Andreas Vesalius, Thomas Sydenham, William Withering, Edward Jenner, Ignaz Semmelweis, John Snow, Joseph Lister, Robert Koch, Marie Curie, William Osler, Sigmund Freudなどがいる。彼らは皆，医学を進歩させ，知識をもたらした業績により崇拝されている。彼らの多くはおそらく良医であったのだろうが，その名前は記憶に残る業績によって知られている。彼らの業績の中には，本当の意味で「賢明」とは言いがたいものもあった。「実際に役に立つ，生きた科学としての今日の解剖学をたった1人で作り上げた」とGarrisonが評したAndreas Vesalius(1514〜1564)は，仲間から研究を批判されて激怒し，自分の原稿を燃やして解剖学研究に背を向け，パドヴァ大学を去りマドリードで宮廷医になるという，残念な行動に出た(Garrison, p.218)。

ドイツの医師 Robert Koch（1843 〜 1910）は，1882 年に，結核（tuberculosis）が結核菌によって引き起こされることを発見した。しかし，この大発見の輝きは，彼がのちに結核の治療薬（皮肉にも「ツベルクリン（tuberculin）」と名付けられた）を販売しようとしたときに失われてしまった。Koch は当初，この奇跡の薬の成分を秘密にしていたが，やがて，結核菌をグリセリン抽出したものであったことが判明した。この事態に，彼は再婚したばかりの若い妻を連れてエジプトに逃亡した。逃亡資金となったのは，いんちき薬の売上金だった（Porter, p.441）。

　英国の外科医 Lord Joseph Lister（1827 〜 1912）は，1866 年に術野の消毒に石炭酸（フェノール）を使ったことで知られるが，1879 年に「リステリン（Listerine）」という商品が発売されて以降の彼の行動は，その高い知性にふさわしいものではなかった。リステリンは，医師でもあった Joseph Lawrence と Jordan Wheat Lambert という米国の 2 人の起業家が Lister の消毒法をヒントに作った消毒薬で，のちに洗口液として売り出されるようになった。「口臭のもとになる細菌を殺す」ことを謳う商品に許可なく名前を使われた Lister は，「この言葉を使わせないためにかなりの金を費やしたが失敗した」という（Dirckx, p.82）。

　「放射能（radioactivity）」という言葉を作った物理学者の Marie Curie（1867 〜 1934）は，美しく光る放射性物質が入った試験管をポケットに入れて持ち歩いていたが，のちに再生不良性貧血で死去した。原因は，彼女が発見したラジウムによる被曝にあると考えるのが論理的だ（Taylor, p.20）。

　ペラグラが伝染病ではなくナイアシン欠乏症であることを示したことで知られる Joseph Goldberger（1874 〜 1929）は，この主張を証明するために「汚物パーティー」を開き，妻と数人の志願者と一緒にペラグラ患者のかさぶたを食べ，分泌物を乾燥させたものを吸い込み，採取した血液を注射してみせた（Taylor, p.23）。この勇気と粘り強さにより彼は偉大な医師の殿堂に入っているが，現代人から見れば，あまりにも向こう見ずだ。

　このように，医学の歴史をひもとくと，驚くべき洞察力や才能や幸運に恵まれたが，常に賢明な行動をしていたとは言いがたい医師や科学者の名前がどんどん出てくる。だから私は，ある人が重大な発見をしたという事実は，それがどんなに革新的な発見であったとしても，賢明さを意味しないと考えている。

名医

　次は「名医」つまり「最高の医師(best doctor)」と呼ばれる人々だ。世間では「名医」や「最高の医師」のランキングが人気だが，これはどういうものなのだろうか？　われわれ米国人は「最高」に目がなく，「最高のレストラン」や「最高のホテル」について書かれたものを読むのが大好きだ。雑誌を読めば，「働くのに最高の会社」や「住むのに最高の都市」や「キスするのに最高の場所」や「最高のリタイアメント・コミュニティー（定年後の高齢者が暮らすための街）」を探し，「最高におしゃれなハリウッド女優」を賛美する。医師や病院も例外ではない。例えば，由緒ある全米退職者協会(AARP)は，地元以外の街で医療を受けることを考えている人々のために「よその街の最高の病院」のリストを発表している。このリストは医師による格付けに基づいていて，例えば，「原因不明の病の診断」に関してはミネソタ州ロチェスターのメイヨー・クリニックが第1位になっている[2]。

　私は2009年に「最高の家庭医」にノミネートされた。その通知と一緒に，私の業績を記した銘板を輸入物の高級マホガニー材の額にはめ込んだものを「たった229ドル」で購入できると教えられた。「最高の家庭医」の選定は，経験，研修，専門職協会，専門委員会による正式認可などに基づいて行われるという。2009年当時，私はすでに72歳になっていて，自分の患者を持っていなかった。私がノミネートされたのは，本を出していたせいだろう。私が受けた研修がよかったからでは断じてない（50年近く前に，たった1年インターンをやっただけだ）。田舎で1人で開業していた35年前なら，たしかにまずまずの医師だったが，地元の外では知られていなかった。新聞やインターネット上の「最高の医師」や「名医」のリストに私の名前が入っている主な理由は，医師仲間からの推薦があるからだ。そして，医師仲間からの評価は，発表した科学論文や，国内での知名度のほか，地元での評判にまで影響を受ける。この評価システムの弱点は，診療中の医師を実際に観察していないところだ。日々の診療を医師仲間に観察されたことのある医師など，めったにいない。

　実際，2009年1月に地元オレゴン州ポートランドで名医リストが発表されたとき，地元で高く評価されている外傷外科医が，このリストについて次のように書いている。「この調査の『名医』の選定法には科学的に妥当なところが1つもない。信用証明も，実績も，出版物も，同業者による公正な評価もない。どんな組織や団体でも候補者をノミネートして大量に投票することができる。

実際，そんなことが行われている」[3]

いい加減なリストを作っているのはオレゴン州ポートランドだけではない。Sepkowitzは，2006年の『New York Magazine』に掲載された「最高の医師」のリストについて，「リストに入っている医師の半数は，文句なく一流の医師である。4分の1は，私のよく知らない医師だ(彼らが本当に名医なのか，私は疑いを持っている)。残りの4分の1は，自信を持ってヤブ医者だと言える。彼らは何年も患者を診ていないが(その方がよい)，上流社会に入り込み，セレブのようにふるまっている」と書いている[4]。

「最高の医師」や「名医」の多くは疑問の余地なく傑出した臨床医だが，そうでない医師も少数ながら含まれている。あなたが探しているのが研修，知識，技能の点で卓越した医師であるなら，こうしたリストの中から理想の医師を見つけられると請け合うことはできない。私が言う「良医」は，「名医」とは異なる概念だ。

医の知と良医

われわれ医師の多くが持ちたいと願っている「最高善(summun bonum)」たる医の知とは，いったいどんなものだろう？　まずは，医の知がどんなものでないかというところから考えていこう。それは，知能指数(IQ)の高さとは無関係で，ある意味，それと対立するものかもしれない。この点については，第9章の第15項「医師にとって頭のよさは長所ではないことを教えよう」で詳しく述べる。

医の知は，知能とは別物であるだけでなく，科学と直結するものでもない。科学とは，測定可能で証明可能な事実にもとづいて新たな知識を作り出す過程である。例えば，うつ病がいわゆる健常者よりも片頭痛持ちに多いという事実は，便利な情報だが知恵ではない。医の知は，臨床における直観とも違う。直観とは，意識して考えることなく問題への解を見つけるわざのことで，数量化することも説明することもできない能力だ。

医の知とは，科学に基礎を置き，患者のニーズを汲み取りながら，倫理にもとづき，プロとして満足のいく方法で，良識をもって医学を理解し，実践する能力のことだと思う。

この定義で行けば，「良医」という言葉は，患者に対して最新の上質な治療を提供するだけでなく，自分の家族や医師仲間や自分自身への配慮も忘れない

癒し手をさすことになる。良医の多くは，医学史の本はもちろん新聞の日曜版にさえその名を刻むことがない。彼らは模範的な医療を実践し，思慮深く良心的に職務を遂行し，彼らが勝ち得た尊敬は次の世代の意欲的な癒し手によって享受される。

　歴史に話を戻すと，良医とは Edward Jenner(1749〜1823)のような医師のことだと思う。彼は 1796 年に牛痘の膿疱からとった物質を接種すると天然痘を予防できることを示したが，生涯，田舎医者であり続けた。患者中心の医療を提唱した Sir William Osler(1849〜1919)も良医だった。洞察に満ちた彼の言葉は，本書のあちこちにちりばめられている。外科医の Mayo 兄弟も良医だった。彼らがミネソタ州ロチェスターに設立した診療所には，現在，一流のメディカルスクールがある。Mayo 兄弟が残したすばらしいアフォリズムは，彼らが良医だったことの良い証拠になっている(Willius『メイヨー兄弟の格言集』)。良医は，オレゴン州レイクヴューの小さな開拓地の街の家庭医で，患者にあらゆる種類のヘルスケアを提供し，医師コミュニティーに貢献し，未来の医師の教育に尽力する。良医は，スラム地区の保健センターで働き，近隣の診療所の世話になっている人々の暮らしを多くの点でよりよいものにしようと努める。良医は，引退した後も毎月「シニア医師セミナー」を開いて，今日の医学に関する倫理的・哲学的な話題を議論する。本書では，彼ら全員と，彼らが持つ医の知と臨床スキルについて論じる。彼らはこうした知恵やスキルを，次の世代の明日の「良医」をめざす若者たちに惜しみなく分け与えてきた。

　誰もが考える理想の医師は，頭がよく，有能で，勤勉で，謙虚で，情報量が豊富で，信頼でき，患者思いの医師だろう。とはいえ，いまどきの医師は基本的に頭がいい。メディカルスクールの入学審査でも，成績は文句なく優秀で，対人スキルも少しはあるという学生を選んでいるようだ。

　有能さは，良医の核となる属性だが，知性とは別物だ。私は，驚くほど頭がいいにもかかわらず，安全に医療を実践するために必要な常識や細かい点への注意力を欠く医師を何人も知っている。有能な医師は，健全な医学の知識と臨床スキルを持つ。彼らは診断の問題に論理的にアプローチし，合理的に助言し，へんに構えることなくコンサルトする。

　理想の医師は勤勉だ。勤勉さは頭のよさよりハードルが高い。頭のよさは生まれつきのものだが，勤勉であるためには(例えば，臨床検査の結果を追跡し，患者が服用しているすべての薬について最新の情報を持っているためには)エ

ネルギーとある種の執拗さが必要であるからだ。心臓外科医の Michael DeBakey は，仕事を家に持ち帰ることはあるかと聞かれたときにこう答えている。「もちろん私は仕事を家に持ち帰っています。それをしない医師は医療に従事するべきではありません。翌日に，5，6件の手術が予定されているかもしれません。私にとっては，どの手術にも人一人の命がかかっています。私は一人一人の患者を気にかけ，心配しています。私は彼ら全員のことを考えます。彼らの家族や，彼らの希望を思います。私はあなたと会食し，野球の話をするかもしれませんが，その間も私の心は患者たちとともにあります。そうでなければ，私は本物の医師ではありません」(Manning and DeBakey, p.8)

謙虚さは良医の特徴だ。良医は，自分の意見に異議を申し立てられても，自分の信条に疑いをさしはさまれても，常に受け入れる。謙虚さは傲慢による過ちを回避するのに役立つ。例えば，若い女性に「乳房にしこりがあるのでマンモグラフィーで調べてほしい」と言われたときに，小さなしこりだから問題ないとしてその願いに応じないというような失敗をしないですむ。臨床での鋭い洞察も，第11章の第19項で紹介する「医学におけるマーフィーの法則」には勝てないことを，いつも心にとめておいてほしい。

私が病気のときには，5歳児並みの知識ではなく多くの情報を持っている医師に診てほしい。だから医師にはコンピュータを利用し，文献をチェックし，必要なときには専門家に電話をかけてほしい。医師には当然，信頼できる人物であってほしい。真実の告知や秘密の保持に関して患者が医師に不信感を抱くとき，その原因は両者の倫理的価値観の対立にあることが少なくない。強い道義心の持ち主の間では，このような衝突はめずらしくない。

第2章で述べる「患者に寄り添う」という問題もある。「名医」リストへのノミネートなどで医師がほかの医師を評価するときには，この項目の評価が最も難しいが，患者と家族にとってはきわめて重要な点になりうる。患者に寄り添うとは，患者からの質問に根気強く答えること，症状や疾患(例えば背部挫傷)が患者にとってどんな意味があるかを考えること，入院患者の経過について家族に電話をかけることだ。例えば今週，我が家から約1,000 kmも離れたアイダホ州サンヴァレーに住むいちばん上の孫の Francesca が，胃腸炎と脱水症のほか(医師の家族が病気になったときにはよくあることだが)多岐にわたるまぎらわしい徴候があり，病院の救急室に運び込まれるという事件があった。孫を診察した救急医は，その日，会ったこともない「ポートランドのお医

者さんのおじいちゃん」に3回も電話をかけて経過を報告してくれた。治療のおかげでFrancescaは帰宅することができ，私は，患者本人や心配する祖父に状況を知らせてくれた医師に心から感謝した。

　大きいくくりでは患者に寄り添うことに入るが，普遍的で，ある程度は量的に測れる特質がある。良医は，患者が必要とするときには常にそこにいるのだ。良医は，患者の具合が悪くなったときに電話に出て，患者を入院させた病院に行き，患者の自宅に電話をかけることもあり，「必要なときにはいつでもそこにいる」と知らせる。患者に対してはできるだけ良い治療を施し，自分自身の健康も守る。患者が必要とするときに，そこにいられるように。

　最後になるが，すべての良医が情熱を持っている。情熱は，医師の個人的な満足感に関わる特質であり，医の知を定義する上で欠かすことのできない要素である。われわれが毎朝起床し，疲れているときや空腹なときにも診療所や病院に臨時の電話をかけ，メディカルスクールを卒業した後も何十年間も学び続けるのは，良い患者ケアを行いたいという情熱があるからだ。医学への情熱が生み出す莫大なエネルギーだけが，良医がとらなければらないさまざまな行動を可能にする。

2 医術，医の技術，人類への奉仕について

　「医術（doctoring）」と，個人として医術を行う際の「医の技術（art of medicine）」については，どのように理解すればよいのだろうか？　辞書的な背景としては，「doctoring」は医師としてふるまうことを意味する「doctor」という動詞の現在分詞だ。語源学的に見れば矛盾がある。なぜなら「doctor」という単語は「教える」という意味の「*docere*」というラテン語に由来していて，治療するという意味はないからだ。それでも，医術とはわれわれ医師が行うことを意味し，医の技術とは，一人一人の医師が医師としての日々の仕事に持ち込む個性，直観，賢明さを意味する。

　いつの時代も，医師は医の技術について語ることを好む。偉大な精神の持ち主たちの言葉をいくつか見ていこう。

　　　医療の実践は科学にもとづく技術である。
　　　　　　　　　　　　［Sir William Osler. Bean and Bean, p.123 にて引用］

> 医学が単なる科学ではなく，われわれ自身の個性と患者の個性とを相互に作用させる技術であることを常に意識し，また新たに意識することは，われわれの義務である。
> 　　　　　　　　　　　　　［ドイツの医師・哲学者 Albert Schweitzer(1875 〜 1965).
> 　　　　　　　　　　　　　　　　　　　　　　　　　Strauss, p.361 にて引用］

> 医の技術(art of medicine)は，医の科学(science of medicine)とは区別するべきものである。なかでも，Hippocrates 的な意味での「医術」は，開業医が患者やその親族から信頼を得る能力と関係がある。医師の側では，人間の本性を理解し，限りなく利他的で，どこまでも共感し，行動規範に従うことが必要だ。
> 　　　　　　　　　　　　　［米国の脳神経外科医 Harvey Cushing(1869 〜 1939).
> 　　　　　　　　　　　　　　　　　　　　　Rapport and Wright, p.507 にて引用］

> 患者ケアは医の科学と医の技術の両方にまたがっている。医の科学とは，生物学的存在としての人間に関する知識の山のことである。医の技術とは，特定の人の健康を維持したり疾患を軽快させたりするために，この知識を巧みに適用することである。それゆえ，医の科学と医の技術は患者において出会うのだ。
> 　　　　　　　　　　　　　　　　　　　　　　　［米国の心臓専門医 Herman L. Blumgart[5)]］

　そろそろ次の段階に進もう。私は，医の技術の精髄は(医師の個性，信頼を得る能力，利他性，知識の巧みな適用なども含めて)人類への奉仕であると信じている。

　毎年，われわれのメディカルスクールが新入生を迎えるときに，私は「プロフェッショナリズム」に関する小さなグループセミナーを開いている。このセッションは，新入生が白衣を受け取り，「ジュネーブ宣言」を暗唱する数日前に実施している。私の回では，ジュネーブ宣言と，そのもとになった「ヒポクラテスの誓い」について講義を行う。念のために言っておくと，ジュネーブ宣言は世界医師会が1948 年にジュネーブでの総会で採択した医師の職業倫理規定で，その後数回の修正を経ているものの，奉仕と誠実さという全般的な主題についてはヒポクラテスの(ものと伝えられている)誓いと同じである。

　私は，ジュネーブ宣言で最も強力なフレーズは最初の「医師の1 人として参加するに際し，私は，人類への奉仕に自分の人生を捧げることを厳粛に誓う」という項目だと思う。「人類(humanity)」などという言葉を使うと大風呂敷を広げているように聞こえるが，すべての人，特に自分の患者の福祉のため

に全力を尽くそうという意味に理解すれば，説得力のある言葉になる。ジュネーブ宣言が言う「人類」とは，あなたの診察室に来ている糖尿病患者，ナーシングホームで脳卒中を起こした 90 歳代の入居者，囊胞性線維症(cystic fibrosis)の子どもの家族，ロタウイルス感染症が流行しそうなデイケアセンターの子どもたち，われわれには当たり前のものになっている医療の恩恵を受けることができない土地の人々のことだ。私は学生に，この誓いを厳粛に受け止めて人類に奉仕してほしいと語りかける。彼らがこの誓いを厳粛に受け止めて，人類への奉仕を職業生活の最重要事項とするなら，彼らは心から医の技術を愛するようになるだろう。

　「医学とは人類への奉仕である」というメッセージが医師の心に浸透するまでに時間がかかることもある。

　私がメディカルスクールの学生だった頃，一部の学生はこれを「医師養成学校」と呼び，自分たちはある種の技術者になるために職業学校で学んでいるのだと考えていた。ドイツの病理学者 Rudolph Virchow(1821 ～ 1902)は，「医学教育は，医師として生計を立てる方法を学生に教えるためではなく，市民の健康を守れるようにするためにある」と言ったが(Brallier, p.205)，われわれがこの言葉を本当に理解していたかは定かでない。若さゆえの考え違いや仕事に忙殺される中年期を経て，高齢になってから叡智に至る人もいる。米国の医学教育者でデューク大学メディカルセンターの内科学科長を務めたこともある Eugene A. Stead は，93 歳の誕生日の祝賀会で学生時代の自分を次のように振り返った。「私は，万人への奉仕というものに特に興味を持っていませんでした。このことについて考えるようになったのは，年をとってからです。メディカルスクールも，この目標にはたいして関心を持っていませんでした。この年になって，キャリアのほとんどを愚かなまま過ごしてしまった自分に気づき，物覚えの悪さをいささか恥ずかしく思っています」[6]

　Stead は，職業生活のどこかの時点で，臨床科学も，医学の知識も，医術も，すべては人々が(多くの場合は 1 人ずつ)最高の健康を実現するのを助けるためにあるという啓示を経験したようだ。われわれも彼のような経験をできるとよいのだが。

3 アフォリズムや教訓に表現される医の知について

　創造性と新しい知識はいろいろな方法で表現される。RembrandtやPicassoなどの画家は絵の具とキャンバスを使った。BeethovenやPucciniなどの作曲家は，音符や楽器や声なども使って自分が創造した音楽に命を吹き込んだ。彫刻家は石を，陶芸家は粘土を，織り手は糸を使って表現する。何百年も前から，経験豊かで思慮深い医師たちは，しばしば自分の洞察をアフォリズムや教訓の形にまとめてきた。これらは，経験によって得られた知恵の核心を一口サイズに料理して，暗喩や明喩のスパイスをきかせたり皮肉を添えたりしたものだ。

　慧眼なる読者はすでにお気づきのことと思うが，私は医学のことわざが大好きで，これが本書の「肉とポテト」になる。哲学的な薬味として，行動の指針と役に立つ助言も添えたい。例として，臨床関係のお気に入りのアフォリズムを紹介しよう。作者は，私のお気に入りの警句家であるSir William Oslerだ。腹痛の評価をしなければならない場合について，彼はこう言っている。

　　癒着は診断がつかないときの逃げ場である。
　　　　　　　　　　　　　　[Sir William Osler. Silverman, p.103にて引用]

　Oslerは，この簡潔な言葉によって，説明のつかない腹痛を訴える患者を前に，それらしい原因を考えつかなくて当惑した医師が，癒着という垣根の後ろに身を隠す姿を鮮明に描き出した。私は，最初に聞いたときから耳馴染みのあるリフレインのように自分の心に刻まれたこの格言を，2世代の研修医たちに教えてきた。

　真理を巧妙に組み立て，簡潔にまとめ上げることへのあこがれは，医師の秘密の悪習とも言える。それはおそらく，多くの医師が作家になりたいという望みを捨てきれずにいるからかもしれない。事実，Conan Doyle，Somerset Maugham（サマセット・モーム），Michael Crichton（マイケル・クライトン）など，多くの医師が，創造的な書き物の仕事をするために臨床医学を捨てている。

　そもそも医師がアフォリズムを発明したのだと言う人もいる。議論の余地はあるものの，そうした主張を裏付ける歴史的証拠もある。Fowlerは以下のように断言している。「アフォリズム（aphorism）という単語は，もともとは定義

や区別を意味する単語で、医学に起源を持つ。この言葉は、『芸術は長く人生は短し』という有名なフレーズから始まるHippocratesのアフォリズム集において最初に使われた。このフレーズは、簡潔な言葉で普遍的な真理を表現できることの象徴となっている」(Fowler, p.31)

医師がアフォリズムの創始者だと強く信じる米国の医学教育者 Martin H. Fischer はこう言っている。「われわれの父 Hippocrates の時代から、アフォリズムは医師の文学的な表現手段だった・・・ときに素人に盗まれることもあったが、アフォリズムが医師による文学への貢献であり続けていることに疑問の余地はない」[7]

古代から伝わる知恵の言葉の例として、「First, do no harm(まず害を与えないこと)」という、誰でも知っている格言について考えよう。私は今でも、メディカルスクールに入学した当初の講義を覚えている。講義を行った先生は外科医だった。彼は、外科医だけに見られる冷静さで黒板の方にスタスタ歩いてゆき、大文字で大きく「PRIMUM NON NOCERE!(まず害を与えないこと!)」と書いた。Hippocratesの時代から、この自明の金言に異を唱える医師はいない。実際には、古代ヒンズー医学より古い格言であるらしい(Taylor 2008, p.122)。キリストより5世紀も古い時代を生きた Hippocrates は、臨床に関して多くの不滅のアフォリズムを残している。「急病については死も回復も予言しない方が安全だ」という訓戒もその1つだ(Strauss, p.461)。

本書は教訓と格言とアフォリズムから構成されている。私の目標は、今日の医療の実践にあてはまるように、これらのメッセージを伝えることにある。

4 21世紀の医療における医学のパラダイム転換

各世代の人間には、次の世代の人間に、われわれをここに導いてくれた人々や概念や出来事について思い起こさせる義務がある。

[米国の医師・教育者 John Geyman[8]]

今日実践される医療は、去年の医療とも昨日の医療とも違う。ものごとは毎日のように変化する。本書の目標の1つは、われわれを今日の医療に導いてくれた哲学的洞察や方法論の変化やパラダイムシフトについて、若い医師たちに知ってもらうことである。例えば、Hippocrates(紀元前460頃～377)は、疾患はオリンポスの神々の介入によって引き起こされると信じられていた時代

に，原因は神々ではなく自然であると主張して，当時の信条体系に挑戦した．16世紀の戦場では煮立てた油で傷口を焼灼していたが，軍医 Ambroise Paré (1517 ～ 1564) は，油が足りなくなったときに卵白とテレピン油とバラ油を混ぜ合わせた冷たい軟膏で治療を行い，創傷ケアに革命を起こした．Rudolph Virchow (1821 ～ 1902) は，すべての細胞が細胞から生じるという仮説を初めて主張した．

20 世紀初頭まで，いくらかでも効果が期待できる薬物は，ジギタリス，キニーネ，麦角，アヘン，サリチル酸塩，各種の下剤など，数えるほどしかなかった．1964 年，L.J. Henderson は『New England Journal of Medicine』に「この国では 1910 ～ 1912 年までの間に，人類史上初めて，何らかの疾患を持つ何らかの患者がランダムに選んだ医師に診察してもらったときに，半分以上の確率で恩恵を受けられるようになった」と書いている (Strauss, p.302)．Henderson はなぜこの年代を選んだのだろうか？　この頃，ヒ素を含むアルスフェナミン（サルバルサン）が，梅毒の特効薬として発売されたからだ．これは，本当に効果のある疾患特異的な薬物の時代への小さな一歩だった (Taylor 2008, p.121)．

同じ頃に，若手医師の教育法も変化した．きっかけは，みずから学校を経営した経験を持つ Abraham Flexner (1866 ～ 1959) が，カーネギー教育振興財団から資金提供を受けて行った調査だった．Flexner はいくつかのメディカルスクールを訪れた後，1910 年に『米国およびカナダの医学教育』という報告書をまとめた．この報告書以前には，米国の医学教育は徒弟制度をモデルにしていたが，今日では科学にもとづく専門志向の医学教育が一般的になっている (Taylor 2008, p.22)．

こうした進歩は，1846 年の William T.G. Morton によるエーテル麻酔の発明，1870 年代の Louis Pasteur による細菌説の構築，1895 年の Wilhelm Roentgen による X 線の発見などとともに，医療に非常に大きな影響を及ぼした．けれども，20 世紀中頃以降の医療の変化を理解するには，個別的な進歩だけでなく，より大きなパラダイムシフトも考えていかなければならない．

ここで，私が医師になってから起きたいくつかのパラダイムシフトについてお話ししたい．1952 年のソークワクチン（ポリオワクチン）の開発や，1983 ～ 1984 年のヒト免疫不全ウイルス（HIV）の単離や，2005 年のヒトゲノムの地図の作成なども非常に重要だが，ここでは触れない．現代人の医師選びや，医

療環境や，医師と患者との関係や，医師の自己評価や，医師の生計の立て方を大きく変えた，医学教育や医療の文化的シフトに絞ってお話しする。

民主化

「大衆車を作ること」を目標にしていた Henry Ford は，1908 年に米国の平均的な労働者が購入できる価格の自動車を初めて作って自動車の「民主化」を成し遂げた[9]。同じような意味で，われわれは医学の民主化を目にしてきた。医学の知識は，もはや医師という少数の選ばれた人々に独占されるものではないし，医療に関する意思決定に患者や家族が参加することが増えてきている。昔は違った。例えば，「ヒポクラテスの誓い」には，「私はこの術の知識を・・・自分の息子，師の息子，そして医学の法にもとづく契約と宣誓によって結ばれた弟子に教え，それ以外の者には教えない」とある。古代には，医学の知識は医師だけのものとされていたのだ。

このことを考えると，医学の知識と医療に関する選択との間には直接的な関連がある。例えば，治療に関して決定を行う必要があるときには，患者が最終的な決定を行うにしても，医師がプロセスリーダーの役割を引き受ける。このリーダーには，独裁，専制，親，まとめ役などさまざまなタイプがある。2,3 世代前には，医学の知識の持ち主である医師が，典型的には親的（当時はほとんどの医師が男性であったため，厳密には「父親的」）なリーダーの役割を担っていた。がん細胞のおそろしい増殖や冠動脈壁へのベタベタしたプラークの蓄積を，一般市民が測れるだろうか？　タバコががんを引き起こすかもしれないというニュースをわれわれが初めて耳にし，HIV や AIDS について何も知らなかった時代には，「医者がいちばんよく分かっている」と誰もが思っていた。

医学の民主化は，1960 年代に社会が大きく変化した時期に始まったと言えるかもしれない。権威を疑う風潮を受け，患者たちは専門家である医師に質問し，自分自身のヘルスケアに関する判断の基礎となる知識を求めはじめた。医学の民主化の次の段階は，多くの医学専門家や情報源による家庭向けの医学書の登場とともに始まった。権威ある米国医学会の『家庭医学ガイド』は，現在，第 4 版が出ている。インターネットの登場により医学情報を囲い込んでいた壁は崩れ，誰でも最新の医学情報を入手できるようになった。われわれの情報源も，PubMed などの専門家向けサイトだけではなくなった。今日の患

者はグーグルで医学的な疑問を検索し(もちろん医師もそうである),最新の医学の進歩に関する情報をプリントアウトして医師のところに持ってくる。

知識のある患者がこうしたデータを容易に入手できるようになったことや,今日の法医学的配慮から「インフォームド・コンセント」が強調されるようになったことから,医療に関する意思決定は患者と医師の共同作業になったと考えるのが論理的で,医師が果たすリーダーとしての役割も,親的なものからまとめ役的なものへと変化した。

集団化

初期の米国の医療は,基本的には個人開業医の寄せ集めだった。彼らはふだんは小さな診療所で仕事をしていたが,ときどき地元の病院でも診療を行って,コミュニティーに奉仕していた。けれども今日では,次に述べる健康維持機構(HMO)などのせいで,個人開業医は絶滅危惧種になっている。私の専門である家庭医学について言えば,73%の医師が何らかの形のグループ診療をしていて,個人開業医は17.6%である[10]。現在,個人開業医は明らかに減少していて,大規模なグループ診療が増加する傾向にある。

商業化

「医学の民主化」は好ましい傾向と考えられるし,医師の自律を犠牲にして「規模の経済」を実現する「医学の集団化」には,好ましい点とそうでない点がある。けれども私は,近年ますます進んでゆく「医学の商業化」には,良い点を1つも見つけられない。私は皆さんに,「理性の夢は権力を考慮に入れていなかった」という言葉で始まる Paul Starr の『米国医療の社会的変容』の第1章を読んでもらいたい(Starr, p.3)。彼は,健康維持機構(HMO)やマネージドケアの揺籃期にあたる1982年に,「かつて医師たちが打ち破り,押さえ込んだ組織が再び現れ,その主権を脅かしている。競争と支配という2つの関連した脅威が,再び襲いかかろうとしているのだ」と書いている(Starr, p.27)。

1964年に私が開業したときには,仲間と一緒に料金を決めた。少々皮肉のきいたユーモアのセンスを持つ仲間の総合医は,診察料を切手の価格に比例させることにした。切手の価格が12セントから15セントに上がったとき,彼の外来の診察料も12ドルから15ドルに引き上げられた。私の患者は,私に

直接料金を支払った。患者が医療保険に入っている場合には，私のスタッフが書類を作成して患者に渡し，患者がその書類を保険会社に提出して払い戻しを受けた。料金を支払えない患者に対しては，診察料を値引きしたり免除したりした。われわれはそうやって貧しい人々を治療していたのであり，そのやり方はうまくいっていた。もちろん，同業者やその家族を治療することは名誉だったので，医師は「専門家優待」料金で治療を受けることができた。

その後の数十年間で，われわれは請求書を直接保険会社に送るようになり，まもなく保険会社と契約を結び，保険に加入している患者の診察料を値引きするようになった。それからHMOが導入された。医師たちはHMOとの間で魂を売り渡す契約を結び，診察料を値切られ，医療提供者名簿にまとめられた。患者は「被保険者（covered lives）」になった。私は初めて患者が「被保険者」と呼ばれるのを聞いたときの状況と嫌悪感を今でも鮮明に覚えている。続いて，われわれはHMOの一部としてマネージドケアを提供するようになり，ときに自分が互いに競い合う組織の手先になっていることに気づくのだ。

それまで個人で開業していた医師がHMOや病院の集団組織に取り込まれるにつれ，医師という職業は，博識で，倫理的で，高潔で，人道的な人物の仕事としての輝きを失い，サービス業の色合いを帯びてきた。その証拠として，私が約40年の歳月を隔てて経験した2つのことについてお話ししたい。1つは1972年の出来事だ。私はその年，高齢者のためのヘルスケアガイドを執筆した。その本のタイトルは『65歳を過ぎても生き生きと』で，高齢の患者の1人がつけてくれた。出版社から言われて，私は地元のラジオに出てインタビューを受けることになったが，その前に，アルスター郡の医師会から正式に許可を受けておくようにと言われた。ラジオで健康と自分の著書について話をするのは一種の広告と考えられ，当時の倫理的な医師ならそんなことはしなかったからである。

もう1つは最近の経験だ。先週，カーラジオを聞いていた私は，CT検査やMRI検査を希望する患者向けの画像センターの宣伝を耳にした。宣伝には地元の総合医が推薦の言葉を吹き込んでいて，画像センターの長所を褒め，そこを紹介した患者がどんなに満足していたかを証言していた。テレビをつければ，心臓専門医が私立の「循環器病院」で心疾患の治療を受けることの利点を説明し，日曜日の新聞には魅力的な整形外科医が微笑む大きな広告が載っていて，ボトックスや皮膚剥離術の宣伝をしていた。

コンピュータの導入

「医学の民主化」が人類にとって基本的に良いことであり，「医学の商業化」があまり良いことではないとしたら，「医学のコンピュータ化」には今のところ良い点も悪い点もあり，もっと時間がたたないと答えは出せない。

若い世代の医師たちはコンピュータがない世界を知らず，最も若い世代になると，紙のカルテにペンで経過記録をつけたことがない。コンピュータと，その後に登場したインターネットは，医療の流れを一変させた。医療のコンピュータ化は請求から始まり，診療所が会計を行い，保険会社への請求書を電子的に提出できるようになった。次にワープロが登場して，紙の書類の作成が容易になった。インターネットは，昔の文献を引っぱり出してくるよりはるかに手早く最新情報を検索できるようにした。このとき私は，後ろ髪を引かれながら，ぼろぼろの切り抜きがぎっしり詰まった古いペンダフレックス（キャビネット内に吊り下げる形式の書類ばさみ）を捨てた。やがて，同僚と電子メールでやりとりするようになると，まもなく，大学内にいて私のメールアドレスを知ることができたコンピュータ好きの患者から，初めて電子メールでの問い合わせを受けた。3年前には，われわれの診療所はたいへんな苦労をして電子カルテを導入した。そして私は今，カメラとコンピュータを搭載した「頭脳」を持ち，病院の廊下をゆっくり巡回するロボットについての記事を読んでいる。このロボットが入院患者の病室を回診（ラウンド）し，医師はオフィスに腰掛けたまま，ロボットのコンピュータを介して入院患者とコミュニケーションをとれるという。

医療のコンピュータ化は，われわれの情報管理を容易にするだけでなく，医療を超専門化し，ときに機械化する多くの技術の基礎にもなっている。Reynolds and Stone は次のように書いている。「私が医学生かインターンで，これから医師になろうとしていたなら，何よりもこの点で自分の将来を不安に思っただろう。病気に苦しむ人々の力になりたくて医師を志したのに，近い将来，この仕事が人間の手から奪われ，機械の世話をすることが自分の仕事になってしまうのではないかと心配しただろう。私は，そんなことにならないようにするにはどうすればよいか，必死に考えることだろう」（Reynolds and Stone, p.160）

こうした進歩は，好むと好まざるとにかかわらず，明日の電子医療（e-medicine）のお膳立てをするものだ。電子医療については後でもう一度お話ししたい。

女性の進出

　最近メディカルスクールのキャンパスに行っていないという読者諸氏のために言っておくと，医学生の顔ぶれは昔とはだいぶ違う。20世紀後半まで，（少数の例外はあったものの）医師と言えば男性だった。けれども今日では，医学生のほぼ半数が女性である。米国医科大学協会（AAMC）が毎年発表している統計データによると，2007〜2008年度には，メディカルスクールへの出願者の49％，医学生の45％，レジデントとフェローの45％が女性であった[11]。

　女性の進出は，医療の未来にどんな影響を及ぼすのだろうか？　われわれには可能性を推測することしかできない。例えば，女性の医師がもっと増えれば，医師の役割の中の，患者を気遣い，力になるという側面がもっと重視されるようになるのだろうか？　医師を労働力として見るとき，女性が増えるとどのような影響があるだろうか？　例えば，画期的な新技術により男性が出産できるようにならないかぎり，女性の医師が子供を持つことを選んだ場合には産休をとる必要がある。女性の割合がもっと高くなり，医師が女性ばかりになった場合には，医療はどのように変わるだろうか？

　女性の進出により，医療に何らかの変化が起こるのは明らかだ。けれども，賢明な男性なら未来を予想しようとはしないものだ。特に，ジェンダーに関連した未来については。

政治の介入

　1世代後の人々が今日の医学の状況を振り返るとき，「医学に対する政治の介入は，あの頃から始まった」と思うかもしれない。たしかにメディケアとメディケイドは1960年代に始まっているし，今日の医療は大きな保険事業体や病院事業体に支配されているものの，21世紀初頭の医療はまだ基本的には民間事業だ。

　悲しいことに，現在，4,000万人もの米国市民が健康保険の網の目からこぼれ落ちてしまっている。平均的な米国市民の家計において，医療費が占める割合は，ほかの項目に比べて突出して高い。この点を問題視する連邦政府は連邦法の制定に向かって動いており，それが実現すれば，米国のヘルスケア供給は根本から変わるはずだ。

　連邦政府どころか州まで口を出しはじめた。コネティカット州からは，医療ガイドラインに対する政治の介入について報告されている。2006年，米国感

染症学会(IDSA)がライム病の診断と管理に関する新しい臨床ガイドラインを発表すると，このガイドラインがコネティカット州の独占禁止法に違反しているおそれがあるとして，同州の法務長官が捜査にのりだしたのだ。申し立てによると，IDSA が「慢性ライム病」の管理のために長期にわたって抗生物質を使用することは推奨しないとガイドラインに定めたことが，コネティカット州の独占禁止法に違反しているという。あまりにも愚かで恐ろしいこのエピソードは，Kraemer and Gostin の報告で詳しく説明されている[12]。

いかに尊い理由があったとしても，立法過程は外部からの圧力を受けずにいられない。今日でも，ロビイストや特殊利益団体や行政機関などが，もはや制定は避けられない法律に自分たちの望む文言を盛り込ませようと，さかんに働きかけを行っている。医師の戦いは，すでに始まっている。

この半世紀の政治的・イデオロギー的・社会的な変化は，医学の形を大きく変えた。われわれが生きている間に，もっと多くの発見や，新しい文化的傾向や，新たな政治的提案が現れるだろう。けれども幸い，医学の知識と技術は変化しても，医の知が輝きを失うことはない。それこそ本書がめざすものなのだ。

5 21 世紀における医の知に関する知恵の言葉

- 人類への愛あるところには常に医の技術への愛もある。[Hippocrates. Garrison, p.16 にて引用]

- 学問は丸暗記でも学べよう。だが，知恵のほうはそうはいかん。[英国の小説家・聖職者 Laurence Sterne(1713〜1768). 1759 年に出版された Sterne の荒唐無稽な小説『トリストラム・シャンディ』[13]]

- 医学的問題について常識を持っている人はまれで，通常，常識をわきまえている程度は教育の程度と反比例する。[Sir William Osler. Osler, p.124]
  | いつの時代も，聡明な医師ではなく常識をわきまえている医師の方がいい。

- 医学は技術(art)だが，常に科学になろうとしている技術である。[Lindsay, p.6]
  | 実を言うと，私は医学がいつまでも科学になれない方がいいと思っている。医学が科学になってしまったら，魂の大部分が失われてしまうからだ。

- 知識は事実を積み重ねる過程である。知恵はその単純化にある。［米国の医学教育者 Martin H. Fischer（1879〜1962）. Strauss, p.256 にて引用］

- 知識が正しい行為へと翻訳されるとき，それは知恵と呼ばれる。［米国の外科医 William J. Mayo. Mayo and Mayo, p.60］
  > これは興味深い引用で，おそらく外科医のものの考え方を反映している。私自身は，知恵は必ずしも行動に向かうものではないと考えている。

- 完璧な医師とは，以下の3つの方面で高い能力を持つ医師である。すなわち，診療医として有能であり，思いやりがあり，教養がある人物だ。［米国の医師・人文学者 Edmund D. Pellegrino. Pellegrino, p.157］

- 名医は，特定の臨床状況で何をすべきかを知っている。良医は，すべきでないことを知っている。［作者不詳］
  > これに関連して，「いつ手術をすべきかを学ぶには数年かかり，いつ手術をすべきでないかを学ぶにはもっと長くかかる」という外科に関する格言もある。しばらくは何もしない方が賢明という場合もあるのだ。

- 統計上の有意性と臨床の知恵は必ずしも一致しない。［作者不詳］
  > 両者はときに正反対であることもある。社会学者で統計学に非常に明るい友人が，以前，私に「火事の被害の大きさが現場に駆けつけた消防車の台数に比例していることを統計的に示すことができるよ」と教えてくれた。

- すべての医師は医学史を学ぶべきだ。医学史はわれわれに，自分がまだ発展途上の作品であることを教えてくれる。［米国の医師 David Barton. Meador, No.213］

- われわれは，科学を受け入れるのに夢中になるあまり，医術の何かを失ってしまった。［米国の公衆衛生医 Bill Kirkup[14]］

参考文献

1. LaCombe MA. On professionalism. *Am J Med*. 1993;94(3):329.
2. AARP lists "top-ranked" US hospitals. Healthcare Finance News. Available at: http://www.healthcarefinancenews.com/news/aarp-lists-top-ranked-us-hospitals; Accessed 2.4.2009.
3. Long WB. Top Docs (letter). *Portland Monthly*. 2009;20.
4. Sepkowitz K. A few good doctors: don't look for them on a magazine top-10 list. Medical Examiner. Available at: Sepkowitz K. A few good doctors: http://www.slate.com/id/2143506; Accessed

14.3.2009.
5. Blumgart HL. Caring for the patient. *N Engl J Med*. 1964;270(9):449–452.
6. Stead EA. Wisdom from a medical elder. *Can Med Assoc J*. 2004;171(2):1465–1466.
7. Fabing H, Marr R. *Fischerisms: being a sheaf of sundry and diverse utterances culled from the lectures of Martin H. Fischer, professor of physiology in the University of Cincinnati*. New York: Science Press; 1937.
8. Frey JJ. Five careers and eight airplanes: an oral history of John Geyman, MD. *Ann Fam Med*. 2007;5:368–370.
9. Boorstin DJ. The Americans: the democratic experience. New York: Vintage Books; 1974;548.
10. Facts about Family Medicine. Available at: http://www.aafp.org/about/the-aafp/family-medicine-facts.html; Accessed 1.4.2009.
11. AAMC. women in U.S. academic medicine: statistics and benchmarking report 2007-2008. Available at: http://dev.womensurgeons.org/Connections/AAMC.pdf; Accessed 29.3.2009.
12. Kraemer JD, Gostin LO. Science, politics, and values: the politicization of professional practice guidelines. *JAMA*. 2009;301(6):665–667.
13. Sterne L. *The Life and Opinions of Tristram Shandy, Gentleman*. Book V. 1759 [chapter 32] London: Becket and DeHondt, publishers.
14. Kirkup B. Listen to the patient. *BMJ*. 2003;327(7411):401–403.

第2章
患者に寄り添う

私は幸せを求めた
幸せは目に見えなかった
私は魂の豊かさを求めた
豊かさは私から逃げていった
私は何かを成し遂げたいと思った
何事も成就しなかった
けれども仲間に医学を教えたとき
私は君たちを見出した

[作者不詳。シンガポールの医師 C.H. Low による引用[1]]

　本章のタイトル(Caring for the Patient)は,1925年のFrancis Weld Peabodyの講義から,図々しくも,けれども心からの敬意を込めて借用した。Peabodyの講義は,ハーバード大学メディカルスクールが医学生を対象に行っていた夕方の講義の1つで,1927年に米国医師会雑誌『Journal of the American Medical Association(JAMA)』に掲載された。講義と論文のタイトルはどちらも,「患者ケアについて(The Care of the Patient)」というシンプルなものだった[2]。Peabodyの講義と著作はのちにまとめられ,1931年に全集として出版された。このプロジェクトを組織したのは,ハーバード大学メディカルスクール時代の彼の同級生だった。まえがきを執筆した細菌学者のHans Zinsserは,Peabodyの全集について,「今回の出版は,米国の医学が失うわけにはいかない声,すなわち,頭脳明晰で,感傷的でない理想主義者で,愛情ある楽観主義者だった賢者の声の影響力を保たせるのに役立つだろう」と書いている[3]。私は以前,レジデントの1人がハーバード大学メディカルスクールの卒業生だというのを聞いて,Peabodyの仕事について教えようとしたことがあったが,その必要はなかった。彼女は医学生時代にFrancis

Weld Peabody 協会に入っていたのだ。

　良医の診療のあり方について考察する文献は多いが，Peabody のこの講義と，のちに発表された論文は，その中で最も洞察に富んでいるものの1つだ。ここで展開される考察は 1925 年当時だけでなく現代にもあてはまるので，私は今でも，彼のメッセージを理解してくれそうな医学生やレジデントにこの論文のコピーを渡している。論文のテーマは，「良医は自分の患者のことを何から何まで知っている。それだけの知識を得るにはそれなりの犠牲が必要で，時間と共感と理解を惜しみなく注がなければならない。こうして生まれる人間的な絆が，医療の実践に大きな満足をもたらすのだ。臨床医に必要不可欠な特質の1つは，人間への関心だ。なぜなら，患者ケア(care of the patient)の秘訣は，患者に寄り添うこと(caring for the patient)にあるからだ」という最後の部分にまとめられている[2]。

　Peabody のこの文章は，これまでに何度となく引用され，転載され，コピーされて，今日でも最も影響力のある医学論文の1つであり続けている。ただ，この講義には悲しい裏話がある。Peabody は当時，自分ががんに侵されていて，すでに手の施しようのない状態であることを知っていたのだ。彼は 1927 年に 46 歳で早すぎる死を迎えた[4]。私がここで Peabody を紹介したのは，本章に彼のメッセージを少しでも反映することができればと思うからだ。

1　何よりもまず癒し手であれ

　われわれの多くは，癒し手になるという夢を抱いて医師になった。われわれは病気に苦しむ人々の力になりたかったのだ。私が少年の頃，メディカルスクールに入学して医師になろうと初めて考えたときに将来の自分の姿としてイメージしていたのは，幼い自分の怪我を治療し，扁桃腺を切除し，ベッドから出られないほど具合が悪かったときに往診してくれた小さな町の町医者たちだった。私は，大人になったら彼らのような癒し手になりたかったのだ。

　『オックスフォード臨床医学ハンドブック』は，患者をケアすることと医療を提供することの違いを説明するのに，英国人だけが語れるような魅力的な譬え話を使っている。ある男性が手にちょっとした切り傷を作ってしまったので，近所の医師の家に行った。医師はたまたま外出していたが，すぐに帰宅するという。すると，医師の3歳になる娘が隣人である彼を室内に招き入れ，

清潔なハンカチを傷口にあてた。それから彼を父親の椅子に座らせて，足が高くなるようにした。「彼女は彼の頭をなで，手をさすり，自分が育てているマリーゴールドの花や飼っているカエルの話をした」

やがて父親の医師が帰宅した。「彼はたちまち隣人を患者に変え，さらにその出血を見てバイオハザードとして扱い，縫合の必要があると言って大病院の救急部に回した」。男性はそこで医学生に「2針の的外れな縫合」をしてもらい，破傷風ブースターの接種を勧められた。ところが彼は，この接種によりアレルギーを起こしてしまった[5]。

さて，この物語の中で癒し手として行動したのは誰だろう？ 石鹸と水と1，2枚のステリストリップと「大丈夫ですよ」という言葉で対処できたはずの小さな切り傷に過剰に反応した医師だろうか？ 小さな切り傷に（おそらく不要な）縫合を施した上，アナフィラキシーショックを引き起こしそうになった医学生だろうか？ それとも，出血を止めるために清潔な包帯をし，失神を予防するのに適した姿勢をとらせ，怪我から気をそらせるために話しかけ続けた3歳の少女だろうか？

2 疾患だけでなく患者にも興味を持とう

英国の解剖学者で政治家でもあったAuckland Geddes（1879～1954）は，「病室を訪れるときに，自分のことを，病人の自然な治癒を促すささやかな知識を持つ癒し手ではなく，疾患と戦う科学の子だと思い込んでいる者が多すぎる」と言った(Brallier, p.148)。もちろん医師には，科学を武器とする理性の戦士になる瞬間もある。例えば，私とレジデントが先週診察した急性の腹痛を訴える患者は，われわれが科学的根拠のある「エビデンスに基づく医療」を実践することを期待していた。けれども私が患者になるときには（どんな医師も，ときには患者になるものだ），自分の不安にじっくりと耳を傾け，自分の体に何が起きているのかしっかり説明してくれる臨床医を高く評価するものだ。1925年の講義で，Peabodyはこう助言している。「もちろん，病状が深刻なときには疾患と治療のことだけ考えるべきだ。けれども，峠を越えて差し迫った危機が去れば，患者自身に目を向けなければならない」[2]

患者自身に目を向けることは，必ずしも容易ではない。現在のヘルスケアシステムは，疾患中心の思考を助長するようにできているからだ。米国国立衛生

研究所(NIH)は，目，心臓，肺，血液などの疾患のほか，がんや精神疾患など，多くの人が研究の必要があると考える疾患の生物医学研究に資金提供を行っている。けれども，患者ケアに関する国立の研究機関は1つもない。私は最近，糖尿病や高コレステロール血症や心不全の患者情報を登録するレジストリからの連絡に応じない人々への対処について話し合う会議に出席した。会議資料には，1人の患者が3つか4つのデータベースに登録されることがあると書いてあったが，私がそうした患者だったら，自分の体がばらばらに扱われることを不快に思うだろう。疾患中心のレジストリは，統計をとるには良いが，患者中心の医療の核心ではないのだ。

　ほとんどの患者は，病原体のギリシャ語やラテン語の名前や，疾患レジストリや，縦割りのガイドラインにはたいして興味を持っていない。だから，疾患の原因についてわれわれ医師がどんなに魅力的な仮説を提案しても感心してくれない。Jung が言うように，「患者は，理論を証明するためではなく，治療してもらうために病院に来ている」からだ[6]。疾患の診断と治療にあたっては，医師は皆，診断可能性の仮説を立て，症候群に名前をつけ，その患者を同じような病状のほかの患者とまとめて分類し，最新のエビデンスを調べるなどの人間味のない作業をしなければならない。けれども良医は，一連の作業が終わったら，患者に寄り添うというきわめて人間的な仕事に戻るのだ。

3　疾患と病の違いを意識しよう

　言葉は大切だ。医師は，教養人として正しい言葉を使うように努力するべきだ。ここでは「疾患(disease)」と「病(illness)」の違いについてお話ししたい。臨床医はときどき，この2つの単語を互換性のあるもののように用いるが，実際には，「統率(leadership)」と「管理(management)」，あるいは「住宅(house)」と「家庭(home)」のように，両者の意味には大きな違いがある。「疾患(disease)」という単語は，肺がんや統合失調症など，生物学的・精神的な異常を意味する。医師にとっての疾患名は，典型的な臨床症状，よくある画像所見，治療選択肢，ある種の予後などを想起させるものだ。

　これに対して，「病(illness)」という単語には，疾患だけでなく，患者が疾患に関連して経験すること(痛みやその他の苦しみ，経済的打撃，本人や家族や友人の人生への影響)も含まれている。つまり，疾患が具体的で，「心臓発

作」や「ぜんそく」などの短い言葉で一般的に識別できるものであるのに対して，病はもっと包括的で，たまたまその疾患に罹患した患者の家族やコミュニティーや文化的・社会的背景なども含んでいる。例として，57歳の男性肺がん患者の「病」を記述してみよう。彼は生涯喫煙者で，既婚で，2人の子どもがいて，そのうちの1人はダウン症で患者と妻が世話をしている。予後の悪さと，予想される医療費のせいで，患者は自分の未来だけでなく妻子の未来も心配している。抑うつ状態にあると言ってもよいかもしれない。

4 患者が経験する病を「感じる」努力をしよう

　McWhinneyは，臨床の現場では「医師が患者の世界に入り，患者の目を通して病を見ようとする」のが理想的だと書いている[7]。今日では，このような助言は自明のことのように思われるが，医師と患者が力を合わせてよりよい治療効果を上げるという発想は比較的新しい。ほんの数十年前，おそらくPeabodyの時代には確実に，パターナリスティック（父権主義的）な医療モデルが主流であった。医師と患者の関係は対等にはほど遠く，医師が指示を出し，患者はそれに従うだけだった。今日の臨床用語にも，「患者コンプライアンス」という言葉がまだ残っている。Peabodyの思想が注目されたのは，医師は知識と技能ゆえに権力を持ち，患者はただその指示に従えばよいという風潮を背景にしていたせいかもしれない。彼は，当時の時流に反した医療モデルについて書きつづり，患者との関わり方を変えるように医師たちに呼びかけたのだ。

　今日では，医師と患者の関係はもっと対等に近づき，医師は患者の気持ちになってその病を理解するように推奨されている。実際，多くの医師がそうしているか，少なくともその努力はしている。

　医療モデルのこうした進化は，なぜ起きたのだろう？　患者と医師との関係がパターナリスティックなものから協力的なものへと変化したのはなぜなのだろう？　私自身は，次のようなものが重要な影響を及ぼしたと考えている。1つめは，1960年代の社会動乱だ。ベトナム戦争，公民権運動，専門家全般への不信などにより社会が大きく変化した結果，医師もまた必ずしも信頼できない専門家と見なされるようになった。この時代には，断片化したヘルスケアシステムを再び統合し，市民の手に返すことを約束するプライマリケアへの関心

も高まった。プライマリケア，なかでも家庭医は，数々の驚異的な新技術が産み出したものではなく，時流に結びついた社会運動として登場したのだ。

　パラダイムシフトを引き起こしたもう1つの要因は，ワールド・ワイド・ウェブの登場だ。これにより，インターネットを使える人なら誰でも，それまで一般人の目に触れることがなかった医学知識を入手できるようになった。米国社会の変化，患者と医師との関係にもとづくパーソナルケアを実践しようとする医師たちの影響，医学情報へのアクセスを容易にした検索エンジンの登場などがヘルスケアの民主化をもたらした。こうして，医師たちは患者の病について本人の意見を聞き，患者自身が治療法を決定するようになったのだ。

5　病が患者に及ぼす影響について考えよう

　患者が経験する病を「感じる」ためには，その病が患者の世界をどれだけかき乱すかを考える必要がある。良医は，疾患そのものだけでなく，疾患が患者の人生に及ぼす害悪まで管理する臨床技能を持っている。

　疾患があるとき，そこには常に影響がある。患者自身や保護者が何も言わなかったとしても，医師がそれについて考えていようといまいと，影響はあるのだ。例として，私が先週の水曜日に診察した患者のことを考えてみよう。Joey は17歳の少年で，のどの激しい痛みと咳と発熱があるとして母親に連れられてきた。家庭医には，なんら珍しい疾患ではない。しかし，この病はJoey に影響を及ぼすのだ。木曜日に学校で重要な試験があるのに，こんな体調では受けることもままならない。金曜日の夕方には学校でバスケットボールの試合もあるのに，いつものようなプレーができないかもしれない。今回の試験を受けられなければ年間のクラス内順位が少し下がってしまうかもしれないし，バスケットボールの試合に欠場すれば大学への奨学金を獲得する機会を失ってしまうかもしれない。

　このように，軽症の自己限定性の病であっても患者の人生に大きな影響を及ぼす可能性があるが，慢性の進行性疾患が患者の人生に及ぼす影響はもっと大きい。その例として私が思い出すのは Martha のことだ。Martha はタバコの煙が充満する酒場で20年間働いた後に退職したが，慢性閉塞性肺疾患（COPD）を発症してしまった。体を動かさずに食べてばかりいるようになった彼女の体重は107 kg まで増加し，2型糖尿病を発症した。Martha は58歳

の若さで階段を1階分上がることさえできなくなってしまった。2人の姉妹と一緒に散歩をすることもできない。飛行機に乗るのも不安なので，大陸の反対側に住む孫たちに会いに行くこともできない。煙の充満する酒場で一緒に働いた仲間たちに会いに行くこともできない。

　Schillerstromらは，さまざまな疾患が遂行機能に及ぼす影響の大きさを調べた[8]。彼らが定義する遂行機能とは，「目的志向の行動を計画し，開始し，連続させ，モニターし，抑制すること」だ。アルツハイマー病をはじめとする認知症が遂行機能を損なう場合があることは誰もが知っているが，Schillerstromらは，COPD，糖尿病，高血圧などのさまざまな慢性疾患も遂行機能障害を引き起こすことを明らかにした。状況によっては，患者本人や医師が気づいていない遂行機能障害に家族が最初に気づくこともある。患者本人が認知機能の低下をよく認識していることもある。

　患者本人と家族が最初に遂行機能障害に気づいて社交を制限した結果，はからずも認知機能障害を進行させてしまうこともある。1960年代から1970年代にかけてニューヨーク州のニューパルツという小さな町に住んでいた私は，ボクサーのFloyd Pattersonのかかりつけ医で友人でもあった。Floydは伝説的なスポーツ選手の中でも傑出した人物で，聡明で，多くの若者にボクシングを教え，ボクシングの安全性を向上させるためにサムレスグローブ(thumbless glove)やヘッドギアの使用を呼びかけた。

　Joe Lewis, Jerry Quarry, Ingemar Johansson, Muhammad Aliらと同じように，Floydもまた頭部に繰り返し衝撃を受けた影響に苦しんでいたことを私が知ったのは，ニューパルツを去ってから20年後のことだった。Alan LevyによるPattersonのすばらしい伝記を読んだのだ[9]。本によると，1998年のボクシング・コミッションの会合で，Pattersonは同僚のコミッショナーの名前を思い出すことができなかったという。「彼はその翌日にコミッションを辞任した。彼は自分に何が起きているのかを理解していた。それはすでに始まっていたが，彼と友人たちは何も語らなかった・・・Pattersonがしばしば放心し，混乱した状態になるという噂が流れるようになったが，Patterson夫人は当初，強い調子で噂を否定していた」。伝記には，Floydがニューパルツの田舎の家で「相対的隠遁」生活に入り，2000年頃には妻の名前まで忘れてしまい，「引きこもり」，2006年5月11日に71歳で死去するまでの経緯が書かれている。「相対的隠遁」と(Levyの言うところの)「引きこもり」は，誇り

高い Floyd にきまり悪い思いをさせないようにするのに役立ったが,人との接触の不足が精神機能の低下を加速させた可能性もある。

6 患者の病が家族に及ぼす影響を考えよう

17歳の Joey とその母親の話に戻ろう。Joey の母親はシングルマザーで,地元の不動産会社で受付の仕事をして生計を立てている。家は賃貸住宅だ。今日は車で息子を診療所に連れてくるために半休をとったので,その分,給料が減ることになる。幸い,医療保険には入っているが,自己負担金を支払わなければならないだろう。Joey に処方される薬の支払いもある。

家族の誰かが病気になると,ほかの家族の日常生活も乱され,当たり前だと思っていた毎日の暮らしがそうではなかったことを思い知らされる。より深刻で慢性的な病になるほど,動揺は大きくなる。Floyd Patterson の進行性の認知症が妻や子供たちにどんな影響を及ぼしたか,考えてみてほしい。

糖尿病の子供の親であることは,どんな感じだろう? 毎日の栄養に気をつかい,頻繁に診療所に行き,治療費の請求書が来て,問題が生じたときには予定にかかわらず病院に行かなければならない。患者が疾患を利用して家庭に影響力を及ぼし,家族を思い通りに動かしているように見えるときもある。兄弟姉妹が患者に怒りを抱くようになり,そうした感情に罪悪感を覚えるようになるかもしれない。両親は,ほかの子供も糖尿病になるかもしれないと心配する。そしてその間,彼らはひたすら子供の病気が治ればと願い,祈るのだ。

医師にとっては,糖尿病の子供は,インスリン投与量の調節と食事に関する助言を必要とする患者にすぎない。一方,患者の家族にとっての糖尿病は,情動的ストレスを与え,家族計画を困難にし,一般的な家族にはかからない費用がかかり,家庭内の権力闘争を引き起こし,たえず合併症を心配しなければならない病である。

慢性疾患を持つ子供の親にも明るいニュースはある。Lansky らは,191人の小児がん患者を対象とする7年間の研究により,小児がん患者の両親の1人年あたりの離婚率は1.19%で,子どものいる夫婦の1人年あたりの離婚率2.03%より低いことを明らかにした。この研究は,小児がん患者の家族がストレスを受けていることを裏づけたものの,ストレスの強さから直観的に予想される離婚率の高さは確認されなかったのだ[10]。

7 その症状が患者にとってどんな意味があるかに，病を理解する鍵があるかも

　患者が経験する病を感じることは，疾患のさまざまな徴候が患者にとってどんな意味があるかを理解することでもある。「あなたの病の原因はなんだと思いますか？」と患者に尋ねてみると，その症状の意味に関するヒントが得られることがある。もっと直接的に，「あなたにとって，その痛み（あるいはその他の症状）にはどんな意味がありますか？」と尋ねることもある。腰痛を訴える男性患者は，がんを心配しているかもしれない。彼のおじが腰痛を訴えたことから前立腺がんが見つかり，その後まもなく死亡していたからだ。クローン病が悪化してきた若い女性患者がいちばん心配しているのは，失業することかもしれない。陰部ヘルペスと診断された大学生のように，その臨床徴候により大切な人間関係が危うくなることを恐れる患者もいる。心不全の女性患者の主な心配は，来年，孫娘が大学を卒業する晴れ姿を見られないことかもしれない。

　慢性疾患や重病の患者には，「この疾患がなかったら，あなたの人生はどのように違ってくると思いますか？」と質問してみると良い。あとは何も言わずに患者の答えを待とう。

8 患者に寄り添うことには患者に触れることも含まれる

　私が開業して間もない頃に学んだ教訓を，もう1つご紹介しよう。Romaという患者は年配のイタリア系アメリカ人で，英語が第二言語であるのは明らかだった。高血圧と2型糖尿病の継続管理のため，彼は数カ月ごとに妻と一緒に診療所に来ていた。その日，私は非常に忙しかった。幸い，Romaの状態はよさそうだった。体重は安定していた。看護師の報告によれば，毛細血管血糖値は86 mg/dLで良好，血圧は130/82 mmHgで問題なかった。私はRomaの食事と薬について夫妻と少し話をし，何も調節する必要はないので3カ月後にまた来てくださいと言い，次の患者の診察に移ろうとした。

　そのときRomaが，「先生，ちょっと待ってください。まだ診察をしてもらっていません。そのために診察料を払っているのですから」と言ったのだ。

　もちろん，彼の言うとおりだ。糖尿病患者のケアでは，眼底を見て，心音を聞き，足のチェックをすることが望ましい。私はふだんの診察ではこうした

チェックをしていたが，その日はどれもしていなかった。Romaには，これは納得いかないことだった。彼は「チェックしてもらう」ために来ていたのであり，それこそが診察だったのだ。

Romaにたしなめられた私は，自分でもう一度血圧を測定し，スクリーニング身体診察を行った。私は今，学生やレジデントには，診察する患者全員になんらかの身体診察をするように助言している。自分で血圧を測定して脈をチェックするだけでもいい。「触れる」ことが大切なのだ。

9 それまでかかっていた医師を批判する患者には慎重に対応しよう

こういう患者は，近い将来，次の医師（もしかすると弁護士）の前であなたへの批判を繰り広げている可能性があるからだ。患者が訴える不満は理にかなったものであるかもしれないが，すべてにおいて批判的な考え方をする人なのかもしれない。患者が語る話には，あなたが決して聞くことのない，別のバージョンがある可能性を常に意識していよう。

10 「難しい患者」と「難しい医師」の関係

彼らはあらゆることに愚痴を言い，責め，疑い，最善の治療にもほとんど反応しない。Jackson and Kroenkeによると，医師が患者と出会うとき，その約15％を「対応の難しい患者（difficult patient）」に分類しているようだ。一般的に，不安や抑うつ，複数の身体症状の訴え，非常に重い症状のある患者は難しい患者とされやすい[11]。どうにかして治そうとする医師の努力に，なにがなんでも抵抗しようとしているように見える患者もいる。

「対応の難しい患者」というフレーズは，医学文献では広く受け入れられているようだが，私自身はあまり好きではない。こうした患者は，本当に難しい人物というよりは，医師とは異なる世界観を持っているにすぎないことが多いからだ。私がここで「対応の難しい患者」という言葉を用いるのは，この言葉が広く使われているからにすぎない。難しい患者は医師を苛立たせるため，ほとんどの医師は，こうした患者が別の医師のところに行ってしまってもなんとも思わない。

医師が「難しい」と思うのはどんな患者だろう？ ここで心理学用語を用いることをお許しいただき，Mas らが報告した難しい患者のタイプをいくつかご紹介しよう[12]。

- 依存的で粘着質の人：Mas らの研究で最も一般的な「対応の難しい患者」が，このタイプだった。彼らは診療所のおなじみだ。頻繁に電話をかけてくるので，スタッフにも面倒な人としてよく知られている。多種多様な医学的問題を抱えていることが多く，やたらと診療所に来るが，不必要な受診であることが多い。このグループの患者によく見られる特徴が1つある。診察が終わる頃に新しい症状を訴えるのだ。例えばドアノブに手をかけながら，「そうそう，先生。昨夜，胸が痛かったことをお話しするのを忘れていました」などと言うのだ。
- なんでも要求する資格があると思っている人：「具合が悪いので今日の午後に診察してもらいたいのですが，午後5時までは会社を出られません」，「車を修理に出しているので，往診してください」，「ほかの患者を診ているところ？ そんなの，私の知ったことではありません。今，先生とお話ししたいのです」。こういう患者は，他人に配慮することを親から教わらなかったのだろう。病気のときには欲しいものを何でも要求する資格があると思い込んでいるのだ。あらゆる点で特別な配慮を求めるVIP 患者やセレブ患者も，興味深い一例である。こういう患者の多くは本当は謙虚で，医療チームへの敬意も持っているのだが，病気という状況そのものが過分な優遇を要求させてしまうのだ。
- 不正な目的のために治癒を拒む人：私の昔の患者に，はしごから落ちて腰を痛めた人がいた。仕事中の事故だったので労災が認められ，補償給付を受けていた。彼は事故から5年たっても頻繁に診療所に来て理学療法や筋弛緩薬を求め，多くの症状を訴えた。彼の望みは腰痛と補償給付がいつまでも続くことだった。そしてもちろん，いつになってもまったく仕事ができない状態のままだった。
- 破滅的で助言に耳を貸さない人：妻をなくして一人暮らしをしている76歳の Oscar Yates は，彼に禁煙させようとする私の努力を撥ねつけることを楽しんでいるようだった。「ええ，私はタバコを吸いますよ。健康に悪いのはわかっていますが，タバコを吸うのが人生のいちばんの楽しみなので，やめ

る気はありません」。こんなふうに開き直られると，内心，勝手にしろと思ってしまうこともある。アルコール依存者や麻薬欲しさに診療所に来る「ドラッグ・シーカー(drug seeker)」も，そうした患者の一例だ。わざと危険なことをする未成年者もこの部類に入る。ちなみに，前述の Oscar は，あるとき唐突に「タバコをやめる心構えができた」と言って，自発的に禁煙した。

- 身体化障害患者：「身体化(somatization)」という単語は，体を意味するギリシャ語「soma」に由来する。身体化障害患者では，日常的なストレスが体の各部に影響を及ぼし，頭痛，疲労，腹痛，腰痛などを引き起こしているようだ。もちろん，この点をどんなに説明しても彼らの症状を軽減することはできない。彼らは総じて，心と体がつながっていることを理解していないからだ。
- 共感を求める誘惑者：この手の患者は，自分の人生の危機に医師を巻き込む。私の経験では，共感を求める誘惑者のほとんどが女性である。彼女の人生には何度もひどいことが起こり，そのたびに慰めを求めて医師のもとを訪れる。賢明な医師はすぐにこうした患者にうんざりするようになる。

対応の難しい患者に出会ったときには，自分にまだ理解できていないことがないか尋ねてみよう。核心に医学レベルの問題がある場合もある。例えば，境界型パーソナリティー障害の患者はしばしば難しい患者として片付けられてしまう[13]。こうした人々や相互に関連した問題をいくつも抱えている人々は，実際には「対応の難しい患者」ではなく「滅入らせ患者(heartsink patient)」なのかもしれない(第7章)。

　もちろん，患者と医師との出会いが「難しい」ものになってしまったときに，患者はその関係の半分を担っているにすぎず，残りの半分は医師が担っている。残念ながら，医師の中には，独善的で，過度に自己防衛的で，尊大な人もいる。悩んで，疲れ果てている医師もいる。Krebs らは，ある興味深い研究において，患者に苛立ち，すぐに「難しい患者」のレッテルを貼る傾向のある医師にはどんな特徴があるか調べた。彼らは 1,391 人の医師について調査を行い，患者に苛立ちやすい医師の特徴を発見した。こうした医師は，比較的若く，長時間働いていて，心理社会的問題を抱えた患者や薬物乱用患者を多く診ていて，サブスペシャリストである傾向がある。また，医師自身も，不安，ス

トレス，抑うつを感じていることが多かった[14]）。

　良医は，難しい患者に出会っても平静の心で接するように最善を尽くし，その相互作用を分析的に見ようとする。Elderらの定性的な研究でも，「患者の行動と医学的問題が，医師の個人的な特性や診療の特性と衝突するときに，難しい出会いが起こる」という相互作用モデルが提案されている[15]）。

　難しい患者に出会ったら，こんなふうに考えるようにしたらどうだろう。医師として，数人の「難しい患者」を抱えていることを名誉に思うようにするのだ。彼らがあなたにまとわりつくのは，あなたの我慢強さと楽観的な姿勢に感謝しているせいだと思うのだ。難しい患者に次に悩まされたときには，「これではうまくいきそうにありませんね。最初からやり直しませんか？」と言ってみるとよい。

11 友人が患者になり，患者が友人になることもある

　ときどき「私は絶対に友人の治療はしないつもりです」と言う医学生がいる。こうした理想に燃える医学生には，「だとすると，小さい町で開業するわけにはいかないね」と言うことにしている。小さい町で14年間家庭医をしていたときの経験から言えば，私の方ではすべての住民を知っていたわけではなかったが，住民のほとんどが私が「先生」であることを知っていた。それだけではない。私の友人の多くが患者でもあった（正直なところ，彼らが私の能力を信用してくれたことを誇らしく思っていた）。私は友人ののどの痛みや骨折を治療し，糖尿病やがんを診断し，必要とされたときには最善を尽くした。土曜の晩の社交の集まりで会った人を，月曜日に診療所で診察することも珍しくなかった。小さい町で開業するとは，そういうことだ。

　友人から「診療所では堅苦しい感じに見えた」と言われることもあった。当時，私は診療所にくる子供たちを怖がらせないために，白衣を着ていなかった。白衣を着るようになったのは，のちに「学術医」になってからだ。だから，患者として診療所にやってきた友人が私に感じた堅苦しさは，私の服装ではなく医師としての社会的人格からにじみ出たものだった。私は，医師である自分を意識することで，医師としての役割を果たすのだ。

　Eric Cassellは，その著書『医術：プライマリケアの本質』の中で，友人が患者になるときについて次のように書いている。「患者は患者であり，友人で

はない。たとえ友人だったとしても，患者として会うときには患者であり，そうでないときにだけ友人になる（この区別を守るのは難しい場合もあるかもしれない。私自身は，患者でもある友人に個人的に会うときには，個人的な医学的問題を詳しく思い出すことができない）」[16]

　私はCassellと彼の研究を大いに尊敬しているが，カッコ内のコメントには疑問を持っている。患者でもある友人に，診療所ではなく食料雑貨店や路上で会ったからといって，医学的詳細についての記憶を失うことなどできない。私はむしろ特別な注意を払い，その人が疾患に影響を与えそうな行動をしていないか，疾患が生活にどのような影響を及ぼしているかを見きわめようとするだろう。例えば，体重やコレステロールの問題がある人の場合は，ショッピングカートに入れている食料品や食事の量をこっそりチェックするだろう。また，怪我や腰痛の治療をしたことがある人については，診療所の外で会ったときにも体の動きを観察する。

　小さい町で開業したことのある医師なら誰でも，患者とは友人にならないなどと言っていたら友人がいなくなってしまうことを知っている。私にはいつも友人がいたし，私の患者になった医師仲間もいた。私たち夫婦の友人には，最初は患者として出会った人も少なくない。私たち医師は，自分が今，友人なのか医師なのかを意識していればそれでよい。たいして難しいことではないはずだ。

12　患者から非常に重要なことを学べることもある

　私は，研修を終えて医師グループの診療所に加わった最初の週に，急患の治療を担当していた。そのときに診た患者の1人に，腕に裂傷を負った11歳の少女がいた。明らかに縫合する必要があったので，私は看護師に治療の準備をするように指示し，縫合セットの蓋を開けて，次の患者を診察しに行った。数分後，ホールで騒ぎがあった。少女はヒステリーを起こし，母親は怒り狂っていた。母親は，診察室から出てきた私にこう言った。「先生，あなたはお若くて，この町にいらっしゃったばかりです。覚えておいてください。子供の目の前に針と糸とハサミを出したまま，部屋から出て1人で待たせたりしてはいけません。こんなものをずっと見ていたらパニックになるのは当たり前です！」。読者諸氏がこの母親に同意するかどうかは分からないが，私にとって

は生涯忘れることのできない教訓になった。思春期の子供の目の前に縫合セットの蓋を開けたまま放置しないこと，そして，注射など痛みを伴う可能性のある処置について子供に説明したら，すぐにやるということだ。

医学史において，医師が患者から学んだことにより医学が進歩した例は枚挙にいとまがない。18世紀末，英国の医師でアマチュア植物学者だったWilliam Withering(1741～1799)は，村の女性(ジプシーだったという説もある)から，自分が秘密のレシピで煎じるお茶には浮腫(心不全)を治す効果があると教えられた。この女性からレシピを習ったWitheringは，有効成分がジギタリスであることをつきとめた。彼はその後，心不全患者の治療にジギタリスのお茶を使うようになり，この治療法の成功を『キツネノテブクロ(ジギタリス)とその医学的利用について』という論文にまとめて1785年に発表した(Taylor, p.15)。

同じ頃，英国グローチェスターシャーのバークリー村で開業していた医師Edward Jenner(1749～1823)は，村の乳搾り女の「私は牛痘にかかったことがあるので天然痘にはなりません」という言葉が気になった。1796年，彼は村の少年に牛痘の膿疱から採取した物質を接種した。少年にはごく軽い症状が出たが，その後，天然痘を接種したときには天然痘にかからなかった。Witheringと同様，Jennerはこの実験の結果を報告して，医学史に名を残す存在になった。すべては村の乳搾り女のおかげだった(Gordon, p.65)。

患者本人ではなく患者の世話をする人々が，医師に重要な事実を教えてくれることもある。その例が，新生児の高ビリルビン血症による黄疸の治療法だ。1950年代に病院の新生児室の世話係をしていたシスターJ. Wardは，黄疸のある新生児に日光浴をさせると黄疸が早く消失することに気づき，新生児たちを窓に近いところに寝かせていた[17]。彼女の発見から始まった光線療法は，今日でも新生児の高ビリルビン血症の治療に広く用いられている。

囊胞性線維症(cystic fibrosis)の子供の母親たちが，子供にキスをすると塩辛い味がすることに気づいたことから，患者の汗の塩分濃度が高いことが明らかになり，汗の検査から疾患を診断できるようになったという逸話もある(Collins, p.112)。

また，私の一部の患者たちは，さまざまな慢性疾患，心身の障害，家族の死，死に至る病でさえも平静の心をもって受け入れてみせ，人間の魂の気高さを教えてくれた。

13 患者がインターネット，雑誌，新聞で調べてきたことを簡単に片付けてはいけない

　患者たちは以前から，新しい治療法について私にいろいろ教えてくれた。医学界に発表される前にマスコミに取り上げられた知見もあった。かなり昔のことになるが，消化性潰瘍の治療に抗生物質を使うことを私に最初に教えてくれたのは，『Wall Street Journal』に掲載された初期の報告を読んだ株式仲買人の患者だった。患者たちは私に，伝統的な医療必需品に入っていないハーブ療法や，ほかの患者が必要としているソーシャルサービスを提供する行政機関，私には見つけられないような便利なウェブサイトのアドレスなども教えてくれた。

14 患者にはその時点で最も可能性の高い診断名を告げよう

　疾患に名前を与えると，多くの点で患者の助けになる。例えば，骨盤の痛みを訴える患者に子宮内膜症という病名を告げれば，彼女が心配しているかもしれない卵巣癌ではないと教えることができる。アキレス腱炎や胆石などの具体的な診断名は，患者がインターネットで調べものをするのに役立つ。厳密にはどういう疾患なのかまだよく分かっていなくても，「アレルギー性の湿疹」，「おそらくウイルス性の感染症」，「胃壁の炎症」などの一般的で記述的な診断をすることは役に立つ。診察が終わり，待合室に戻ってきた患者を家族が取り囲んで，「それで，どこが悪いんだって？」と尋ねることもあるだろう。そんなときに患者が「分からないって」と返事をしたら，誰も納得してくれない。

　Lipkinは，患者と一緒に診断名を探していたときのことを次のように回想している。「例えば，『どこが悪いのか分かりませんが，探してみましょう』などの率直な物言いを尊重してくれる人もいる。けれどもあるとき，非常に知的だが強い不安を感じている女性患者にそのようなことを言って，激怒させてしまったことがある。彼女は私にこう言った。『分からないなんておっしゃらないでください！　昔，私の弟が父に大聖堂の建物には何枚のタイルが貼られているのかと尋ねたとき，父は17万4,692枚だと答えました。弟はその答えに満足しました。本当でも嘘でもいいから，はっきりした答えをください！』」（Lipkin, p.167）

15 診察室でユーモアが役立つこともある

「こともある」だ！　Norman Cousins は，みずからの闘病経験について語る著書で，ユーモアの治癒力を世に知らしめた[18]。医師と患者の出会いにおいて，ユーモアはどんな役割を果たすのだろう？　適切なユーモアとはどんなもので，不適切なユーモアとはどんなものか？　状況に合ったものなら，ユーモアは患者の不安をやわらげ，医師の人間味を感じさせるのに役立つ。けれども患者は傷つきやすいので，何が適切であるかの判断は非常に難しい。

　医師がユーモアのあるところを見せると，患者は強い印象を受けるようだ。15 人の医師の診察を受けた 250 人の患者を対象に調査を行った Granek-Catarivas らは，医師が診療中にユーモアを見せたと報告した患者が 60% 近くいたのに対して，ユーモアを用いたと報告した医師は 38% だったとし，「患者は医師よりもユーモアに敏感である。おそらくそれは，医師と顔を合わせている間，ストレスレベルが高くなっているからだろう」と結論づけている[19]。

　おそらく最も安全なのは，患者の側からの明るいユーモアだ。私が医学生だった頃，大きな心雑音のある高齢の女性をグループで診察したことがあった。弁の異常により心臓の血流が妨げられると乱流が生じ，胸壁を通じて触診できる。歴史的経緯はよく分からないが，この現象は「thrill（振戦）」と呼ばれている。ある日，短い白衣を着て病院のベッドを取り囲んだわれわれ真面目な学生たちは，指導医に指示されたとおりに，1 人ずつ行儀よく女性の胸部を診察した。少々不安そうな男子医学生が診察を終えたときに，指導医が彼に「振戦（thrill）を感じましたか？」と尋ねると，患者がすかさず「ごめんなさいね。私があと 50 歳若かったら，あなたにスリル（thrill）を感じてもらえたでしょうに」と言ったのだ。それまで受け身だった患者が，無害なお色気ジョークによって，その場の主役に躍り出た瞬間だった。

　医師の側からの当意即妙のユーモアもある。あるとき，医師が男性患者の直腸と前立腺の診察をしていたとき，患者が振り返って「先生，私はこの診察が大嫌いなんです」と言った。すると医師は，「そうですね。私にとっても 1 日のうちで一番好きな時間というわけではないですね」と相槌を打ったのだ。この返事はややリスキーだが，患者のいたたまれなさを軽減する役に立つなら大丈夫かもしれない。

　最も危険なのは，医師がユーモアのあるところを見せようとして，患者をお

としめるような冗談を言ってしまうことだ。高齢の男性が，性的機能（あったとしたらの話だが）を失うおそれのある前立腺の手術を受けることになった。手術の影響について尋ねられた外科医は，「そうですね。まずは若い女の子を追いかけるのをやめなければならないでしょうね」と答えた。これは下品で，残酷とさえ言える。医師のユーモアとしては間違っている。

　結論はこうだ。患者をおとしめることにならず，患者の1日を少しでも明るくするものであれば，臨床の現場でユーモアを用いるべきだ。ただ，医師の言葉には患者を癒す力があるだけでなく，傷つける力もあることを肝に銘じておかなければならない。陽気でウィットに富んでいると思われる言葉を発するときにも，賢明な医師は一瞬立ち止まって考える。内なる小さな声がその言葉の適切さに疑問を投げかけるようなら，言わないでおくのがいちばんだ。

16 ときには医学とは関係ない質問をしよう

　お母様はお元気ですか？　最近はゴルフをしましたか？　ワンちゃんは元気ですか？　土曜日のサッカーの試合をどう思いましたか？　患者に寄り添うことには，患者を1人の人間として知ることも含まれる。患者を知れば雑談ができるようになる。

　世間話の技術は，メディカルスクールでは絶対に教えてくれない。けれども，医師が患者と世間話をすることで，患者が医師や医療に対して抱く印象を大幅に良くすることができる。Grossらは，2,315回の診療について患者の満足度を評価した。彼らの研究から得られた知見のうち，この項と関係のあるものが2つある。1つは，医師と接する時間が長いほど患者の満足度は大きくなるということだ。もう1つは，医師が医学とは関係のない雑談をすると，患者の満足度が大きくなるということだ[20]。患者の生活を少し深く知るために要する時間はそう長くないが，これにより患者の人生の物語をより詳細に知ることができるだけでなく，もしかすると臨床的に有用な情報も得られるかもしれない。

17 ときには自分のことを少し明かしてみよう

　医学とは関係ない雑談には，あなた自身について患者に少しだけ教えること

も含まれている。最近行った場所のこと，孫のこと，自分の病気のことでもいい。インフルエンザの予防接種を患者に勧めるときに，「私は先週受けましたよ」と言うだけでもいい。過去に手術を受けてうまくいった経験があれば，患者に手術を勧めるときに，そのことを話してみよう。家族をなくした患者は，「分かります。数年前に私は父を亡くしましたが，本当に辛かったです」などの言葉に慰められるかもしれない。

1,265回の診療について調べたBeachらの研究によると，その15.4％で，医師が自分のことを打ち明けていたという。打ち明け話を分類すると，最も一般的だったのは患者を安心させるための話で，以下，カウンセリング，ラポールの形成，軽いコメント，友人としてのコメント（「私も離婚したときには随分泣きました」など）で，基本的に，話の長さは患者の疾患とは無関係だった[21]。

18 医師でも過ちを犯すことを分かってもらおう

あなた自身について患者に少し教えることには，もう1つ利点がある。医師のことを神様のように思っている患者に，医師もただの人間なのだと分かってもらうのに役立つのだ。患者が医師を信頼するのは良いことだが，全知全能の存在として神格化するべきではない。医師がすべてを分かっていて過ちを犯すことなどないと信じ込んでいる患者は，医師にとっても患者にとっても危険である。患者は医師に質問をしなくなり，「先生はすべて分かっているのだから」として，問題が生じても報告しなくなってしまうからだ。医師にとっての危険は，治療がうまくいかなかった場合に患者が幻滅することだ。

このことは，外科医，特に脳神経外科医と胸部心臓外科医に当てはまる。外科医は，日々の仕事に大きな自信を持っていると思う。ほかの人間の胸郭や頭蓋にメスを入れるには，ある種の思い切りのよさが必要だからだ。ときには，医師の自信が無意識のうちに患者に伝わり，完全性への期待が生まれることもあるかもしれない。しかし，外科手術の転帰は申し分ないとは言えないこともあり，大きく膨らんだ患者の期待に添えないこともある。患者の期待の大きさは，外科医が支払う医師賠償責任保険料の高さと，医療過誤訴訟で裁判所がときどき認定する巨額の損害賠償に反映される。

19 ただ慰めるだけでよいときもある

「われわれの仕事は，ときに癒し，しばしば安心させ，常に慰めることだ。これが最初の戒めであり，大切な戒めである」。しばしば Hippocrates のものとされるこの言葉の前半部分は，ニューヨーク州のサラナク湖に結核療養所を設立した Edward Livingston Trudeau(1848〜1915)の記念像の銘板にも刻まれている(Strauss, p.410)。医師の仕事である「慰め」について，プライマリケア医と管理職(大規模なメディカルスクールの学科長)として私が学んできたことを，皆さんにお教えしよう。私は，学科長に就任して1年あまりたった頃に，すばらしい啓示を得たのだ。それは，仕事に関する問題を抱えて私のところにくる人々の多くが，学科長に問題を解決できるとは思っていないということだった。賢明な彼らは，学科長の権力の限界をよく知っていたからだ。彼らが私に求めていたのは，ただ話を聞くことだった。われわれ医師は，行動し，問題を特定し，解決策を探ることを好むため，相手に何もしてあげられないと申し訳なく思ってしまう。それでも彼らが私のところにやってきたのは，問題を解決してもらうためではなく，共感と慰めを得たいと思ったからだったのだ。

同じことは臨床医の仕事にもあてはまる。慢性疾患や末期疾患など，患者も家族も医師が病気を治せないことを知っている状況は少なくない。こうした状況で彼らがわれわれに望むのは，自分の話を聞いて理解してくれることだ。最良の医師は，どんなに恐ろしい状況でも，できるだけ楽観的であろうとする。そしてしばしば，医師が希望を持っていることが最良の薬になるのだ。

20 患者によるあなたの評価を受け入れよう

われわれは皆，幼稚園に入園した日から審査され，評価されてきた。メディカルスクールの評価技術は芸術の域に達している。医師の資格をとっても評価は終わらず，それどころかいっそう厳しくなる。専門医資格認定試験や州政府医師免許委員会などによる評価もあるが，ここでお話ししたいのは患者からの評価についてだ。あらゆる患者は毎回医師を評価していて，おそらくその結論を家族や友人に話している。では，患者はどのようにして医師を評価するのだろうか？

Hurst は次のように述べている。「患者は最後の分析で，この医師は適切に

行動していると信じる。医師にとっては，適切な行動とはできるだけ科学的に行動することだが，ほとんどの患者は科学にかかわるところは医師に任せてくれる。一般に，患者による医師の評価は，病気に対する自分の反応を医師がどのように取り扱うかによって決まる。患者はときに，あらゆる困難を乗り越えて最善を尽くそうという医師の決意まで察して評価してくれる」[22]。患者による医師の評価には，時間を守ること，患者の話に耳を傾けること，誠実さ，楽天的で希望を捨てないこと，患者を1人の人間として尊重していること，個人的な打ち明け話をしてくれることなどの漠然とした要素まで含まれていることを，賢明な医師は知っている。

21 間違った寄り添い方に気をつけよう

　Adler は社会生理学に関して，強い二者関係にある人々の間には自律神経系の活動指標に相関が見られる場合があると書いている。医師と患者の間にこの関係が生じると，ストレスホルモンの分泌が減少し，神経内分泌系は恒常性を維持する方向に働くという[23]。2人の間に強すぎる一体感が生じると，1つの神経系を共有しているようになってしまうということだろうか。医師と患者の間にこのような関係が生じると，批判的思考ができなくなり，臨床判断も保留されるので，患者が受けるヘルスケアの質を大幅に低下させる不健全な状態だと言える。

　疾患の否認と合理化の症候群(disease denial and rationalization syndrome)は，その一例だ[24]。この状況では，患者と医師の両方が，疾患を治療するための行動に出る必要性を無視するという暗黙の合意に達している。Resnick 医師の診療所に15年近く通っている66歳の Pella を例にとって説明しよう。彼女は，肥満(体重は90 kg 以上ある)，2型糖尿病，高血圧などさまざまな問題を抱えていて，2, 3カ月ごとに診療所にやってくる。彼女の高血圧はコントロールできたためしがなく，診療所にくるたびに Resnick と次のような会話を繰り返している。

> 「今日の Pella さんの血圧は 164/96 mmHg ですね。毎日利尿薬を服用してもらっていますが，血圧を下げるために，ほかの薬を追加する必要がありますね。体重も減らさなければ」

「先生のおっしゃることは分かります。でも、ご存知のとおり息子のことでストレスを抱えているんです。次までに体重をなんとかしますから、お薬を増やすのは待ってください。少しならやせられますから、それで血圧が下がるかどうか見てみましょうよ」
「分かりました。では2カ月後に。利尿薬を飲むのを忘れずに、体重も減らしてくださいね」

　もちろん、次の診察でも Pella の体重は 90 kg 以下になっていないし、降圧薬の調節も行われないので、彼女の血圧は下がらない。
　Pella と Resnick は芝居を演じる俳優のように同じ台本を繰り返す。何回も、何年も。彼らは一緒になって Pella の高血圧状態が続いていることの重大性を否認し、追加的治療を行わないことを合理化している。それでも、Resnick は本心から Pella を心配していて、2人とも申し分ない患者－医師関係を築いていると感じている。実際、患者の満足度は高いのだが、彼らの関係は不健全だ。Resnick は、Pella に対して間違った寄り添い方をしているのだ。

22 患者のそばにいること

　ほかに何をしているときにも、患者に必要とされたときには、医師は患者のところに行かなければならない。患者が骨折したとき、脳卒中を起こしたとき、重い感染症にかかったときには、かかりつけ医（あるいはその代理）に診てもらえるようにしなければならない。私がニューヨーク州北部で診療所を開いていたときには、田舎道を車で 30 km 近く走ったところにある病院に患者を入院させていた。1月のある日曜日の朝には、私が入院させていた患者は心不全の Martinez だけだった。彼女は非常に高齢だったが、とてもよくなっていて、容態は安定していた。その日は前の晩からの雪で、道路には 30 cm 近い積雪があった。私はどうしたか？　もちろん、務めを果たしに行った。大雪の中、病院に出かけていって Martinez を診察し、薬の投与量を少し調節して、雪道を帰ってきた。そして、Martinez の娘さんに電話をかけて、その日の病状を報告した。私はまだ、そのときの娘さんの言葉を覚えている。「Taylor 先生、あなたなら母を診に病院に行ってくださると分かっていました。あなたを信じていましたから！」。彼女の言葉は冬の旅を価値あるものにしてくれた。
　Phillips and Haynes による次の言葉は、私のお気に入りだ。「知っているふ

りをすることはできる．気遣っているふりをすることもできる．けれども，そこにいるふりをすることはできない」．これは家庭医についての言葉だが，すべての医師にあてはまる．続きはこうだ．「患者は医師に触れられ，医師を信頼し，医師から理解され，慰められ，癒されることを求めている．家庭医が患者にこれらを与えるためには，そこにいなければならない」[25]

23 患者に寄り添うための知恵の言葉

- ごくまれにしか病気にならない人には，養生法を変えさせてはいけない．
  ［中世のユダヤ教のラビ・医師 Maimonides(1135〜1204). Maimonides, p.51］
  この言葉は私に，連勝中は靴下を取り替えないという野球選手のことを思い出させる．

- 傷病兵にとって，晴れ晴れとした顔は良い天気と同じくらい効き目がある．
  ［米国の政治家 Benjamin Franklin(1706〜1790). Strauss, p.375 にて引用］
  米国最高の警句家の1人である Franklin は，度重なる痛風発作に苦しめられていた．米国独立宣言の原案の起草を Thomas Jefferson に譲ったのも，痛風の発作が原因だった(Taylor 2008, p.189)．痛風の痛みの中，彼は晴れ晴れした顔の効能を強く感じていたにちがいない．

- 医師は疾患を一般化し，患者を個別化しなければならない．［ドイツの内科医 Christoph Wilhelm Hufeland(1762〜1836). Brallier, p.207 にて引用］
  コンセンサスに基づく臨床ガイドラインを個々の患者に適用する際には，このアフォリズムを思い出さなければならない．例えば，前立腺がんのスクリーニング検査や乳がん治療のガイドラインは，常に臨床状況や患者の希望を考慮して適用しなければならない．

- 医学的知識は進歩したが，今でもまだ，患者がどんな疾患をもっているかを知ることよりも，その疾患をどんな患者がもっているかを知ることの方が重要だ．［米国の医師・作家 James J. Walsh(1865〜1942)[26]］

- 医師は，異常をきたした臓器のことだけを考えるのではなく，患者1人のことだけを考えるのでもなく，世界の中で生きる1人の人間のことを考えなければならない．［Harvey Cushing(1869〜1939). Brallier, p.232 にて引用］
  Cushing が言っているのは疾患と病の違いだ．

- われわれが助けられない患者はいるが、われわれが害をなしえない患者はいない。[Arthur L. Bloomfield(1888 ～ 1962). Strauss, p.637 にて引用]
  > われわれ医師は、処方箋を書くときには常に、このアフォリズムのことを考えるべきだ。新たに知ったばかりの薬物を処方するときには特に。

- 医師が持つ唯一の万能薬は、患者に寄り添うことだ。[Meador, No.185]

- どんなに知識があり、どんなに腕のよい医師でも、癒しは微笑みから始まる。[Meador, No.16]
  > そのとおり。快活な挨拶は診療時間を少しも長引かせないが、確実に患者の気分をよくする。

- 医学がこれだけ進歩したのに、効果的な治療ができるかどうかは、いまだに患者とその環境を知ることができるかによって決まってくる。[Reveno, p.105]

- すべての患者は、医師に僧侶と哲学者と詩人と学者を合わせた役割を演じさせる。[米国のエッセイスト・編集者 Anatole Broyard(1920 ～ 1990). Reynolds and Stone, p.180 にて引用されたエッセイ『先生、私と話してください』より]
  > 医師とはそういう重大な職業なのだ。だからこそ社会は、最も善良で最も聡明な人々が癒し手になるように奨励するべきなのだ。

- けれどももちろん、思いやりの心がない人間は医師にはなれない。医師は患者に自分の心の一部を与えなければならないのだ。[作者不詳]
  > Crawshaw が引用したこの言葉は、「ある高齢のロシア人医師」から聞いたものだという[27]。Francis Weld Peabody がそんな人物を知っていたら、賞賛を惜しまなかっただろう。

参考文献

1. Low CH. Reflection for young doctors and doctors of tomorrow. *Singapore Med J.* 1998;39(12): 535–536.
2. Peabody FW. The care of the patient. *JAMA.* 1927;88(12):877–882.
3. Zinsser H. Introduction. In: Peabody FW, ed. *Doctor and Patient.* New York: Macmillan; 1930;11.
4. Tishler PV. The care of the patient: a living testimony to Francis Weld Peabody. *Pharos; Alpha Omega Alpha Honor Med Soc.* 1992;55(3):32–36.
5. Longmore JM, Rajagopalan SR, Wilkinson I. *Oxford Handbook of Clinical Medicine.* London: Oxford University Press; 2006;2.

6. Jung C. Psychological reflections. In: Jacobi J, ed. *Bollingen Series 21*. Princeton: Princeton University Press; 1970;84.
7. McWhinney I. The need for a transformed clinical method. In: Stewart M, Roger D, eds. *Communicating with Medical Patients*. London: Sage; 1989.
8. Schillerstrom JE, Horton MS, Royall DR. The impact of medical illness on executive function. *Psychosomatics*. 2005;46(6):508–516.
9. Levy AH. *Floyd Patterson: A Boxer and a Gentleman*. Jefferson, NC: McFarland; 2008;263–264.
10. Lansky SB, Cairns NU, Hassanein R, Wehr J, Lowman JT. Childhood cancer: parental discord and divorce. *Pediatrics*. 1978;62(2):184–188.
11. Jackson JL, Kroenke K. Difficult patient encounters in the ambulatory clinic: clinical predictors and outcomes. *Arch Intern Med*. 1999;159:1069–1075.
12. Mas GX, Cruz DJM, Fañanás LN, et al. Difficult patients in primary care: a quantitative and qualitative study. *Aten Primaria*. 2003;31(4):214–219.
13. Sansone RA, Benjamin A. Borderline personality: somatic presentations in the primary care setting. *Primary Care Reports*. 2007;13(3):1–11.
14. Garrett KEE, JM KTR. The difficult doctor? Characteristics of physicians who report frustration with patients: an analysis of survey data. *BMC Health Serv Res*. 2006;6(6):128–132.
15. Elder N, Ricer R, Tobias B. How respected family physicians manage difficult patient encounters. *J Am Board Fam Med*. 2006;19(6):533–541.
16. Cassell EJ. Doctoring: *The Nature of Primary Care*. New York: Oxford; 1997;109.
17. McDonagh AF. Phototherapy: from ancient Egypt to the new millennium. *J Perinatol*. 2001;21:S7–S12.
18. Cousins N. *Anatomy of an Illness as Perceived by the Patient*. New York: Bantam; 2005.
19. Granek-Catarivas M, Goldstein-Ferber S, Azuri Y, Kahan E. Use of humor in primary care; different perceptions among patients and physicians. *Postgrad Med J*. 2005;81(952):126–130.
20. Gross DA, Zyzanski SJ, Borawski EA, Cebul RD, Stange KC. Patient satisfaction with time spent with their physicians. *J Fam Pract*. 1998;47(2):133–137.
21. Beach MC, Roter D, Larson S, Levinson W, Ford DE, Frankel R. What do physicians tell patients about themselves? A qualitative analysis of physician self-disclosure. *J Gen Intern Med*. 2004; 19(9):984–989.
22. Hurst JW. What do good doctors try to do? *Arch Intern Med*. 2003;163:2681–2686.
23. Adler HM. The sociopathology of caring in the doctor-patient relationship. *J Gen Intern Med*. 2003;18(4):317–322.
24. Hentschel U, Smith G, Draguns JG. *Defense Mechanisms: Theoretical, Research and Clinical Perspectives*. New York: Elsevier; 2004;489.
25. Phillips WR, Haynes DG. The domain of family practice: scope, role and function. *Fam Med*. 2001;33(4):273–277.
26. Quoted in: Medical epigrams. *Bull Hong Kong Chinese Med Assn*. 1948;1(1):42–43.
27. Crawshaw R. Humanitarianism in medicine. In: Smith MED, ed. *Living with Medicine: A Family Guide*. Washington DC: American Psychiatric Association Auxiliary; 1987.

第3章
臨床対話とコミュニケーション

> 聴診器で診察するより椅子に座って対話する方が，患者について有益な情報が得られる場合がほとんどだ。
>
> [Meador, No.141]

　われわれは，目覚めている時間の多くを，会話をしたり文章を書いたり身振りをしたりするコミュニケーションに費やしている。コミュニケーションはどこかセックスに似ている。それはごく自然な活動であり，ほとんどの人が自分は上手にやれていると思っている。実際に上手にやれている人もいるにはいるが，多くの人はそうではない。上手な臨床コミュニケーションは，学習により身につける技能である。医師が患者や家族や同僚と会話するためには，相手に合わせて好奇心の向きを変え，静かに集中し，「語られなかったこと」を見抜く能力が必要だ。

　臨床ケアのプロセスは，患者が自分の病という「物語」と向き合えるように手を貸すことだと言える。

　患者が十分に物語を語れるようにすることは，医師の重要な務めである。だから私は，患者が「自分の病歴もきちんと説明できない人」呼ばわりされるのを歯がゆく思う。病歴がとれないのは患者のせいではなく，効率の良いコミュニケーションができるようにひととおりの訓練を受けているはずのわれわれ医師のせいなのだ。医師が患者の物語を引き出すプロセスは，John Berger の小説によく描かれている。舞台は1960年代の英国の田舎で，主人公は一般医の Sassall だ。

> 　彼は，患者の体を慎重に診察するような様子で患者と会話し，患者と打ち解けて話をするような様子でその体を診察した[1]。

医師が患者の物語を引き出すためには，話を促す能力と，よく聞く能力が必要だ。探偵ドラマなら「必要なのは事実だけ」を決め台詞にしてよいが，医師と患者の対話はデータ収集以上のものであるから，客観的な事実だけでは全然足りない。Launerらは，医師が患者に自分の人生の一部を語らせるプロセスを「物語にもとづく医療(narrative-based medicine)」と呼んでいる[2]。

　斎藤清二が日本の医学雑誌『精神神経学雑誌』で物語にもとづく医療を定義する枠組みを提案したことは，医の知の国際性を強く印象づける[3]。斎藤は，物語にもとづく医療を定義する特徴として，次の4つを提案している。

1. 病は，患者の人生と「人生−世界」という大きな物語の1章として理解することができる。
2. 患者は，語り手であると同時に物語の主人公でもある。
3. 医学的仮説，理論，病態生理学は，社会的に構築された物語として見ることができ，いつでも複数の物語が同時に存在することができる。
4. 患者と臨床医の対話から新しい物語が生まれることがあり，この物語が病を治癒させる力を持つことがある。

　Launerや斎藤は，医師と患者の関係にとって，物語はどうでもよいものなどではなく，その基盤であることを教えてくれる。患者が医師のところに来て不調を訴えるときには，比喩的には「私の物語は破綻しているので，修正するのを手伝ってほしい」と願っているのだ。彼らの物語は，「数週間前から背中が痛くて仕事ができません。このままでは職を失うのではないかと心配です」，「数カ月前に息子が警察沙汰を起こしてから，吐き気と胃痛に悩まされています」などの表現で語られる。もちろん，仕事や家庭内の問題への不安や心配を前面に押し出してこないこともあるので，臨床医は物語の展開に注意して，これらの重要な事実を探り出さなければならない。

　Charonは，他者の物語や状態を認め，吸収し，解釈し，働きかける「物語能力(narrative competence)」について議論し，「医療を効果的に実践するにはこの能力が必要」だと主張している[4]。Tamblynらは，医師のコミュニケーション技術が不足している場合にどんなことが起こりうるかを調べた研究で，コミュニケーション技術(物語能力)の重要性を強調している。彼らは1993〜1996年にカナダ医療協議会の臨床技能試験を受けた3,424人の医師に対して医師になって2〜12年目まで追跡調査を行った結果，「医師国家試験で患者−

医師コミュニケーションと臨床診断の得点が低かった者は，医師になってから医療規制当局に苦情が寄せられる傾向がある」ことを明らかにした[5]。

2007年のTamblynらの研究についての論説で，Makoul and Curryは，「1960年代後半以降に行われたさまざまな研究で，効果的なコミュニケーションは，患者と医師の満足度の高さ，治療計画の遵守，医療判断の適切さ，良好な健康転帰，医療過誤の申し立ての少なさと関連づけられてきた」とコメントしている[6]。患者と医師の双方にこれだけ多くの潜在的利益があるプロセスは，たしかに勤勉な研究と実践に値する。

本章で考える状況は臨床面接だ。Cassellは，臨床面接こそ医師の「最初の，そして最も基本的な臨床スキル」であると言う(Cassell, p.148)。臨床面接が行われる場所は，医師の診察室，救急室，病院のベッドサイド，ナーシングホーム，患者の自宅などさまざまだ。しかし，どこで臨床面接を行うにしても，気をつける点は同じである。以下では，良医の臨床面接の方法をいくつか説明する。医師が診察室に入って患者と出会うところから始めよう。最初にするのは挨拶だ。

1 必ず患者の名前を呼んで挨拶しよう

名前は，その人にとって非常に重要なものである。臨床面接の間に，何度か患者の名前を呼ぼう。最初は患者と顔を合わせたときだ。「Jonesさん，おはようございます。Taylorです」。以前からの患者で，友人でもあるなら，「おはよう，Maryさん。会えて嬉しいよ」と言ってもよい。

患者を苗字で呼ぶか名前(ファーストネーム)[*1]で呼ぶかは，状況に応じて

[*1] 訳注：米国では相手をみなファーストネームで呼び合うと，我々日本人は単純に考えていないだろうか。監修者である私はこの項を読んで，自身の米国レジデンシー時代の話を思い出した。米国レジデンシーに入る前，実技試験に対する予備校に入った私は，そこで「患者は必ずラストネームで，Mr. あるいはMs. をつけるように」と教わった。だがその一方，当時私たち夫婦がお世話になっていた初老の婦人(私は彼女に英語を習っていた)は，無事試験を通ってレジデンシーを始める直前の私に「患者は必ずファーストネームで呼びなさい。その方がフレンドリーで喜ばれるから」と強く言い切った。どちらがいいのか，当時の私は戸惑ったものだ。本文を読んで，米国におけるこの呼び方の問題は我々日本人が思うほど単純ではないのだなと，改めて思った次第である。

決めなければならない．年若い患者では基本的に問題ないが，成人の患者は，なれなれしくファーストネームで呼ばれるのを不快に感じることがある．私は70歳代なので，ときどき医師や歯科医のお世話になる．正直なところ，自分の孫より少し年上ぐらいの若い看護師が診療室のドアを開け，診療録を見て，大きな声で「Robert」と私を呼ぶのは失礼だと感じる．私は学生に，患者は「Jones さん」，「Smith さん」と苗字で呼ぶようにすれば，絶対に気分を害することはないと教えている．患者の方から「苗字ではなくファーストネームで呼んでほしい」と言われたときだけ，ファーストネームで呼ぶようにすればよい．

　私自身は，患者を尊重する気持ちを表すために苗字で呼ぶようにしているが，医師や看護師が患者のことをよく知らないうちからファーストネームで呼んでしまうと，患者の気分を害するおそれがあるほかにどのようなリスクがあるかを考えてみよう．私には Harold Evan McKnight という友人がいる（もちろんこれは実名ではなく，少し変えてある）．家族と友人は皆，彼を呼ぶときにファーストネームの Harold ではなくミドルネームの Evan の方を使うので，電話口で「Harold さんは御在宅ですか」と尋ねられたら，自分のことをよく知らない人物からの迷惑電話だと判断して即座に切ってしまうのだそうだ．

2　病歴を聴取するときには椅子に座ろう

　自分の診療所の診察室でも病院でも，患者と話をするときに立ったままでいると余裕がなさそうに見える．どんなに時間が押しているときでも椅子に座って話をしよう．「この先生は，自分のところには形だけ顔を見せ，さっさとどこかに行ってしまう」などと患者に思わせてはいけない．Groopman は，ローラースケートでも履いているのかと思うくらい落ち着きのない医師たちは患者の話を平均18秒でさえぎるとして，こうした医師を「18秒医者（18-seconds doctor）」と呼んだ[7]．彼はまた，患者が完全に目覚めているときよりずっと短い時間で仕事が終わるからと言って午前2時に回診するホスピタリストの話も紹介している．

　医師が最初の100人の患者に対しては椅子に座って話をし，次の100人の患者に対しては立ったまま話をして，どのくらいの時間話していたか患者に推定してもらうという実験をしてみると，良い臨床試験になるのではないだろう

か。私は，座っている医師から病歴を聴取された患者は，立っている医師から病歴を聴取された患者よりもずっと長い間話していたと評価すると思うのだが，どうだろう。実験の際には，実際の訪問時間を何分何秒と記録しておくと，おそらく医師が立っていても座っていても臨床面接の時間は同じであることが分かると思う。

3 自分の名前と治療で果たす役割を知ってもらおう

今日では，自分の身元を明らかにすることが，これまでになく重要になっている。特に格式ばっていないレストランに行っても，「いらっしゃいませ。本日担当させていただく Karen です」などと挨拶される。医療現場では，さらに高い水準をめざすべきだ。患者を診る医師がかかりつけ医である場合や，病院の医師が白衣や背広を着ていたり，看護師がパリっとした制服を着てナースキャップをかぶっている場合には，患者が医療従事者の名前と役割を知るのは容易である。けれども，患者の周囲には大勢の医療従事者や学生がいて，その多くは何の役割をするのか区別できない服装をしているし，名札の文字は読めないほど小さい。だから患者(とその家族)には，自分が何者であり，患者のケアに重要な役割を果たすことを分かりやすく説明して，混乱を回避しよう。

患者に自己紹介をし，握手し，椅子に腰掛け，ヘルスケアの神殿における自分の役割を説明することは皆，Kahn が言うところの「エチケットにもとづく医療(etiquette-based medicine)」の一部である[8]。Kahn は，患者とその家族への敬意にもとづくサービス志向の考え方が大切だと主張している。われわれ臨床医がサービスの専門家から学べることについては第7章でお話しすることにして，以下では，エチケットにもとづく医療の実践法をもう少し紹介したい。

4 過不足なく目を合わせよう

過不足なく目を合わせることは，臨床コミュニケーションの鍵を握るスキルである。思慮深い医学生なら誰でも，患者としっかり目を合わせるべきだと言うだろう。けれども私は，ほどほどに目を合わせるべきだと言いたい。第一，目を合わせることは必ずしも良いことではないからだ。あなたが友人と会話を

しているときに，どのくらい目を合わせるか意識してみてほしい。おそらく一度に5秒ほどしか目を合わせていないはずだ。その後，しばらくほかのものや人を見てから，再び目を合わせる。5〜8秒以上も見つめ合うのはいささか奇妙だし，多くの人は怖がるだろう。

　逆に，患者とあなたの目が全然合わなかったとしたら，どうだろう？　相手と目を合わせたがらないことは注目すべき身体所見であり，説明する必要がある。目を合わせないのはどちらだろう？　あなたの方か？　もうコンピュータに入力を始めているのだろうか？　それとも患者の方か？　それは抑うつ，不安，恐怖，羞恥，怒りの現れではないか？　臨床面接の重要なところで（例えば，違法行為や性的接触について話しているところで）目が合わないのは，患者が嘘をついているからではないか？　もちろん，単に文化的に目を合わせないだけかもしれない。一部の文化圏では，相手の目を見ることは無作法で，脅迫的で，不敬の証拠とされている。

5　目線の高さの差が作り出す力関係に気をつけよう

　患者が座っているときに立っていたり，患者の椅子より座面の高い椅子に座ったりして，患者を見下ろすことがないように気をつけよう。私は以前，イタリアのメディカルスクールの口頭試験を見学したことがある。情景を思い浮かべてみてほしい。試験会場は階段教室で，座席には試験を見学しに来た学生が大勢座っている。教室の前方には長方形のテーブルが置かれている。テーブルの一辺の真ん中には，1人の教授が背の高い肘掛け椅子に座っている。その両隣の辺には助教授が1人ずつ，肘掛のない普通の椅子に座っている。教授の向かい側には，試験を受ける哀れな学生が1人，低い丸椅子に座っている。彼の目線は教授たちよりはるかに低い位置にあった。目線の高さを利用して力を誇示するあの情景は，私にとって忘れられないものになった。

6　臨床面接を始める言葉を決めよう

　私は，「今日はなんでこちらに来たのですか？（What brings you in today?）」という言葉で臨床面接を始めるのが好きだ。ときには交通手段を聞かれたと勘違いして「市バスで来ました」と返事をする患者もいるが，一般的には，「は

い」か「いいえ」では答えられない自由回答式の問いかけをすることで，患者の主訴をはっきりさせることができる。「どんな具合ですか？」を推奨する人もいるが，私がこれを試してみたところ，「悪いです」や「最低です」などの役に立たない返事が多かったので，すぐにやめてしまった。「どこが悪いようですか？」と聞けば，多くの人は「それを知りたくてここに来たのです」と答えるだろう。また，「今日はどうしましょうか？」と聞けば，多くの患者は「痛みを取ってください」と答えるだろう。結論としては，どのような言葉から始めるかは，あなた自身で決めればよい。

7 最良の情報は自由回答式の質問から得られる

　私には幼い孫が4人いるが，彼らから最も多くの情報が得られるのは「・・・はどうだい？」という形で質問をするときだということに気がついた。これは，患者に対しても良いアプローチだ。例えば，胸痛を訴える患者に「押されるような痛みですか？」と尋ねると，患者を誘導してしまうことになる。「どんな痛みか説明してください」と聞く方がずっといい。

　皆さんも，これは論理的で当たり前のやり方だと思うだろう。しかし，臨床面接で自由回答式の質問をすることは論理的だが，必ずしも当たり前ではない。

　われわれが焦っているときには，無意識のうちに診療時間を少し節約できると思って，「はい」か「いいえ」で答えられる質問をしがちである。また，電子カルテはわれわれに的を射た質問をするように促してくるし，すべての医師を「クイズ医者(Quiz-Doc)」にしたがっているように思われる。

　「クイズ医者」とは何か？　この言葉を作ったDr. Seuss[*2]は，82歳のときに出版した絵本の中で，自分が医者にかかったときの経験を独特のリズムで表現している[9]。「(クイズ医者は)質問を始める，ぎょっとするほど近いところから，あなたの体のいろんなパーツの具合はどうかと」

[*2] 訳注：医師ではなく「Dr. Seuss」というペンネームの絵本作家。

8 臨床面接には少しだけ即興を入れよう

　内科ローテーションを終えた医学生は，ときどき，臨床面接とはH&P（History taking and Physical examination：病歴聴取と身体診察）テンプレートの空欄を埋め，そのための質問に答えさせることだと思い込んでしまう。覚えておくべきアウトラインは，主訴，現病歴，既往歴，社会歴などだが，これらすべての要素と同じくらい重要なのは患者が語る物語だ。どれだけ情報量に富む物語を聞き出せるかは，患者との対話の中で与えられる手がかりに反応する医師の即興能力にかかっている。

　Haidetは，臨床面接における即興のコミュニケーションを「ジャズのプレーヤーどうしが音楽的に関係を結び，コミュニケーションをするための主要な手段」であるアドリブに喩える。こうした人間中心的な考え方は，典型的なH&Pテンプレートと対照をなすもので，当然，多くの経験と，ある程度の自信を必要とする。臨床対話を作曲として捉え，とりとめなく生まれてくる主題を追いかけることで，患者が抱えている問題をはるかに深く記録することが可能になる[10]。

9 熟練医は病歴聴取と身体診察をはっきり分けない

　良医が病歴を聴取するときには，患者の集中度，情態，不安の程度，肌の質と張り，全体として健康そうに見えるかも評価する。続いて，身体診察を用いて患者が訴える問題を明確にしたり，新たに加わった病歴について検討したりする。患者の物語をどんどん引き出していくことは，身体診察から患者の気をそらせるのに有用だ。経験の浅い臨床医は身体診察の際に無言になるが，無言は患者を知るための時間と機会を無駄にしてしまうだけでなく，何か心配なものが見つかったのではないかと患者を警戒させてしまう。

10 曖昧な主訴は「入場券」なのかもしれない

　診察室に入って何分もたってから，患者が診療所に来た本当の理由が，患者自身が看護師に告げていた理由とも，臨床面接の冒頭で語っていた理由とも違っていた，ということはないだろうか？　私の記憶に強く残っているのは，

漠然とした腹痛を訴えて私のところに数回来ていた若い女性だ。身体診察を繰り返し，さまざまな検査を行い，画像検査を行っても，生物学的異常は見つからなかった。けれども彼女が自分の物語を語りはじめたとき，ようやく状況が明らかになった。彼女には未就学児の子供が3人いた。夫は自動車整備工で，長時間働いている。仕事の後には同僚とソフトボールをしてリラックスし，寄り道してビールを飲んで帰ってくる。ほとんどの晩がこんな調子で，彼女は1人で子供たちに食事をさせ，風呂に入れて，寝かしつけている。彼女によると，腹痛はいつも夕方に増悪するということだった。実のところ，腹痛の原因は本人もよく分かっていた。彼女は寂しい「ソフトボール未亡人」だったのだ。

ここまで分かっていながら，彼女は診療所に来て腹痛を訴えたのだ。とはいえ，医師の顔を見た途端，「先生，私がここに来たのは，主人に不満があり，寂しく，腹を立てているからです。私は毎日家で子育てに追われているのに，主人は毎晩同僚と遊んでくるのです」とまくしたてる患者など，めったにいない。つまり，彼女の「腹痛」は，医師に助けを求めるための入場券になっていたのだ。ソフトボール未亡人が本当に求めていたのは，自分の辛さを語り，親身になって聞いてもらう機会だった。もちろん，本人にそこまでの自覚はないので，医師に何を求めているのか説明してくださいと言われたら，途方に暮れてしまっただろう。

問題の性質への当惑，愚かな患者だと思われるのではないかという心配，症状の意味への懸念，機能や命を失うことへの不安など，患者はさまざまな状況で「入場券」を利用する。

11 傾聴の技術を身につけよう

患者の話に意識を集中し，途中で遮ってはいけない。ただし，患者の生命が脅かされていて，話を聞く前に行動する必要があるような緊急事態は別である。通常の臨床面接では，患者とあなた自身の態度に注意を払おう。そして，患者の物語にじっくり耳を傾けよう。カウンセラーは，精神分析医 Theodore Reik が最初に用いたという「第三の耳で聞く」という言い方をする[11]。これは，話の単語やフレーズを聞くだけでなく，患者がものごとをどのように語り，何を語らず，どんな表情や身振りを見せたかにも敏感であれという意味だ

と思う。患者の物語に言外の意味がないか考えよう。あったとしたら，それこそが探索すべき道である。例えば，6週間前に漠然とした胸痛などの症状が始まったのだとしたら，その頃に何が起こったのだろう？　また，患者が質問に答えるときに態度が変わらなかっただろうか？　目を合わさなくなったり，視線を逸らしたり，少し緊張したように見えたりしなかっただろうか？

　第三の耳は，ときに「語られなかったこと」を聞くことがある。患者の話から，鍵となる家族や，過去の病や，重要なライフイベントが抜け落ちていないだろうか？　スペインのチェロ奏者 Pablo Casals は，「音楽において最も重要なものは音符に書かれていない部分だ」と語った。病歴で最も重要な打ち明け話は，言葉では表現されないのかもしれない。

12 「患者の話は注意して聞こう。診断を教えてくれるかもしれないから」

　患者の話をよく聞くことを勧めるこの格言は，Sir William Osler（1849〜1919）によるものだ。小説『レナードの朝』の著者として知られる英国生まれの米国の神経内科医 Oliver Sacks（1933〜2015）も，「重要な規則が1つだけある。常に患者の話を聞くことだ」と言っている（Brallier, p.211）。第4章で説明するシマウマの比喩と同様，傾聴に関するこのアフォリズムも医学教育の場で代々伝えられている。

　臨床医と患者は，正確に診断して有効な治療を行うという目標を共有している。このとき，医師にとっての最良のコンサルタントは患者自身だ。Low は『Singapore Medical Journal』で，次のような逸話を用いてこの点を説明している。「私が医師になったばかりの頃，食欲不振，嘔吐，脱水の見られる子供が入院してきた。毎日さまざまな検査をしたが原因は分からず，7日後にバリウム検査をオーダーしたところ，ようやく食道をふさいでいる『種』が見つかった。子供は最初から『大きい種を飲み込んじゃった』と言っていたのだが，誰も真面目に聞いておらず，この事故から一連の症状が始まったという物語を見落としていたのだ」[12)]

13 話すより聞こう

　米国の第 36 代大統領だった Lyndon Johnson（1908 〜 1973）は，「自分が話しているときには何も学ぶことができない」と言った．最高の臨床医が話す時間は，診察時間の半分よりもはるかに短い．

　もう何十年も前のことだが，問題行動のある 15 歳の少女の両親から「娘に話をしてほしい」と頼まれたことがある．両親は，娘がよそよそしくなり，自分たちや教師を軽んじ，危険な行動に走るようになったことを案じていた．そこで私は，自分が話をするべきかどうかは分からないが，お嬢さんから話を聞いてみたいと答えた．それから起きたことは，今でも驚くほど鮮明に思い出せる．念のために言っておくと，私は家庭医で，正式な精神療法の訓練は受けていない．けれども少女の両親は私を信用し，娘を精神科医に診せたという烙印（と彼らは思っていた）を押されることを望まなかったのだ．私は，少々気が進まなかったものの，「どうなるか見てみましょう」と言い，少女と会ってみることにした．

　それから私は，毎週 1 回診療所に来る少女と 30 分ずつ話をするようになった．実際には，ほとんど彼女が話していた．彼女は私に自分の人生や不安や心配事や未来の夢について語り，私は聞き役に徹した．そんなふうにして 2 カ月が過ぎた頃，少女と母親が，もうここに来る必要はなくなったように思うと言い，「先生がどれほど私たち家族を助けて下さったか，ご自身にはお分かりにならないと思います」と感謝の言葉をくれた．実際，若かりし日の私には，自分がどれだけ役に立てたのかよく分からなかったが，今はこのとき何が起きたのか，昔よりは理解できるようになった．

14 患者のライフイベントについて話し合うときには質問の仕方で答えの質が決まる

　今度は私が好きな話題を取り上げよう．それは頭痛だ．もう何十年も，私の臨床の専門分野は頭痛である．多くの一般医は，疼痛管理，青年のヘルスケア，マタニティケア，老年医学などの特別な関心分野を持っている．私の場合はそれが頭痛で，何年もかけて大勢の頭痛患者のデータを収集してきた．15 年前からは，5 週間に 1 度，メディカルスクールの 3 年生を対象とする頭痛

セミナーで教えている。

　片頭痛を含む頭痛の頻度と強さは，患者のライフイベントの影響を受けることがある。片頭痛持ちの人に聞いてみるといい。私は，直観と40年におよぶ臨床経験から，診療所に来た患者の主訴が頭痛で，それに付随する症状への言及がない場合には，患者の人生に重大なことが起きていると確信している。そのライフイベントが頭痛を悪化させているので，臨床医がストレッサーを特定できないかぎり，頭痛の根本原因を処置することはできない。こうしたストレッサーの例としては，失業，経済状態の悪化，離婚の危機，未成年の娘の妊娠，息子が起こした法律問題，配偶者による虐待などがある。

　そこでわれわれは診療所の外での生活について患者に尋ねることになるのだが，このとき臨床面接の技能が大きく影響してくる。私はセミナーで，「患者から最近の特記すべき出来事について聞き出すときには，どんなふうに質問すればよいだろうか？」と学生に聞いてみることがある。「あなたの生活で何か重大な問題がありましたか，と尋ねます」と言う学生がいたら，私は眉をひそめるだろう。そういう聞かれた方をしたら，患者は，実際にはストレスに押しつぶされそうになっていたとしても「いいえ」と答える可能性が高いからだ。触れられたくない話題からは逃げたいものだし，頭痛は気のせいだと片付けられたくもないからだ。

　こういう場合は，できるだけ自由回答式の質問をするとよい。上で説明したような状況なら，問題があってもいいのだと患者を安心させるような尋ね方をするのが理想的だ。私なら，「私たちは誰もが生きていく上で問題を抱えています。私自身がそうですし，あなたもそうでしょう。こうした問題が体の不調を悪化させることがあるのです。あなたの頭痛を悪化させている可能性のある出来事について教えてください」と言う。

15 患者が真実を言っていることを前提にしよう

　患者は真実を語っていて，本当にあなたの助けを必要としていると信じることから始めよう。患者が訴える痛みは気のせいだろうとか仮病を使っているのだろうなどの前提に立って診察を始めると，診断を間違えたり，もっと悪い結果を招いたりするおそれがあるからだ。とはいえ，仮病を使う患者はたしかにいる。ときに症状を誇張する患者もいる。障害を実際より重く見せようとする

患者もいる。たまに嘘をつく患者もいる。

　人身侵害（財産的損害に対比される身体的な被害）や，心的外傷後ストレス障害を含む精神医学的な病では，患者が疾患の結果として受ける二次的利得が大きいため，症状の誇張や仮病がよく見られる。症状の誇張や仮病は，軍隊や拘置所や刑務所でもよく見られる。私は，「動物を代理とする仮病（malingering by animal proxy）」に関する報告を読んだことがある。この論文では，ペットの飼い主が動物病院に健康なペットを連れてきてありもしない不調を訴え，自分が使用するための規制薬物を入手しようとした5つの事例が報告されていた[13]。

　数年前，私はテレビで次のようなVTRを見たのだが，皆さんは同じ番組を見なかっただろうか？　そのVTRでは，繁華街を走っていた市バスが小さな衝突事故を起こして停車したところ，バスにさっと乗り込んだ人が6人もいたのだ。この人たちはなぜ，事故の調査が終わるまで動けないバスに急いで乗り込んだのだろう？　事故の際にバスに乗っていて人身侵害を受けたと虚偽の訴えをするつもりだったのではないだろうか？　その場合，彼らを診察する医師にはなんと言うのだろうか？

　とはいえ，本物の仮病はめったにないので，患者の言うことは疑わない方がいい。患者を疑っているとコミュニケーションがうまくいかず，あなたの思考過程にもバイアスがかかり，不正確な診断や不適切な治療につながりかねないからだ。

16 医学用語は患者と医師で違う意味を持つことがある

　良医が患者に診断所見を告げるときには，全員が同じ意味で用語を使えるように気をつけている。私は，60歳の男性患者の高血圧を10年間も治療したが，最後まで「hypertension」が「不安」ではなく「血圧が高いこと」だと理解させることができなかった。

　患者の誤解を招いたり，不必要な心配をさせたりするおそれのある臨床用語や言い回しをご紹介しよう。

- 心不全（heart failure）：「不全（failure）」の意味は誰でも知っているから厄介だ。

- 腫瘤(mass)，腫瘍(tumor)：臨床医にとっては，塊があるというだけのことだ。腫瘤や腫瘍のすべてががんではない。
- 神経(nerve)：解剖学的構造物のことであり，「神経質(nervous)」なこととは関係ない。
- ショック(shock)：患者にとっては急性の情動反応のことであり，医師にとっては血圧低下と頻脈を特徴とする症候群である。
- 寛解(remission)：寛解と治癒は同じではない。
- 内科医(internist)：内科の専門医であり，「インターン(intern)」ではない。
- 医療の実践(practice)：われわれ医師は医療を「実践(practice)」するが，この言葉を「練習(practice)」という意味にとる人がいる。つまり，バスケットボールチームが試合に備えて練習をするように，医療の「練習」をしていると誤解しているのだ。「私を練習台にしないでください」と言う患者もいる。2005年，家庭医療という専門分野の英語の名称は「Family Practice」から「Family Medicine」へと変更された。「practice」が練習という意味にとられるおそれがあることも改称の一因だった。

17 患者の話に驚いた様子を見せないように気をつけよう

あなたの前に座っている白髪の上品な女性が，自分は静脈注射でドラッグを使用していると打ち明けてきた。昔から診ている患者が，子供時代に受けた性的虐待について語った。地元の名士に服役経験があった。医師であるあなたは，ときどきこうした意外な話を耳にするだろう。この点に関して，あなたは2つの義務を負っている。1つは患者の秘密を守ることだ。これは，人々がお互いのことをよく知っている小さなコミュニティーでは特に重要だ。もう1つは，ポーカーの大勝負をしているときのように，感情を一切出さずに患者の告白を受け入れることだ。批判的な気持ちを見せてはならない。ときには，「それはたいへんでしたね」などの言葉で共感を示すと，患者が打ち明け話をしやすくなるかもしれない。けれども一般的には，治療のために知っておく必要がある場合を除き，詳細を聞き出す必要はない。否認や非難の気配を示すと，患者の物語を聞く機会を失うおそれがある。

18 医師と患者の価値観や言語や文化が違っていることもある

　以前，私が英国人の同僚に，自分は家庭医学の専門医の「資格を持っている（certified）」と言ったとき，忍び笑いをされた。英国の医師にとって，この言葉は「精神疾患だと証明されている」ことを意味するからだ。

　私の患者には，どの言語の読み書きもできない人がいる。米国に来て初めて屋内トイレに出会う人もいる。大都市に暮らす学術医である私に，田舎の農場労働者や，国際的な企業家や，発展途上国から米国に来たばかりの移民の経験を本当に理解することなどできるだろうか？　この章の内容の大部分もそうだが，われわれはしばしば，患者と医師の双方が英語を母国語とし，共通の基本的生活経験を持ち（小学校に通ったことがあるなど），人気のスポーツとその比喩についてひととおりの知識を持ち，コンピュータをある程度使うことができ，旅行をしたことがあるなどの前提にもとづいて話をしている。

　言語や民族性の違いにより臨床コミュニケーションが困難になるとき，何が起こるか考えてみよう。Ferguson and Candib は，この点に関する臨床文献を精査して，「人種や民族性や言語が，医師と患者の関係の質に大きな影響を及ぼしていることを裏付ける証拠が得られた。マイノリティーの患者，特に英語が堪能でない患者は，医師から心のこもった対応をされたり，医師との間でラポールを確立したり，十分な情報を与えられたり，医療における意思決定に参加させてもらえることが少ない」と結論づけている[14]。医師と患者の関係を評価する指標が最適とは言えないものになってしまうのには，文化の影響もある。例えば，東南アジアから米国に移住してきたばかりの患者は，米国で生まれ育った人と違って医師を非常に尊敬しているため，医師にほとんど質問をせず，何を勧められても疑わない。とはいえ，医師と患者の間で意思の疎通ができず，患者に十分な情報が与えられず，医療における意思決定に患者が参加できない理由は，たいていの場合，映画『暴力脱獄』に登場する Paul Newman 演じる囚人と刑務所長の「われわれはコミュニケーションがとれていない」という会話に行き着く。

　臨床医は，ときどき患者の理解をチェックするとよい。自分が言ったことを患者に言い直させるのは良い方法だ。具体的には，「私たちがお互いのことを理解できるように，私があなたに言ったことをあなた自身の言葉で語ってください」などと言う。言語と文化を異にする患者については，自分が言った内容を理解しているか確認することは特に重要だ。

19 「分かりません」と言うことを恐れる必要はない

　臨床面接では，ときに「分かりません」という言葉が役に立つ。この後にはしばしば，「調べてみます」や「一緒に調べてみましょう」という言葉がくる。

　私は医師が「（少なくとも今は）分かりません」と言うことで，自分がなんでも知っているわけではないことと，適度に謙虚であることを患者に伝えられると思う。この言葉には，「私がなんでも知っているとは思わないでください。私も，世界中のどの医師も，すべてを知っているわけではないのです」という意味がある。このメッセージは，治療がうまくいかなかったときに決定的に重要になる。医療事故が起きたときには，知ったかぶりの傲慢そうな医師より，謙虚なところを見せた医師の方が，患者に許されやすいと思われるからだ。

　ただし，「分かりません」を頻発してはいけない。私の昔の知り合いに，分からないことは率直に分からないと言えと恩師に教えられてきた若い医師がいた。恩師からの教えを大切に胸に刻んだ彼は，小さな町で開業してから，毎日のように「分かりません」を連発したらしい。まもなく，小さな町の住人たちは，「私はJones先生のところには絶対に行かない。あの先生は何も知らないから」と言うようになった。

20 医師の隠語は使わないようにしよう

　医師がフラストレーションのはけ口として使う隠語のいくつかは，患者への敬意を欠いているからだ。けれども，私たちが日常の会話で隠語を使うべきでない理由はほかにもある。誰にも聞かれていないと思っていても，聞かれていたとしても隠語の意味は分からないだろうと思っていても，患者は医師どうしの会話をよく聞いているからだ。隠語を使った会話よりもっと始末が悪いのは，診療録に隠語を記入してしまうことだ。患者（あるいは患者の弁護士）が，いつかそれを読んでしまうかもしれない。退院した患者がすぐに再入院することを意味する「出戻り（bounce-back）」や，様子のおかしい子供を意味する「FLK（funny looking kid）」などの言葉には冷笑的なところがある。良医は，診療の際にそんな言葉を使わない。

21 患者が聞きたいことを聞けるように配慮しよう

　臨床医が「今日話し合っておくべきことが，何かほかにありませんか？」と聞かないうちは，診察は本当には終わらない。Heritage らによる興味深い研究では，この「何か」の言い方を調べている。その結果，相手が「ない」と返事をすることを前提とする「anything else」を使うのと，相手が「ある」と返事をすることを前提とする「something else」を使うのでは，微妙だが統計的に有意な差があることが明らかになった。「something else」の問いかけは，診療時間を延長することなく，患者の不安を残さないようにするのに役立っていたのだ[15]。

　どのような表現で質問するにしても，最後に聞きたいことがないか患者に確認することで，その物語にいくつかの段落を追加する機会を与えることができる。最後の促しによって引き出された言葉をいくつかご紹介しよう。

- 私の家族も同じ病気になるのでしょうか？
- 私はがんではないということですか？
- 仕事をする能力に影響は出ないでしょうか？
- この検査の費用はどのくらいですか？
- 診断はたしかですか？
- セカンドオピニオンをとるべきでしょうか？
- 自然によくなることはないのでしょうか？
- 同じ病気のほかの人たちはどうなりましたか？
- 先生は，この病気について誰かに報告する義務を負っているのですか？

22 臨床面接の内容を同僚に伝えるときには分かりやすく

　臨床対話の相手は患者だけではない。臨床面接の内容を同僚に伝える技術は，メディカルスクールで身につけるべきコミュニケーション技術である。私は医学生やレジデントと過ごす時間が長いが，上級生やレジデントが臨床面接の内容を報告するのに，「こちらの小さいすてきなレディーはお嬢さんとご一緒です。咳が出て，血糖値にもいろいろ問題があります」などという前置きを聞かされると，それだけで嫌になってしまう。そのレディーは30歳で，9歳

の娘を連れてきているのか？ それともレディーは75歳で，成人した娘に介護されているのか？ 咳はどのくらい続いているのか？ 激しい咳か？ 痰を伴うのか？ 血糖値は家でモニタリングしているのか，それとも診察室で検査しているのか？ そして「小さい」とは，小柄という意味か，それとも低身長症という意味か？ そもそも，どちらが咳をしていて，糖尿病なのかもよく分からない。母親の方か，娘の方か？

　報告はまだ病歴に入っていないが，私はたいていここで中断させる。患者を紹介する言葉は，できるだけ情報量のあるものにするべきだ。例えば，「患者は68歳の女性で，元教員です。長年2型糖尿病を患っていて，食事療法を行っています。1週間前からときどきやや激しい咳が出て，黄色い痰を伴うことがあります。間欠的に軽い発熱があり，家庭で測定した血糖値は220 mg/dLです」と報告してくれれば，どのような患者で，どんな現症があり，どのような臨床状況であるかが分かる。

23 臨床対話とコミュニケーションに関する知恵の言葉

- 沈黙は強力な武器である。[Sir William Osler. Silverman et al, p.29 にて引用]
  臨床面接の際に，しばらく何も言わずに「会話の真空」を作り出すことは，非常に有効な技術である。患者はしばしばその真空を埋めようとして，診断に役立つ重要なヒントを与えてくれる。

- 良い聞き手は，どこに行っても人気者であるだけでなく，やがて何かを知ることができる。[Meador, No.33]

- 病歴をうまくとれない医師は，まずい治療をするおそれがある。病歴をうまく言えない患者は，まずい治療を受けるおそれがある。[米国の医師 Paul Dudley White(1886～1973)[16]]
  こんな2人が臨床の現場で出会えば，困ったことが起こるだろう。そうした状況は，患者が混乱していて，医師が焦っている救急室などで起こりうる。患者の治療にあたる際にこのことに気づいたら，一息ついて最初からやり直し，正しく病歴を聞き出そう。

- 昨今では，人間より病歴の方が重いことが多い。[Martin H. Fischer(1879～1962). Strauss, p.216 にて引用]

> Fischer がここで言っている「病歴」とは診療録のことだ。当時の診療録はときにぶ厚いファイル数冊分になり，診療所内や病院内ではショッピングカートに乗せて運んでいた。今日では紙の診療録は時代遅れになりつつあるが，うんざりするほど量が多い点では電子カルテも同じである。

- 病歴聴取はきわめて洗練された臨床手法であり，徹底的な調査を可能にする研究技術である。観察対象が語ってくれる科学研究手法など，ほかにほとんどない。[米国の医学教授 Alvan R. Feinstein(1926〜2001)[17]]
  > ところで，患者の病歴を聞き出すことは研究技術なのだろうか，それとも患者に自分の物語を語らせる機会を提供することなのだろうか？

- 患者が自分の病について床屋や美容師に語ることと医師に語ることの違いは，新聞記事と歴史書の1章の違いに等しい。[米国の家庭医 Gayle G. Stephens[18]]
  > 社説のページを除き，新聞は「事実だけ」を載せるものだ。医師が患者から聞き出す病歴は，もっと豊かな物語でなければならない。

- 病歴聴取は，その豊かさゆえに，臨床医学にとって特に重要な時間になっている。[米国の医師 Eric J. Cassell(1928). Cassell, p.148]

- ヘルスケアにおいて最も大切な能力は，知的コミュニケーション能力ということになるだろう。[英国の公衆衛生・疫学教授 R.J. Lilford[19]]

参考文献

1. Berger J. *A Fortunate Man: The Story of a Country Doctor*. New York: Random House; 1967;77.
2. Launer J. Narrative-based medicine: a passing fad or a giant leap for general practice? *Br J Gen Pract*. 2003;53(487):91–92.
3. Saito S. Narrative-based medicine and clinical knowledge. *Seishin Shinkeigaku Zasshi*. 2006;108(2):176–181.
4. Charon R. The patient–physician relationship. Narrative medicine: a model for empathy, reflection, profession, and trust. *JAMA*. 2001;286:1897–1902.
5. Tamblyn R, Abrahamowicz M, Dauphinee D. Physician scores on a national clinical skills examination as predictors of complaints to medical regulatory authorities. *JAMA*. 2007;298:993–1001.
6. Makoul G, Curry RH. The value of assessing and addressing communication skills. *JAMA*. 2007;298(9):1057–1059.
7. Groopman J. *How Doctors Think*. New York: Houghton-Mifflin; 2007.
8. Kahn MW. Etiquette-based medicine. *N Engl J Med*. 2008;359(19):1988–1989.
9. Seuss D. *You're Only Old Once*. New York: Random House; 1986.

10. Haidet P. Jazz and the art of medicine: improvisation in the medical encounter. *Ann Fam Med*. 2007; 5:164–169.
11. Reik T. *Listening with the Third Ear: The Inner Experience of a Psychoanalyst*. New York: Farrar, Straus and Giroux; 1983.
12. Low CH. Reflection for young doctors and doctors of tomorrow. *Singapore Med J*. 1998;39(12): 535–536.
13. LeBourgeois HS, Foreman TA, Thompson JW Jr. Novel cases: malingering by animal proxy. *J Am Acad Psychiatry Law*. 2003;31:394–395.
14. Ferguson WJ, Candib LM. Culture, language and the doctorpatient relationship. *Fam Med*. 2002; 34(5):353–361.
15. Heritage J, Robinson JD, Elliott MN, Beckett M, Wilkes M. Reducing patients' unmet concerns in primary care; the difference one word can make. *J Gen Intern Med*. 2007;22:1429–1433.
16. White PD. Introduction. *Clues in the Diagnosis and Treatment of Heart Disease*. 2nd ed. Springfield, IL: Charles C. Thomas; 1956.
17. Feinstein AR. *Clinical Judgment*. Baltimore: Williams and Wilkins; 1967.
18. Stephens GG. A family doctor's rules for clinical conversations. *J Am Board of Fam Pract*. 1994; 7(2):179–181.
19. Lilford RJ. Medical practice-what next? *J R Soc Med*. 2001;94:560–565.

第4章
臨床診断の技術

> 医師が正しい診断を下すためには，小さな違いを素早く的確に認識し，評価する能力が必要である．よい目と，よい耳と，感覚器官からの印象をすぐに覚え，いつでも思い出すことのできる記憶力と，理論を組み立て，切れた鎖をつなぎ合わせ，もつれた手がかりを解きほぐすことのできる想像力は，優秀な診断医の商売道具だ．
> 〔英国の医師・教育者 Joseph Bell(1837〜1911). Strauss, p.96 にて引用〕

　最近，病院のカフェテリアで数人の同僚と昼食をとっていたときに，医学生の教育の話になった．ある内科医は，ここは大学の教育病院なのに，入院時の記録や身体診察の記録に直腸診に関する記載がほとんどないのは問題だと憤慨していた．すると外科医が，今は臨床検査と画像にもとづいて診断を行う時代なのだから，身体診察はもはや重要ではないと言い切った．私は外科医の発言にまったく同意できなかった．俗物たちから冷笑されても，私は，最良の医師たちはまだ身体診察により正確に診断する技能を持っていると信じている．
　本章では，診断に関する助言と手法を紹介する．私はここで，病歴や，身体診察や，臨床検査や，画像診断や，すべての所見を慎重に考慮することで見えてくる結論についてお話ししたい．最初に，上で紹介した引用に注目してほしい．この引用の背景にはどんな物語があるのだろうか？　Bell とは誰なのだろう？　出典は，19世紀末にエジンバラ大学メディカルスクールで講師をしていた Joseph Bell が医学生に行っていた講義である．医学史における Bell の生涯は，ある事実を除けば，すっかり忘れ去られている．彼は，人間を観察してその職業などを推測するのが好きで(その推測はよく当たった)，「初歩的(elementary)」という言葉を好んで用いていたという．王立エジンバラ病院で働いていた若き医師 Arthur Conan Doyle は，1877年にここで Bell に出会

い，彼をモデルに小説の主人公シャーロック・ホームズを作り上げた*¹。

　Bell も Doyle もあなたも私も，医学探偵とも言える診断医だ。われわれの仕事は，患者と初めて接触するときに始まる。最初の接触は，患者から電話がかかってきたとき，電子メールを受け取ったとき，あるいは，診察室のドアを開けて患者と顔を合わせたときかもしれない。その瞬間から，患者とわれわれは診断の探索にのりだす。診断はしばしば不確かで，時間とともに変化していく。本章の目的は，この作業にあたる医師を補助することにある。私はここで，役に立つ助言，診断のパール，疾患に特徴的な所見，警戒するべき「赤旗（red flag）」，臨床に役立つアフォリズムなどを，できるだけ出典を明記して紹介したい。どの項目についても，すべてを記すことはせずに，あなたが自分で事例を探すきっかけになる程度だけ紹介する。

　前置きはこのくらいにして，早速，臨床診断の技術の具体例を見ていこう。

1　診断プロセスは患者が医師に助けを求めようと決心することから始まる

　患者がどのような理由で医師に助けを求めようと決心するに至ったかは，一般に，患者が感じている不安の大きさの指標となるだけでなく，診断の助けになることもある。Green らは，患者がヘルスケアを受けようと決心するタイミングと実際に選択したケアについて調査を行い，コミュニティーにおける「医療の生態学（ecology of medical care）」を検証した[1]。研究チームが1カ月間観察した1,000人の対象者のうち，800人に何らかの症状があり，そのうちの327人が医療を受けることを考え，217人が実際に診療所を訪れ，そのうちの約半数にあたる113人がプライマリケア医にかかった。注目すべきは，65人が補完代替医療を受けたことだ。

　実際に医療を受けた人々について，プロのケアと家庭でのケアのどちらかを選ぶ決め手になったのは，どんな要因だったのだろう？　通常医療と代替医療のどちらかを選ぶ決め手になったのはなんだったのだろう？　診療所に行くか病院の救急室に行くかを選ぶ決め手になったのは？　例えば，咳が出て，発熱

---

*¹ 訳注：シャーロック・ホームズには「Elementary, my dear Watson（初歩的なことだよ，ワトソン君）」という有名な決め台詞がある。

を繰り返している人は，医師に診てもらうかもしれない。同じ症状の隣人は，これを風邪の始まりだと考えて，咳止めシロップとアスピリンで治療するかもしれない。最終的には，2人の転帰はあまり変わらないかもしれない。これらの「生態学的」決定は，医療チームが関与する前に行われるもので，一般市民の医学的知識の範囲，症状や医療システムに関する過去の経験，患者が感じる問題の深刻さ，家族や友人からの助言など，個人的・家族的な要因が基礎にある。

2 患者が診療所に来たときの状況からも診断の手がかりは得られる

　今日の受診には何か背景がないだろうか？　ときに，患者が診療所に来たときの状況そのものが手がかりになることがある。良医はこんなふうに考える。この患者はなぜ先週ではなく今日来たのだろう？　来週まで様子を見て，症状が自然によくなるのを待たなかったのはなぜだろう？　なぜ，ほかの専門医のところに行かずに，自分のところに来たのだろう？　患者が1人で受診していて，配偶者や子供が付き添っていないとしたら，そのことは重要だろうか？　患者が配偶者に一緒に診察室に入るように頼んでいたとしたら，その人物の存在には意味があるのだろうか？　例えば，虐待をしている人は，虐待されている人を自分の目の届かないところに行かせたがらないことが多い。患者は今日の問題の意味をひどく心配していないだろうか？　その心配は，患者がまだ口にしていない心配事があることを示していないだろうか？　受診パターンの変化（いつもより頻繁に来る，曜日や時間帯が変わった，交通手段が変わったなど）には，診断にかかわる重要な意味がないだろうか？

　例えば，ある男性患者は，だいたい3カ月に一度のペースで，夕方に奥さんに付き添われて血圧チェックに来ていた。ところがある日，彼は午前中の早い時間に予約を入れ，1人で受診した。看護師が記録した主な訴えは「高血圧治療薬のチェック」になっていたが，受診理由を再確認したところ，以前から日中にめまい発作があり，最近，その頻度が増えていると打ち明けた。男性は運送トラックの運転手だった。彼は血圧の高さを心配していて，実際，血圧は高かったのだが，そのとき私に求めていたのは，めまいの治療（「めまいを止めるものが欲しいのです」と彼は言った）と，秘密を守ることだった。彼は，妻がこのことを知ったら会社に電話をして自分に運転させないように頼んでしま

うだろう(たしかにその可能性はある)、そうしたら自分は解雇されてしまうかもしれない、解雇までいかなくても、めまいが治るまで運転を禁止されるかもしれないと心配していたのだ。

3 目先のきく診断医は身体診察の一環として患者の動作をさりげなく観察している

　患者が長い廊下を歩くところを医師が見ることはどのくらいあるだろう？　たしかに、患者がきびきびと歩いているか、ほんの数歩で息切れしているように見えるかは重要だ。引きずり歩行や有痛性歩行や不安定歩行が見られないだろうか？　よく運動する若者なら、歩行を手がかりにアキレス腱炎や腸脛靭帯摩擦症候群を発見できる。

　患者が狭い診察室に入ってしまうと、歩行の異常を適切に評価するのは難しいが、手がかりになる徴候は歩行だけではない。ボディーランゲージは重要な手がかりになる。あなたが診察室に入るときに患者は明るく反応するだろうか？　元気のない様子で椅子に腰掛け、背中を丸めてうなだれているなら、抑うつ状態かもしれない。どのように診察台に上がるかも観察しよう。脱力はないか、痛みはどうか、どこかをかばっていないだろうか？

4 患者に挨拶するときには握手をしよう

　欧米では、ほとんどの患者が医師と握手をするのを好む。415人の患者を対象にしたMakoulらの研究によると、78.1％の患者が医師に握手をしてほしがっているという[2]。Davisらの同様の研究では、「患者は医師に、握手(61％±7％)、家族への挨拶(69％±7％)、医師として話すなどの形で、ある程度の礼儀を示すことを求めている」と結論づけた[3]。もちろん、別の感じ方をする患者もいるので、医師は患者とのやりとりから手がかりをつかむように気をつけなければならない。けれども基本的には、医師と患者が出会うときには最初に挨拶しながら握手をするのが良いようだ。

　握手は、患者との出会いを歓迎する社会的身振りであるだけでなく、診断の助けになることもある。握手から分かる可能性のある疾患の例を以下に示す。ほかにも何かないか、考えてみてほしい。

- 手掌にある腱のデュピュイトラン拘縮：ケルト系かバイキングの子孫に多く，男性は女性より 10 年早く発症する[4]。
- 不安：手掌の発汗として現れる。
- 甲状腺機能亢進症あるいは発熱：手掌が非常に温かい。
- パーキンソニズム：患者があなたに向かって手を伸ばそうとしたときに企図振戦が起こる。
- 関節リウマチ：手に特徴的な変形が見られる。強く握ってはいけない。
- 舞踏病：いくつかの種類がある。
- 下垂手を伴う橈骨神経麻痺：「土曜の夜麻痺（Saturday night palsy）」[*2] あるいは鉛中毒が原因かもしれない[5]。

5 受診の本当の目的は何か考えよう

　田舎での 14 年にわたる開業医生活を経て 1978 年に新米の学術医となった私は，研究への意欲に燃えて，同じくらい経験の浅い同僚を集めて研究チームを作った。われわれは，医師と患者の出会いにおいて，患者が医師のところに来た「主な目的」についての認識が一致しているかを調べるという素朴な研究にのりだしたが，研究手法は洗練されていなかったし，資金も乏しかった。

　われわれは，200 回の診療の後に，患者と医師のそれぞれに対して聞き取り調査を行った。その結果，患者が主な受診目的だと言った「心配事」を医師が誤解しているケースがかなりあることが明らかになった。医師の方では，患者の主な受診目的は症状を取り除くことだと考えていたのに対して，患者のいちばんの望みは，症状がどの程度重大なのかを理解することだったのだ。つまり，患者の方では頭痛やめまいの原因を知りたがっていたのに，医師の方では，患者が頭痛やめまいを治すことをいちばんに望んでいると思っていたのだ[6]。

　以下に例を挙げるように，患者が医師のところに来た本当の目的を知ることが臨床的にも重要になることがある。

[*2] 訳注：公園のベンチなどで腕を枕にして寝たり，恋人に腕枕をして寝たことにより生じる。

- 48歳の郵便局員の女性：仕事に関連した姿勢性腰痛がある。彼女は少しおどおどしながら，多発性骨髄腫で死去した自分の母親は死の数カ月前からひどく苦しんでいたが，自分の腰痛は多発性骨髄腫の初期の徴候なのではないかと不安なのだと打ち明けた。
- 42歳の男性：高血圧の治療を求めてきた新患だが，「本当の目的」は，激しいバスケットボールを続けられるように薬物療法により高血圧をコントロールすることにあった。彼の本当の目的を知ることは降圧薬の選択に役立った。
- 16歳の女子高校生：数カ月前から運動後に関節痛と疲労があるという。一連の高額な検査を行ったが原因は分からなかった。彼女の本当の目的は体育の授業を休むことだった。ボディイメージのせいで体育の授業が嫌だったからである。

6 良医はほかの医師の診断を鵜呑みにしない

　腸チフスと発疹チフスを最初に区別したとされている英国の医師 William Jenner(1815〜1898)は，「自分のかかりつけ医はこう言っていたという患者の言葉を信じてはいけない」と言ったという(Brallier, p.213)。良き診断医であるためには，患者の物語と身体診察データを自分で収集し，必要な調査をし，独自の結論にたどり着かなければならない。あなたより前に患者を診た医師の診断が間違っていると考える理由はたくさんあるが，なによりも重要なのは，あなたの方が後に患者を診ているという事実である。状況は変わるものだ。腫瘍は大きくなり，血液検査の結果は変化する。あなたより前に患者を診た医師は，あなたとは違った物語を導き出しただろう。異なる時期に聞き出された2つの物語がまったく同じになることはない。それを聞くのが別々の医師である場合には，なおさらだ。前の臨床医は，あなたとは違った診断手技を用いたのかもしれないし，何も用いなかったのかもしれない。

　次にお話しするのは，私の同僚の医師が実際に経験したことだ。長い休暇を終えて久しぶりに仕事に戻った同僚は，自分がいつも診ていた患者が，繰り返し起こる腹痛と下痢を訴えて3回も来院していたことを知った。この患者は42歳の既婚女性で，3人の子供がいる。彼女を診たレジデントは過敏性腸症候群と診断し，患者は処方された薬を飲んでいたが，あまりよくなっていなかった。今回の腹痛を初めて診ることになった同僚が，生活の中で一連の症状

と関連がありそうなことが起こらなかったかと患者に尋ねると，彼女は泣き出し，夫が失業して自宅の売却を迫られていると打ち明けた。患者はこの事実をレジデントに言っただろうか？　言わなかった。彼女は経済的苦境に立たされていることを恥じ，よく知らない若い医師にそんな個人的な問題を打ち明ける気になれなかったからだ。新米医師に腹痛は気のせいだと思われたくないという気持ちもあった。同僚がレジデントの診断を鵜呑みにしていたら，間違った方向に進み続けていただろう。われわれ医師は，新しい問題に出会うたびに先入観なく考え，診断への道を自分でたどらなければならない。それは，診療録に書いてある内容とは一致しないかもしれない。

7　バイタルサインに注意しよう

　生命の維持に「欠かすことのできない(vital)」身体機能のうち，容易に測定できるものは「バイタルサイン(vital sign)」と呼ばれる。患者の血圧，脈拍，体重は常に測定し，主訴によっては体温と呼吸数も測定しよう。

　次のような症例を考えてみよう。患者は60歳の肥満の男性で，睡眠中に息苦しくなって目が覚めることがあると訴えて数回受診している。彼の妻もそのエピソードを確認していて，日中に疲れているように見えることが多いと語った。仮診断は睡眠時無呼吸で，経験的治療が開始され，睡眠検査の予定が組まれた。

　けれども医師は，8週間ほどの間にこの患者が3回受診したときに，診療所で測定した脈拍がいつも早く，短期間に体重が6 kgも増えたことを見落としていた。医師が患者のバイタルサインに注意していたら心不全の診断を考え，夜間の呼吸困難のエピソードについては発作性夜間呼吸困難を疑い，起坐呼吸について尋ね，足の浮腫をよく調べ，心エコー図もとっていたかもしれない。心不全の治療がうまくいけば，その後，患者が肺水腫のエピソードにより自宅から救急車で病院に搬送され，数日間ICUに入ることもなかったかもしれない。

8　痛みのある部位は必ず診察しよう

　そんなのは基本中の基本だと思われるかもしれないが，忠告しておかなければならないと思う。私が特に興味を持っている頭痛に関して，1つ気づいたことがある。片頭痛などの頭痛を訴える患者を治療するときに，ほとんどの医師

が頭部を診察しないのだ！　医師は患者の耳と目と鼻とのどをチェックし，眼底を見て，頸動脈雑音を聞き，一般的な神経学的診察を行う。けれども頭部は診察しない。一部の患者はこのことに気づくが，声に出して指摘することはない。米国の脳神経外科医 Harvey Cushing は 1928 年に，「人間にはどうにも弱いところがあって，神経学的診察の定石において，頭蓋の聴診は無視されがちであるようだ」と述べている。Cushing はさらに，頭蓋内雑音と声帯共鳴音の原因について考察している (Birnholz, p.33)。

9 診断に役立つ身体診察技術を活用しよう

若い臨床医のように臨床検査や画像に依存していない年長の名医は，診断に役立つ身体診察技術を持っている。こうした「時代遅れ」の教育者に身体診察の技術を学ぶ幸運に恵まれた人は，次のようなことを学んでいる。

- 甲状腺機能亢進症の疑いがある患者には，振戦がはっきり現れるように，腕と手を前に伸ばしてもらい，それぞれの手の甲の上に紙を 1 枚置いてみるとよい。振戦がある場合，紙は風に吹かれているようにはためく。
- 腹部を診察するときには患者の目を見よう。軽い非特異性の痛みがある人は診察中に目を閉じることが多い。これに対して，より深刻な腹部疾患がある人は，触診により痛みが増悪するのを恐れて目を見開いていることが多い[7]。
- 膝蓋腱反射を誘発しようとして，膝関節の骨を打たないようにしよう。あなたが右利きなら，左手の人差し指と中指を (患者の) 膝蓋腱の上に置いて，その置いた指をハンマーなどでたたこう。
- 膝蓋腱反射やアキレス腱反射などの深部腱反射を誘発することができなければ，両手の指を曲げて組み合わせ，外側に向かって思いきり引っ張ってもらおう。この動作は反射の抑制を小さくし，深部腱反射を示すだけのニューロンを動員できるかもしれない。
- 音叉は「田舎の骨スキャン」だ。私はこれをイラク帰りの軍医から教えてもらい，文献を探すと，アーカンソー州フォート・リチャードソンで Lesho が行った研究が見つかった。彼は，脛骨疲労骨折が疑われる所見のある患者 52 人に対して，128 Hz の音叉を脛骨の前面に当て，脛の痛みの増悪や再現があった場合を陽性とした。それからすべての患者に骨スキャンを行ったと

ころ，音叉試験の感度は 75％で，特異度は 67％だった．陽性適中度は 77％，陰性適中度は 63％だった．Lesho は，この感度では音叉検査の結果が陰性だからといって疲労骨折の可能性を除外することはできないが，状況によっては，結果が陽性であるなら脛骨疲労骨折の治療を始めてよいかもしれないと結論づけている[8]．

- 音叉が間に合わせの骨スキャンになるとしたら，携帯電話は（ピンチのときには）音叉の代わりになる．携帯電話をバイブレーションモードにして，音叉を当てるように骨のあるところに当てればよい．
- 末梢血管疾患の診断に重要な足背動脈拍動は発見するのが難しく，健康な若者の 2〜3％には存在しない[9]．足背動脈が内果および外果とだいたい正三角形を作っていることを考えると，その位置を知ることができる．もちろん，足背動脈を見つけられなかったら，その名が示すとおりの場所にある後脛骨動脈を調べればよい．

10 経験豊富な医師から伝えられる「クリニカル・パール」は役に立つことがある

クリニカル・パールは医学の民間伝承だ．これらはしばしば，病院の廊下やコーヒーラウンジで，年配の医師から新米の医師へと声をひそめて伝えられてきた．Hippocrates は，「睡眠も用心も過ぎれば病のもとになる」（Strauss, p.551）などの時代を超越したパールを残した．中世ペルシャの医師 Avicenna は，「麻疹の発疹は通常一度に現れるが，天然痘の発疹は 1 個ずつ現れる」（Strauss, p.560）と記している．

Mangrulkar らは，こうしたメディカル・パールを詳細に分析し，エビデンスにもとづく医療との関係について考察した[10]．その論文は，脳卒中と思われる患者の治療にあたる年配の臨床医が，レジデントや学生たちに「脳卒中に見える患者は，50％のブドウ糖液を 50 mL 投与した後で初めて脳卒中と診断できる」と教えるところから始まっている．賢明な臨床医は，脳卒中と診断する前に，重症の低血糖症など代謝性の原因を考える．低血糖症であればブドウ糖高張液の静脈内注射に劇的に反応する．原因が低血糖症でなかったとしても，この手技が害をなす可能性は低い．続いて Mangrulkar らは，良いクリニカル・パールの特徴について考察し，(1) ほかの患者にも一般化できる情報であ

ること，(2)「情報に信用性を付与する」ような立派な教師の言葉であること，(3)常識になっていない情報であること(常識であればパールではなくガラスのビーズだ)，(4)容易に思い出せる印象的な言い回しであること，を挙げている。

若いうちから，自分だけのクリニカル・パールを集めはじめよう。以下に私が集めたパールの例をいくつか挙げる。最近の文献にエビデンスがあるときには，それも示す。

- 50歳以上の患者について多発性硬化症だと思ったら，ほかの診断の可能性を真剣に考えなければならない。
  これもMangrulkarらの論文からのパールだ。50歳以上で多発性硬化症を発症する患者は非常にまれで，もしかすると「いないかもしれない」[10]。

- 12歳以下の子供の鼻ポリープは，嚢胞性線維症(cystic fibrosis)の診断へのヒントかもしれない。
  その場合，家族歴を徹底的に聴取し，汗の塩化物濃度の検査を考慮する[11]。

- 子供時代の乗り物酔いは，成人してからの片頭痛の前触れとなりうる。
  私は，「子供の頃に乗り物酔いをしませんでしたか？」と尋ねて，多くの片頭痛持ちの成人を驚かせてきた。彼らはしばしば「どうしてそれをご存知で？」と答えた。実際，片頭痛患者全体の約50％に乗り物酔いがあり，成人後に頭痛が始まった患者を含め，子供時代に乗り物酔いがあった患者の割合は，これより低くはないと思われる[12]。

- 患者が胸骨に拳を押し付けながら胸の痛みを訴えるときには，まず狭心症を疑う。
  このジェスチャーは「Levineサイン」と呼ばれ，重要なクリニカル・パールになっている(Birnholz, p.39)。Marcusらは，このパールを裏付けるエビデンスを求めて，Levineサインが狭心症の診断にどれほど役立つかを調べた[13]。その結果，胸の痛みを訴える患者の11％がこのジェスチャーをし，特異度は78〜86％であったが，陽性適中率は55％を超えるものではなかった。

- 急性心外膜炎の患者は，前傾姿勢をとると痛みが和らぐ。
  昔から尊重されてきたこのパールについては，Goyle and Wallingによるレビュー論文でも，「合併症のない心外膜炎の患者には左肩に放散する胸膜性の胸痛があり，前傾姿勢をとることで軽快することがある」とされている[14]。

- 発作性心房細動があったら，その基礎に甲状腺機能亢進症がないか，検索を始めなければならない。
  > Reveno(p.34)によるこのパールは，心房細動の治療可能な原因を強調するものだ。

- 胃がん患者は肉を好まなくなる。
  > 私はメディカルスクール時代にこのパールを知り，のちにBirnholzの『臨床診断パール』(p.54)に収録されているのを発見したが，誰が言ったのかは明記されていなかった。PubMedで検索しても，これに関連した論文を見つけることはできなかった。本書にこのパールを掲載するのは，裏付けになったり否定したりするエビデンスを探すためだ。なお，ウィルヒョウ結節（腫大した左鎖骨上リンパ節）の存在は胃がんの可能性を示唆するというパールもある(Ellerin and Diaz, p.99)。

- 患者が空腹を感じているなら，急性虫垂炎の診断には疑問符がつく。
  > 虫垂炎患者は通常，食欲を失う。このパールについては文献がある。Gonclavesらは，急性虫垂炎の手術を受けた267人の患者を対象とする調査で，その86%が食欲不振になったことを明らかにした[15]。

- 振戦から始まるパーキンソニズムは，硬直や運動減少から始まるものに比べて進行が緩徐である。
  > Suchowerskyらは，エビデンスにもとづくメタ分析で，「最初の症状が振戦であった患者では，疾患の進行は緩徐で，レボドパ療法に反応する期間が長続きするかもしれない」と結論づけている[16]。

- 精索静脈瘤の圧倒的多数は左にできる。これは，体内で最も長い静脈の1つである左の精巣静脈の解剖学的構造のせいである。
  > 精索静脈瘤患者の約3分の1では両側性の異常がみられる。右側のみの精索静脈瘤では，下大静脈を閉塞させる腫瘍性病変を疑わなければならない[17]。

- 急性関節炎の若者にはサルコイドーシスがあるかもしれない。
  > 若者の関節炎はめずらしく，Nadeemによるこのパールは，その原因の1つを強調するものだ[18]。

- アジソン病の患者はしばしば精神神経症があると誤って疑われてしまう。
  > このパールの出処は，Revenoの『医学の格言』(p.94)だ。第35代米国大統領のJohn F. Kennedyには，ホワイトハウス時代にコルチコステロイドでアジソン病の治療を受けていたという興味深い歴史的事実がある。

- 腰部脊柱管狭窄症の痛みは脊椎の前屈により軽快するため，患者が階段を上るときに躯幹を曲げても痛みが増すことはなく，むしろ軽快することさえある。
  > この現象は，血管性跛行のある患者が階段を上るときに痛みを感じるのとは対照的だ[19]。

- パーキンソン病患者は歩くより自転車に乗る方が楽である。
  > この神経学的トリビアの出典は Bloomfield and Chandler (p.129) だ。私の患者で検証する機会がまだなく，ほかの文献でも確認できていないが，パーキンソニズムに特徴的な歩行異常を考えると，正しいように思われる。

- 幻聴は精神病に由来すると考えられ，幻覚は薬物やその他の化学物質に起因している傾向がある。[Meador, No.157]

- 出産間近の女性の臍が平らになったり突出したりせず引っ込んだように見えるときには，胎児が後頭後位になっている可能性を考えよ。
  > 私はこのパールを臨床カンファレンスで聞いた。文献の引用は見つからなかったが，きわめて理にかなっているように思われる。

- 最近海外旅行をした人が発熱している場合にはマラリアの可能性がある。どんなに短期間でもマラリアが多発する地域を訪れなかったか尋ねること。それから脾臓の腫大，血小板減少，高ビリルビン血症を検索せよ[20]。
  > 日々世界が小さくなってゆく今日，熱帯病は外国だけのものではない。

11 クリニカル・パールに紛れ込んでいる「偽パール」に気をつけよう

　一見，叡智の結晶のように見えるが，今日のエビデンスにもとづく医療の観点から検証すると真実とは言い難い「偽パール」もある。以下に挙げるのは「偽パール」の例である。

- 夜間痛は重病のサインである。
  > Harding らは，1994 年に米国医療政策研究所が発表したガイドラインの「多くの疾患において，夜間痛は赤旗（危険のサイン）になる」という項目を検証するため，482 人の背部痛患者について調べた。その結果，夜間痛があった 213 人のうち 90 人に毎晩痛みがあったが，深刻な病状の患者は 1 人もいなかった。研究

チームは,「夜間痛は患者にとっては重大で辛い症状だが,今回の結果は,背部痛トリアージクリニックが夜間痛の存在自体を深刻な脊髄病変の診断指標とすることに対して,その特異度に疑問を投げかけるものである」と結論づけている[21]。

- 悪性貧血にはビタミン B_{12} の注射を継続する必要がある。
  経口投与による悪性貧血の治療には注射と同じ効果があることが分かっている[22]。

- 急性の腹痛のある患者に麻薬を投与すると,診断の確定が困難になるおそれがある。
  腹痛の患者への麻薬性鎮痛薬の使用についての研究により,痛みを軽減することは診断の妨げにならないだけでなく,身体徴候の重症度を下げて診断を容易にすることが示されている[23]。

- ニトログリセリンの舌下投与により軽快する胸痛は心臓に原因がある。
  心臓に原因があるにしろないにしろ,胸痛のある患者はニトログリセリンの舌下投与によりいくらか軽快することがあるため,これをもって虚血性の胸痛と考えることはできない[24]。

- 「胃腸カクテル(GI cocktail)」(リドカインビスカス,制酸薬,抗コリン薬の組み合わせ)で軽快する胸痛は胃腸疾患によるものであり,心筋虚血によるものではない。
  残念ながら,冠動脈疾患の患者が有名な GI カクテルを飲んだところ痛みが軽快したと報告することがあるそうだ[25]。

- 新生児高ビリルビン血症の評価において,経験を積んだ医師や看護師が視覚的に評価するのは良い方法だ。
  新生児科医と看護師による血清ビリルビン値の推定に関する Riskin らの研究によると,一般的な見解とは対照的に,黄疸のある新生児 1,129 人の視覚的評価において,3 分の 2 の事例で血清ビリルビン値の推定が間違っていたほか,観察者によりかなりのばらつきがあることが明らかになった[26]。

12 疾患に特徴的な臨床徴候を知ろう

疾患に特徴的な臨床所見とは,その疾患を特徴づける症状,身体徴候,検査所見,画像所見のことであり,その存在は診断の裏付けとなる。疾患に特徴的な徴候は,妊娠と同じで「ある」か「ない」かのどちらかであり,グレーゾー

ンは存在しない。ただ，強力な反対意見がまだ出ていないという意味で，特定の疾患に特徴的だと「考えられている」徴候も少数ながら存在する。後述するライム病のブルズアイ発疹は，こうした曖昧な扱いをされている徴候の一例だ。Oslerは，「ツバメを1羽見かけただでは夏になったと言えないが，痛風結節が1個あったら痛風と，半月体が1個あったらマラリアと言える」としている（Bean and Bean, p.26）。疾患に特徴的な臨床所見は多くはないが，医学文献にはよく記述されているし，時の流れや懐疑的な研究者による挑戦にもよく耐えている。

　バロー同心円硬化症の独特なMRI所見や[27]，椎体血管腫の放射線写真に見られるコーデュロイ状に肥厚した骨梁[28]などの不思議の国にわざわざ踏み込まないかぎり，日々の診療で出会う特徴的な臨床所見は多くない。そのいくつかを挙げよう。

- コプリック斑：麻疹に特徴的な斑点である。コプリック斑についてはWilliamsonの1961年の著書で詳しく解説されている。それによると，非特異性の上気道症状，発熱，結膜充血に続いて，「通常は12時間以内に，第一大臼歯のところの頬粘膜にコプリック斑が現れる。その大きさは『i』の字を書くときに打つ点ほどで，真珠光沢のある白色か灰色がかった白色をしていて，ふつうは周囲に赤色か紫がかった色の輪がある。コプリック斑は一過性のもので，12～24時間以上診断可能な形を保つことはめったにないため，これが見られないからといって麻疹の可能性を否定することはできない」という（Williamson, p.93）。麻疹ワクチンが普及して効果を上げているため，1960年代後半以降に医学の道に入った医師のほとんどは麻疹もコプリック斑も見たことがない。
- ライム病のブルズアイ発疹：正式には遊走性紅斑（erythema migrans）という特徴的な皮膚病変であり，これが見られる場合には抗生物質によるライム病の治療を開始してよいと考えられている。Malaneらは，「ライム病患者の約75％に，特徴的な皮膚病変である拡大する遊走性紅斑が見られる」と記している[29]。しかし，ほかの複数の文献には「・・・と考えられている」としか書いていない。もっと慎重な文献の例がStanek and Strieの論文で，「しかし，遊走性紅斑はライム病ボレリア症に特徴的な病変ではない可能性がある。この細菌による感染の微生物学的証拠がない米国南部では特にそう

である」と書かれている[30]。なお，米国南部のこの疾患に関する分析を行ったのは，オーストリアのウィーン大学の研究チームである。
- 結節性硬化症の爪囲線維腫：結節性硬化症に特徴的な病変として，1903年にミュンヘン（ドイツ）の Richad Kothe により最初に記載された。爪郭にできるなめらかで硬い病変で，ときにケーネン腫瘍と呼ばれる[31]。
- 狂犬病のネグリ小体：ウイルスを含む神経細胞の顕微鏡検査により発見される封入体は，すべての症例で見られるわけではないが，狂犬病に特徴的である[32]。
- 皮膚筋炎のゴットロン丘疹：Montemarano は，この特徴的な病変のことを「指節間関節または中手指節関節，肘関節，膝関節の背側を覆う紫がかった紅斑性丘疹」と描写している[33]。

13 重病を示唆する「赤旗」を認識しよう

臨床においては，絶対に見落としてはいけない疾患の存在を示唆する危険信号がいくつかある。こうした臨床的な「赤旗」となる徴候に遭遇したら，通常は速やかに行動する必要がある。

- 三叉神経の帯状疱疹ウイルス感染と鼻尖の水疱（ハッチンソン徴候）のある患者は，視力を脅かす眼部感染の危険性が高い。眼部と鼻尖はどちらも三叉神経の枝の1つである鼻毛様体神経に支配されているからである。
- 急性の片側性睾丸痛は精巣捻転症を強く示唆する。その場合，急激な血流障害が生じるため，緊急手術が必要になる。
- 発熱して体調が悪そうな小児に点状出血や紫斑が現れたら，髄膜炎菌血症ではないと証明されるまでは，その可能性を考えなければならない。
- 説明のつかない体重減少が見られる高齢者は，初期のがんかもしれない。
- 無痛性の肉眼的血尿は，膀胱腫瘍または腎腫瘍の最初の徴候かもしれない。
- 小児の腹部に腫瘍がある場合，小児の代表的な悪性腎腫瘍であるウィルムス腫瘍（腎芽細胞腫）かもしれない。
- 「ブラインドを下ろしたような」片側性の失明は，網膜剥離に特徴的な描写である。
- Lamont らは，頭痛に加えて，麻痺，うっ血乳頭，あるいは「傾眠，錯乱，

記憶障害，意識消失」などの危険な徴候のいずれか1つがある場合，頭蓋内病変の重大な手がかりとなることを明らかにした[34]。
- 背部痛に加えて，排尿困難，便失禁，サドル状感覚消失，両側性の脚の痛みや脱力がある場合，馬尾症候群の可能性がある[35]。
- 妊娠6〜8週の女性の片側性骨盤痛は子宮外妊娠の可能性を示唆する。
- 電撃傷に電流の流入部と流出部の両方がある場合は，患者の皮膚の下を電流が流れて，最初の診察では見えない重大な損傷を負っていることを示唆する[36]。
- クループに似た咳がある小児で，特に，熱い蒸気を満たした風呂場に座らせるという家庭療法で症状が軽快しない場合には，呼吸停止を起こす可能性がある。
- 成人の喫煙者の喀血は初期の肺がんの徴候かもしれない。
- 眼球が痛み，充血し，もしかすると張りがあり，角膜が混濁しているのは，急性閉塞隅角緑内障の特徴である(Taylor 2003, p.598)。
- 若いスポーツマンに若年性(50歳未満の)突然死の家族歴があるのは，肥大型心筋症，冠動脈の奇形，さらにはマルファン症候群などの遺伝性心疾患の存在を示唆しているのかもしれない[37]。

14 問題を分析しすぎないようにしよう

　Gordonは，患者の症状の分析に熱中するあまりおかしな方向に走ってしまった19世紀の医師の逸話を紹介している(Gordon, pp.202〜213)。1892年，ウィーンに住むつつましやかな英国人女性が，高名なSigmund Freudの治療を求めてやってきた。彼女の名前はLucy Robinsonといい，独身で，Schmitt医師の子供たちの家庭教師として雇われていた。彼女の主訴は，プディングが焦げたような匂いがすることが何度もあり，気になって仕方がないというものだった。Freudは彼女の夢を聞き出すことから始め，次に性生活について質問した。その結果，男根羨望とエレクトラ・コンプレックス[*3]を考えたが，まだ正しい診断に到達したとは思えなかった。彼の信念はゆるがなかった。「Robinsonさん，あなたの心の奥深くに，焦げたプディングの匂い

[*3] 訳注：女子が父親に性愛衝動をもつと同時に母親に嫉妬と憎しみをいだきながら，これを無意識のうちに抑圧し，屈折した異性願望を形成する心的状況。

を感じる理由が隠されているのです」(p.209)。そして Freud はひらめいた。「あなたは父親への感情的依存を私に向けているのです。あなたは私に恋しているのです」(p.212)

　最後にようやく患者が自分の考えを打ち明けた。「私は先生に，奥様のコックが旦那様のお誕生日のために秘密でザッハトルテを作る練習をしているのだと思うと申し上げたかったのです。コックはまだ納得いくものができないため，ご一家が就寝した後，裏庭で証拠の品を燃やしているのです。その場所がたまたま私の部屋の窓の下なのです」(p.213)

　いつの時代も，医師の方から積極的に質問して病歴を明らかにしようとする前に，患者の物語を最後まで語らせることが重要だ。

15 自分自身の臨床判断を信じよう

　あなたの臨床判断が，あなたの前に患者を診た救急救命士や看護師のコメントに影響されることがあってはならない。もちろん事実は重要だ。意見もときには役に立つが，賢明な臨床医は，先入観を排し，それぞれの患者や疾患や臨床状況を独立かつ客観的に評価するために，たいへんな努力をしている。

　次に挙げるのは，よくありがちな例だ。救急隊員が，路上で寝ているところを発見された人を搬送してきた。傾眠状態で，服装は薄汚れている。救急救命士は，また酔っ払いだと決めつけていて，入院受付の事務員も同じ意見だった。患者は明瞭に話すことができず，支えがないと歩けなかった。救急医であるあなたが救命救急士らの意見を鵜呑みにしてしまったら，くも膜下出血を見落とし，患者は適切な治療を受けられずに命を落とすかもしれない。

16 診断と相容れない症状や徴候は説明されなければならない

　腰痛症と思われる患者に発熱もある場合，その発熱は注目に値する。もちろん，呼吸器感染症を同時に発症している可能性もあるが，2 つの疾患があるという診断は，多くの場合，間違っている。腰部筋痛を伴うインフルエンザという診断は，1 つの診断で両方の症状を説明できるかもしれないが，賢明な医師なら，腰痛症と思われるものが脊髄硬膜外膿瘍である可能性を考えるだろう。脊髄硬膜外膿瘍は，後述する「絶対に見落としてはいけない疾患」の 1 つだ。

17 あなた自身やスタッフのうっかりミスをなくそう

　数年前，非特異的な奇妙な症状を呈する 76 歳の女性の症例について，別の医師からコンサルトを受けたことがある。症状は，発熱，疲労，顎跛行，頭痛，体重減少，筋痛と関節痛のほか，片目が一時的に見えなくなることが数回あった。彼女はかかりつけ医のもとを数回訪れ，医師は適切な検査をオーダーした。臨床検査報告書や画像報告書を見ても症状の原因が分からなかったので待機治療となったが，数週間後，患者は突然左目の視力を失った。

　起こったのはこういうことだ。医師は聡明だった。彼はほかのいくつかの可能性とともに正しい診断も検討していて，その診断の鍵となる検査もオーダーしていた。けれども彼はうっかりミスをした。検査結果が出たときに，決定的な手がかりとなる 1 つの報告を見なかったのだ。彼は（あるいは彼のスタッフの誰かが），患者の赤血球沈降速度が 106 mm/h だったことを見落としていたのだ。患者は巨細胞性（側頭）動脈炎で，眼球を栄養する動脈の虚血があり，これが悲惨な結果につながった。患者の片目の視力は完全に失われた。適切な時期に診断を受け，コルチコステロイドでの治療を受けていたら回避できたはずの失明だった。

18 これからの診断医は高レベルの技術的能力を維持する必要がある

　有能な医師は，ほとんどの種類の X 線写真を読影し，心電図の基本的な変化を認識し，超音波およびその他の複雑な画像を理解し，オンラインシステム上のこうした画像を見つけて操作することができる。将来的には，ほとんどの臨床医が，放射線科医と所見について議論できる程度には CT 画像や MRI 画像を読めるようになっている必要があるだろう。名医は X 線診断報告書ばかりに頼らず，画像を見る。オンラインシステムのおかげで，今ではだいぶ簡単になった。

　コンピュータが医療に果たす役割は今後ますます大きくなり，コンピュータ技術はどんどん手軽になっていく。現役の医師の多くが，寒いほど冷房のきいた室内に据えつけられた巨大なコンピュータが，10 kg 以上もある重いモニターを備えた大型のデスクトップコンピュータを経て，ノートパソコンにな

り，スマートフォンになるのを見てきた。未来の技術の変化は日々の診療を一変させ，こうした変化の多くは診断の領域で起こるだろう。インターネット経由での心電図やレントゲン写真のやりとり，さまざまな身体部位と開口部の遠隔診察，皮膚病変や呼吸パターンを見る機能など，今日のわれわれには想像もできないようなことが実現するだろう。

今日の診断医に言いたいのは，最新の技術的能力を維持していないと，すぐに取り残されてしまうということだ。

19 「絶対に見落としてはいけない疾患」を見落とさないように

「絶対に見落としてはいけない疾患」とは，見落とすと恐ろしい結果につながる可能性があるが，治療は可能な疾患だ。鑑別診断の中にこれが含まれている場合には，除外するのに必要な手だてを打たなければならない。手がかりはときに微妙であり，正しい診断ができるかは臨床状況の正確な把握に左右されうる。「絶対に見落としてはいけない疾患」は多く，以下にその例を示す。

- 大腿骨頭すべり症：大腿骨頭壊死につながる可能性がある。Reveno が「9 〜 15 歳の子供で股関節，膝，大腿前部の痛みがあるときには，X 線検査により大腿骨頭すべり症の検索を行う必要がある」(Reveno, p70)と助言しているのは，この重篤な合併症のためである。
- 非定型性の痛みを呈する盲腸後虫垂炎：この場合，腰筋徴候が陽性の患者は虫垂炎の可能性が高い(Taylor 2003, p.793)。
- 脊髄硬膜外膿瘍：一般的には背部痛と発熱を呈し，がん，アルコール依存症，糖尿病，後天性免疫不全疾患を有する免疫不全患者に多い。Chao はこの疾患に関して，3 週間前に転倒してから「食欲低下，重症の腰痛，尿失禁，歩行困難を呈する」ようになった，糖尿病のある 72 歳の女性の症例を記述している[38]。
- 髄膜炎菌性髄膜炎：早期に発見できれば治療可能だが，そうでなければ致命的となるおそれがある。もう 40 年も前，エビデンスにもとづく医療の概念などなく，救急室で敗血症の検査がルーチンに行われるようになるずっと前に，私は夜の往診に出かけた。患者は 5 歳の少年で，高熱，のどの発赤，頭痛があったが，頸部の強直は見られなかった。少年にふだんのような元気

はなかったが，覚醒していて，脱水はなく，周囲の状況もよく分かっていた。それでも私は大急ぎで黒い鞄の中をかき回してペニシリンを取り出し，注射をした後，熱の管理について両親に助言し，朝になったら診療所に連れてくるように言った。翌朝，少年の熱は下がっていたが，平熱になったわけではなく，少しぼんやりしているように見えた。明らかに変化していたのは頸部で，かなりの強直が見られた。私は少年を入院させ，髄膜炎菌性髄膜炎の治療をし，完治させることができた。今にして思うと，前日の晩に入院させていればよかったと思う。今日なら多くの医師がそうしただろうが，当時は違った。髄膜炎菌血症の進行の速さを思うと，あの晩のペニシリン注射が彼の命を救ったのではないかと思う。

- 漠然とした腹部膨満のある高齢者，特に喫煙経験のある男性の腹部大動脈瘤：米国予防医学専門委員会（USPSTF）は現在，喫煙経験のある 65～75 歳の男性については，無症状であっても，腹部大動脈瘤のスクリーニングを 1 回実施することを推奨している。腹部大動脈瘤破裂は深刻な事態を招くため，Osler は，「大動脈瘤以上に臨床医を謙虚にさせる疾患はほかにない」と言った（Bean and Bean, p.134）。

- 精巣腫瘍：このがんは若い男性に起こる傾向があり，陰嚢の無痛性の腫瘤として現れることが多い。その多くは早期に発見できれば治るため，迅速な診断が不可欠である。私が医師になって日が浅い頃，29 歳の男性患者から電話がかかってきたことがある。ここでは名前を Ronald にしておこう。「Taylor 先生，なんでもないかもしれませんが，昨夜セックスしていたときに，私の片方の睾丸が以前より大きくなり，『でこぼこしている』と妻に言われたのです。これは問題でしょうか？」。彼はこの電話から 48 時間もしないうちに手術を受けた。Ronald は第 6 章で再登場するので，この話の続きはそこでしよう。

- 悪性黒色腫：ミス・メリーランドの Brittany Leitz は，2007 年のミス・アメリカ大会への出場をめざして，17 歳のときから日焼けサロンで何時間も肌を焼いていた。20 歳で黒色腫と診断された彼女は今，十代の若者たちに日焼けサロンには行かないように呼びかけている[39]。

20 診断所見をまとめる際には患者本人にもコンサルトしよう

　胸部不快感を訴える患者には,「原因は何だと思われますか？」と質問しよう。疲労感を訴える患者には必ず,「疲労を引き起こしたり悪化させたりする要因はいろいろあります。ご自分でも考えてみたことがあるでしょう。心当たりはありませんか？」と尋ねてみよう。私がノースカロライナ州で働いていた頃, 同僚から, 腹痛を訴える高齢の女性の話を聞いたことがあった。最初に行った検査で原因を解明できなかったので, 原因は何だと思うかと彼女に尋ねてみたところ,「悪魔です。私は罰を受けているのです」という答えが返ってきたという。彼女は自分の「罪」を打ち明け, 悪魔が自分に罰を加えることになった経緯を説明した。その後の検査により胆嚢がんが明らかになっても, 自分の「診断」に固執する彼女を本当の意味で納得させることはできなかったが, 彼女の考えを知ることは疾患の管理に大いに役に立ったという。

21 「WHIM」を確認しよう

　一晩滞在したホテルの部屋を出るとき, 私は必ずドアの前で立ち止まり, 忘れ物はないかと自分自身に問いかけることにしている。この習慣を身につけるまで, 私はしばしばホテルの部屋に忘れ物をしては, あとでデパートに駆け込んでいたからだ。同じように, 診断の結論が出たときも, 私は必ず,「WHIM」を確認する。WHIMとは「What have I missed？（忘れ物はないか？）」の頭字語だ。この習慣のおかげで, 臨床上の問題を見落としたり, 上述の「絶対に見落としてはいけない疾患」を見落としたりせずにすんでいる。すべての診断可能性を考慮するのに役立つ問いかけをいくつかご紹介しよう。

- 病歴聴取, 身体診察, 臨床検査, 画像検査などを適切に行ったか？
  患者自身の言葉で疾患について語らせることができただろうか？　やっておくべきだった診断手技はないだろうか？　今ははっきりしなくても, 疾患が進行したときに見つかる可能性のあるものについて考えただろうか？　そうなったときに患者がまた受診できるように手を打っただろうか？

- 患者が自分に打ち明けるのを躊躇している重要な事実はないだろうか？
  診断の鍵は, 患者がまだ語っていない事実の中にあるかもしれない。それは, 患

者が私に打ち明けたり，診療録に記録されたりするのは恥ずかしいと思うようなことかもしれない．割愛されがちだが，実は関係のあることが多い領域が，性的な過ちに関する事実である．私は数年前に，あるビジネスマンが語ったという疾患の物語について読んだことがある．彼にはいくつもの問題があった．始まりは発疹と微熱で，それから数カ月の間に悪心，頭痛，視力障害が現れ，ついには初期の認知症の症状さえ出てきた．彼はあちこちの医師にかかり，ライム病，多発性硬化症，精神神経症などの評価を受けたが，確定診断には至らなかった．さて，慧眼なる診断医である読者諸氏は，この症例の鍵はどこにあるとお考えだろうか？　ヒントは上の，患者は性的な過ちに関する事実を医師に打ち明けるのを躊躇するという部分である．故 Paul Harvey の人気ラジオ番組『歴史こぼれ話』ではないが，この幸せな結婚生活を送るビジネスマンは，仕事でネバダ州の大都市を訪れたときに，「旅の恥はかき捨て」を実践したことがあった．アルコールを数杯飲んだ後に，見ず知らずの男性と生まれて初めて同性愛関係をもったのだ．彼はこの過ちを打ち明けるぐらいなら死んだほうがましだと思っていただろう．不幸中の幸いで，彼はヒト免疫不全ウイルスには感染しなかったが，梅毒に感染していて，その典型的な経過をたどっていた．やがて，鋭い医師（つまり，最後に彼を診た医師）が梅毒血清検査をオーダーして診断がついた．

- 問題は，患者が別の医師から処方された薬物やハーブ療法にあるのではないだろうか？

  ハーブ療法は多種多様な副作用を引き起こしうる．例えば，米国国立衛生研究所（NIH）の下部組織である国立補完代替医療センターは，広く用いられているセントジョンズワート（セイヨウオトギリソウ）について，「最も一般的な副作用は，口渇，めまい，下痢，悪心，日光過敏症，疲労である」としている[40]．しかもこれらは「一般的」な副作用にすぎない．なお，患者の方で，一般の医師はハーブ療法に批判的かもしれないと考えて，意図的にハーブ療法について語らなかった可能性があることも考慮しなければならない．

- 現実の，または推定上の環境要因が関与している可能性はないか？

  考えられる可能性としては，空気中の花粉などの各種アレルゲンに対する感受性，職場や家庭にある化学物質への反応，ときに論争となる多種化学物質過敏症候群（MCS syndrome）などがある．Magill and Suruda はこれを，「自分の症状がごく微量の環境化学物質への曝露によって引き起こされたと患者自身が信じていることを特徴とする」疾患であるとしている．その原因として，アレルギー，毒性作用，神経生物学感作が引用されているが，著者らは「これらの原因と症状との関係を裏付ける十分な証拠はない」としている[41]．

■ その病により患者に二次的利得があり，意識的または無意識的にそれを手放したくないと思っている可能性はないか？

こうした状況は，法医学，精神医学，および妊娠にかかわる問題で発生する。オランダで行われたある研究では，精神病院の外来患者の42％が二次的利得を期待しているように思われ，この期待を精神科医には隠していることが明らかになった[42]。Harris and Campbell は，ロンドン北部で128人の女性にインタビューを行い，予定外の妊娠をした女性には，計画的に妊娠した女性や妊娠していない女性よりも，潜在的な二次的利得がある可能性が高いことを明らかにした[43]。

■ 最後に患者の身体診察をしてからどのくらいになるか？ 再度身体診察をするべきではないか？

疾患は時間の経過とともに変化する。だから，心不全，糖尿病，慢性肺疾患などの慢性疾患や緩徐に進行する疾患を有する患者については，定期的に身体診察を行わなければならない。患者を何度も受診させて臨床面接を行い，血圧や臨床検査の結果をチェックし，新たに薬物を処方したりしているのに，身体診察は行っていないという状況は珍しくない。そのせいで，両肺底部のラ音，初期の褥瘡，早期の末梢性ニューロパチーを見落としてしまうかもしれないのに。

22 正しい診断をするのは最後に患者を診た医師だ

あなたが診察した患者に「明白な」乳房腫瘤があり，前に患者を診察した医師を批判したくなったときには，そう遠くない過去には乳房腫瘤は検出できない程度の大きさだったことを思い出そう。

この当たり前の真理を私に教えてくれたのは，若い女性患者だった。彼女は数年前から気分の変化，疲労，散発性の平衡障害，時折の尿意切迫などを訴えて2人の医師にかかっていた。彼女が訴える症状はそのときどきで異なっていた上，医師たちが何度診察を行っても身体的な異常は見つからなかった。そこで彼らは，漠然として変動する症状と感情の易変性を根拠に，身体症状として現れた不安障害というもっともらしい診断を下していた。つまり彼女は身体化障害患者だと見られていたのだ。

それから彼女は私の診療所に来たが，私が彼女を診察すると，眼振と明らかな不安定歩行があった。これらの所見から，私は彼女の脳のMRIを撮り，多発性硬化症の診断を裏付けることができた。私は前に彼女を診た医師たちよりも優秀な診断医だったのだろうか？ それは違う。私はたまたま，彼女の症状

と徴候が進展して，それまでよりも臨床像が明確になったときに診察する機会を得たにすぎない。

「疾患を見落とした」町医者を批判することは，教育病院の医学生やレジデントに人気の暇つぶしで，町医者の失敗を揶揄する言葉を診療録に記入する者さえいる。そんな若手医師諸君に言いたい。あなたたちは，その町医者のタイムリーで的確な診断によって救われた何百人という患者を診ていないことを忘れてはいけない。なかには命を救われた患者もいただろう。あなたは，時間の経過のなかでその患者を診察した医師たちの中で，たまたま良い順番に当たったにすぎない。あなたが次に診て問題ないと思う患者が，のちに別の医師によって，初期の心筋梗塞や早期の結腸がんと診断されるかもしれない。そう。あなたは非常に早い段階の疾患を見落としたのだ。あなたの後に患者を治療する医師たちが，あなたの努力を寛大に評価してくれることを願うばかりだ。

23 最初に考えるべきはシマウマではなくウマのこと

「ひづめの音を聞いたら，シマウマではなくウマを考えろ」という警句は，誰でも聞いたことがあるだろう。グーグルで検索したところ，メリーランド大学メディカルスクールのTheodore E. Woodward（1914～2005）の言葉であるという[44]。1940年代に彼が学生たちに言い聞かせたときには，「グリーン通りでシマウマを探してはいけない」だったそうだ。グリーン通りは，ボルチモアのメリーランド大学病院がある場所だ。

シマウマの例には事欠かない。最近になって下腹部痛が始まったという患者に出会ったときには，便秘，過敏性腸症候群，虫垂炎，憩室炎などを考える。メッケル憩室炎は，鑑別診断リストの上位には来ないだろう。全身の脱力を訴える患者については，重症筋無力症などのシマウマの前に鑑別診断リストに入れるべき疾患がいくつもある。脾腫の見られる患者は，本当にランゲルハンス細胞組織球症かもしれないが，それに賭けてはいけない。

24 シマウマのことを考えるのも忘れずに

まれな疾患を考えることは，学問の訓練として刺激的だし，あなたの診断スキルを研ぎ澄ませるのにも役に立つ。実際にシマウマが現れることがある。

Knight and Senior は，人口の 6 〜 10％がまれな疾患を持つと見積もっている[45]。めったにないと考えられている疾患が意外とふつうに見られることの例として，私の家族の話をしよう。私の祖母は 84 歳で死去するまでオハイオ州の農場に住んでいた。1950 年代のある日，別の土地で暮らしている私の叔父が農場を訪れた。叔父は屈強な大男で，フットボールとバスケットボールのコーチをしていた。祖母は叔父のために，「道を少し行ったところ」の農家が豚を屠殺して作ったというソーセージを調理して 2 人で食べ，食べ残しを猫にやったが，どうやら加熱が不十分だったらしい。やがて叔父は筋痛とせん妄を伴う重症熱性疾患を発症して家族を困惑させた。結局，白血球分画により好酸球増多症の手がかりが得られ，筋生検により旋毛虫症というシマウマの診断が確定した。叔父は徐々に回復してコーチに復帰した。祖母は，ソーセージを食べてから数日だけ体調を崩した。猫は死んだ。

　こんなふうに，ときどきシマウマが現れるのを見落としてはならない。発熱患者の好酸球増加などの手がかりに注意しよう。丘疹がある患者は，扁平苔癬かもしれない。脚の脱力を訴えて電話をかけてきた人は，ギラン・バレー症候群の最初の段階を説明しているのかもしれない。あなたの医師生活で 1 度か 2 度は，ミュンヒハウゼン症候群，メープルシロップ尿症，ワールデンブルグ症候群，偽性副甲状腺機能低下症，ヘモクロマトーシスの患者に出会うかもしれない。

25 臨床診断の技術に関する知恵の言葉

- 小さなことの観察が診断の基礎になる。[Meador, No.53]
  原因不明の体重増加，かすかだが新たに聞こえてきた雑音，爪の色の変化などの小さなことが，重要な手がかりになる場合がある。

- 知らないことによるミスが 1 個あれば，見なかったことによるミスは 10 個ある。[Lindsay, p.7]
  診療所でレジデントの指導医をしていると，しばしば発疹のある患者についてコンサルトを受ける。その場合，要領を得ない説明を長々と聞かされるより，実際に発疹を見るほうがずっと早い。レジデントと一緒に診察室に入ると，患者がしっかり衣服を着ていて，レジデントはほんの少ししか皮膚を見ていないことがあまりにも多い。そこで私の大胆な診断手技の出番になる。発疹の全体がよく見えるように，十分に衣服を脱いでもらうのだ。これが指導のポイントになる。

- 喘鳴のすべてが喘息というわけではない。[テンプル大学メディカルスクール Chevalier Jackson(1865〜1958). Strauss, p.13 にて引用]

  > 私が診たある少年は，空中に放り投げたピーナツを口でキャッチしたときに，誤って吸い込んでしまった。その後，呼吸に問題をきたすようになったが，母親が経緯を知ったら怒るだろうと思ったので，ピーナツのことは言わずにいた。明白そうに見えても，診断を急ぎすぎてはいけない。

- 悪性腫瘍の診断が容易であるほど予後は悪い。[Reveno, p.118]

- 賢い母親はしばしばへたな医者より良い診断をする。[ドイツの麻酔科医 August Bier(1861〜1949). Brallier, p.146 にて引用]

  > Bier はこうも言っている。「医学者は感じのいい人たちだが，彼らにあなたの治療をさせてはならない！」(Strauss, p.530)

- あなたの患者が回復したことは，あなたの診断が正しかったことの証拠にはならない。[Samuel J. Meltzer(1851〜1921). Strauss, p.97 にて引用]

  > 私はずっと，急性細菌性副鼻腔炎と診断した数千人の患者に抗生物質を投与してきたが，そのほぼ全員が遅かれ早かれ回復した。治療がうまくいったのは，私が鋭い眼力により細菌が原因であることを見抜き，積極的に治療したからだろうか？ そもそも彼らは副鼻腔炎だったのだろうか？

- 病歴聴取と身体検査の結果が陰性であることをわれわれがどのように考えているかは興味深い。われわれが関心を持っているのは「問題がない」ことであり，「良好な状態にある」ことではないのだ。当然，世界保健機関(WHO)も，健康とは疾患がないことであると定義している。[米国の医師・教育者 Richard C. Reynolds. Reynolds and Stone, p.269]

- ありふれた疾患のまれな徴候は，まれな疾患のありふれた徴候よりも一般的だ。[作者不詳]

  > 別の言い方をすると，ありふれた疾患ほど出会いやすいということだ。

参考文献

1. Green LA, Fryer GE Jr, Yawn BP, Lanier D, Dovey SM. The ecology of medical care revisited. *N Engl J Med*. 2001;344:2021–2025.
2. Most patients refer their physicians to greet them with a handshake and introduction. Available at: http://www.Medscape.com/viewarticle/558511; Accessed 19.8.2007.

3. Davis RL, Wiggins MN, Mercado CC, O'Sullivan PS. Defining the core competency of professionalism based on a patient's perception. *Clin Experiment Ophthalmol*. 2007;35(1):51–54.
4. Brenner P, Krause-Bergmann A, Van VH. Dupuytren contracture in North Germany: epidemiological study of 500 cases. *Unfallchirug*. 2001;104(4):303–311.
5. Spinner RJ, Poliakoff MB, Tiel RL. The origin of "Saturday night palsy. *Neurosurgery*. 2002;51(3):737–774.
6. Taylor RB, Burdette JA, Camp L, Edwards J. Purpose of the medical encounter: identification and influence on process and outcome in 200 encounters in a model family practice center. *J Fam Pract*. 1980;10(3):495–500.
7. Gray DW, Dixon JM, Collin J. The closed eyes sign: an aid to diagnosing nonspecific abdominal pain. *BMJ*. 1988;297:837–838.
8. Lesho EP. Can tuning forks replace bone scans for identification of tibial stress fractures? *Mil Med*. 1997;162(12):802–803.
9. Robertson GS, Ristic CD, Bullen BR. The incidence of congenitally absent foot pulses. *Ann R Coll Surg*. 1990;72(2):99–100.
10. Mangrulkar RS, Saint S, Chu S, Tierney LM Jr. What is the role of the medical pearl? *Am J Med*. 2002;113(7):1–14.
11. Behrman RE, Kliegman RM, Jenson HB, eds. *Nelson Textbook of Pediatrics*. 17th ed. Philadelphia: Saunders; 2003:1388–1389.
12. Marcus DA, Furman JM, Balaban CD. Motion sickness in migraine sufferers. *Expert Opin Pharmacother*. 2005;6(15):2691–2697.
13. Marcus GM, Cohen J, Varosy PD, et al. The utility of gestures in patients with chest discomfort. *Am J Med*. 2007;120(1):83–89.
14. Goyle KK, Walling AD. Diagnosing pericarditis. *Am Fam Physician*. 2002;66(9):1695–1702.
15. Gonclaves M, Martins AP, Leal MJ. Acute appendicitis in children. *Acta Med Port*. 1993;6:377–382.
16. Suchowersky O, Reich S, Perlmutter J, Zesiewicz T, Gronseth G, Weiner WJ. Practice parameter: diagnosis and prognosis of new onset Parkinson disease, an evidence-based review. *Neurology*. 2006;66:968–975.
17. Evaluation of nonacute pathology in adult men. Available at: http://www.uptodate.com/contents/evaluation-of-nonacute-scrotal-pathology-in-adult-men; Accessed 31.3.2009.
18. Nadeem A. *Alarm Bells in Medicine: Danger Symptoms in Medicine, Surgery and Clinical Specialties*. London: BMJ Books; 2005.
19. Chad DA. Lumbar spinal stenosis. *Neurol Clin*. 2007;25:407–418.
20. Bottieu E, Clerinx J, Van den Ender E, et al. Fever after a stay in the tropics: diagnostic predictors of leading tropical conditions. *Medicine (Baltimore)*. 2007;86(1):18–25.
21. Harding IJ, Davies E, Buchanan E, Fairbank JT. The symptom of night pain in a back pain triage clinic. *Spine*. 2005;30(17):1985–1988.
22. Berlin R, Berlin H, Brante G, Pilbrant A. Vitamin B12 body stores during oral and parenteral treatment of pernicious anemia. *Acta Med Scand*. 1978;204(1-2):81–84.
23. Attard AR, Corlett MJ, Kidner NJ, Leslie AP, Fraser IA. Safety of early relief for acute abdominal pain. *BMJ*. 1992;305:554–556.
24. Diercks DB, Boghos E, Guzman H, et al. Changes in the numeric descriptive scale for pain after sublingual nitroglycerine do not predict cardiac etiology of chest pain. *Ann Emerg Med*. 2005;45:581–585.
25. Wrenn K, Slovis CM, Gongaware J. Using the "GI cocktail": a descriptive study. *Ann Emerg Med*.

1995;26:687–690.
26. Riskin A, Tamir A, Klugelman A, Hemo M, Bader D. Is visual assessment of jaundice reliable as a screening tool to detect significant neonatal hyperbilirubinemia? *J Pediatr*. 2008;152:782–787.
27. Caracciolo JT, Murtagh RD, Rojiani AM, Murtagh FR. Pathognomonic MR image findings in Balo concentric sclerosis. *AJNR Am J Neuroradiol*. 2001;22:292–293.
28. Bennett DL, El-Khoury GY. General approach to lytic bone lesions. *Appl Radiol*. 2004;33(5):8–17.
29. Malane MS, Grant-Kels JM, Feder HM Jr, Luger SW. Diagnosis of Lyme disease based dermatologic manifestations. *Ann Intern Med*. 1991;114(6):490–498.
30. Stanek G, Strie F. Lyme borreliosis. *Lancet*. 2004;362(9396):1639–1647.
31. Borelli S. Koenen, Kothe and the periungual fibroma in tuberous sclerosis. *Hautarzt*. 1999;50(5):368–369.
32. Jogai S, Radotra BD, Banerjee AK. Immunohistochemical study of human rabies. *Neuropathology*. 2000;20(3):197–203.
33. Montemarano A. Dermatomyositis. *Am Fam Physician*. 2001;64:1565–1572.
34. Lamont MS, Alias NA, Win MN. Red flags in patients presenting with headache: clinical indications for neuroimaging. *Br J Radiol*. 2003;76(908):532–535.
35. Kinkade S. Evaluation and treatment of acute low back pain. *Am Fam Physician*. 2007;75(1181-1188):1190–1192.
36. Electrical burns. Available at: http://www.burnsurgery.org/Betaweb/Modules/initial/bsinitial-Sec9.htm; Accessed 19.8.2007.
37. Giese EA, O'Connor FG, Brennan FH Jr, Depenbrock PJ, Oriscello RG. The athletic preparticipation evaluation: cardiovascular assessment. *Am Fam Physician*. 2007;75:1008–1014.
38. Chao D. Spinal epidural abscess: a diagnostic challenge. *Am Fam Physician*. 2002;65:1341–1346.
39. Miss Maryland: Brittany Lietz skin cancer survivor wins. Available at: http://www.thecancerblog.com/2006/07/02/miss-maryland-brittanylietz-skin-cancer-survivor-wins; Accessed 19.8.2007.
40. St. John's Wort [hypericum perforatum] and the treatment of depression. Available at: http://nccam.nih.gov/health/stjohnswort/sjwataglance.htm; Accessed 18.8.2007.
41. Magill MK, Suruda A. Multiple chemical sensitivity syndrome. *Am Fam Physician*. 1998;58:721–730.
42. Van Egmond J, Kummeling I, Balkom TA. Secondary gain as hidden motive for getting psychiatric treatment. *Eur Psychiatry*. 2005;20(5-6):416–421.
43. Harris K, Campbell E. The plans in unplanned pregnancy: secondary gain and the partnership. *Br J Med Psychol*. 1999;72:105–120.
44. Who coined the aphorism? Available at: http://www.zebracards.com/a-intro_inventor.html; Accessed 19.8.2007.
45. Knight AW, Senior TP. The common problem of rare disease in general practice. *Med J Aust*. 2006;185:82–83.

第5章
疾患の管理と予防

医療のルール
A. あなたがしている治療が有効であるなら，続けなさい。
B. あなたがしている治療が有効でないなら，やめなさい。
C. 何をすべきかわからないときには，何もしてはいけない。

[Robert Frederick Loeb(1895〜1973)の言葉を改変[1]]

1 良識的な臨床実践のルールを尊重しよう

　疾患の管理と予防についての章を始めるにあたり，尊敬されている上級医師から新人臨床医までのすべての読者諸氏に思い出してもらいたいことがある。われわれ医師は，診察室や病院で，良識的な臨床実践を行うように努力しなければならない。良識的な臨床実践の時代の嚆矢となったのは，19世紀のウィーンの産科医 Ignaz Semmelweis(1818〜1865)だった。Semmelweisは，医学生が妊婦の世話をする病棟は，助産学生が妊婦の世話をする病棟よりも「産褥熱」の発生率が高いことに気がついた。両者の違いは，剖検室にいた医学生が手を洗わずに分娩室に来ていたのに対して，助産学生は剖検に関わっていない点だと思われた。Semmelweisはまず，医学生と助産学生が担当する病棟を交換してみたが，やはり医学生が担当する病棟での産褥熱の発生率が高くなった。そこで，1847年から両グループとも分娩に立ち会う前に塩素水で手を洗うようにした結果，両病棟での産褥熱の発生率を大幅に下げることができた。Semmelweisのエレガントな実験は，今日の良識的な臨床実践の素地となった。

　今日，客観的臨床能力試験(OSCE)を受ける医学生たちは，手を洗うことから始めるように気をつけている。メディカルスクールやレジデント時代には，一般的な予防法や適切な隔離技術など，安全な臨床実践のルールを教え込まれ

る．賢明な臨床医はこうしたルールを尊重するので，注射針をリキャップしたり，ガウンやマスクなしに隔離室に入ったりすることは決してない．医師の勤続年数の長さは Semmelweis の研究の意味を失わせるものではないし，良き臨床実践の伝統に従わない理由にもならない．

2 患者のベッドの足元ではなく枕元に立とう

「Be a bedside doctor, not a "foot of the bed" doctor（患者のベッドの足元ではなく枕元に立つ医師になろう）」という標語は，ほとんどの臨床教育が病棟で行われていた「ベッドサイド教育」の時代に作られたものだが，実は，あらゆる臨床現場にあてはまる．私は，病院内で回診をする医師が，患者のベッドに対してどの位置に立つかによって，その医師についてある程度のことが分かると考えている．治療に関する助言をするときに，患者との間にベッドのフットボードや診察室の机などの物理的障害物がないようにするのはもちろん，患者から離れすぎないように気をつけよう．

3 合理的で適切と思われるときには治療法の決定に患者も参加させよう

医療における意思決定に患者も参加させるべきかと最近の若い臨床医に尋ねたら，「もちろんです」という答えが返ってくるだろう．けれども，どこまで参加させるかという問題が残る．Say らは，意思決定への参加に関する患者の希望のメタ分析を行ったところ，最も強く参加を希望しているのは，高等教育を受けた比較的若い女性であることが明らかになった．また，意思決定への参加を患者が希望するかどうかは，診断結果，健康状態，病の経験，自分の疾患についての情報量，医師との関係に左右されることがわかった[2]．

Strull らは，210 人の高血圧患者とその治療にあたる 50 人の臨床医に対して，医療における意思決定への患者の参加についてインタビューを行った．その結果，医師たちは，診断と治療に関する情報を求める患者の気持ちを過小評価し，治療における意思決定に加わることへの希望を過大評価する傾向があることが明らかになった[3]．

若い医師は，治療法の選択肢をずらりと並べて患者に示す傾向が特に強い．

患者が本当に求めているのは治療法を推奨してもらうことなのだが，医師たちは自分が負う責任を小さくしたがっているようだ。「そうですね。あなたの前立腺がんについて考えられる治療法は，手術，外照射法，組織内照射法，ホルモン療法，去勢術と，そうそう，忘れるところでした，経過観察があります」という具合である。私がここで言いたいのは，ヘルスケアに関する意思決定に患者を参加させるのは良いことだが，どこまで参加したいかは患者によって大きく異なることに気をつけようということだ。賢明な医師は，考えられる治療法を挙げた後に，「先生が私なら，どの方法を選ばれますか？」という患者の質問に答える準備ができている。

4 患者と医師では成功の尺度に食い違いがあるかもしれない

　足首を骨折した若い患者を治療する医師にとって，良好な転帰とは，外傷後関節炎が残存することなく，正しい解剖学的アラインメントでしっかり治癒することである。一方，十代の患者にとっての治療の成功は，3カ月後に再びバスケットボールができるようになることかもしれない。すべての専門医の中で，患者と医師の期待に乖離が生じるリスクに最も慣れているのは，おそらく形成外科医だろう。美容整形が関係する場合は特にそうかもしれない。形成外科医のほとんどが，何をもって成功の転帰とするか，時間をかけて患者との合意点を探る傾向にある。

5 エビデンスにもとづく癒し手になろう：ただし慎重に

　Cochraneレビュー，米国予防医学作業部会（USPSTF），Bandolier，米国ガイドライン情報センター（NGC）など，エビデンスにもとづく医療の情報源は多い。多くの臨床ガイドラインは，慎重に設計された臨床試験とメタ分析にもとづいているが，あまり厳密でない手法にもとづくものもある。なかには利益団体が発表した臨床ガイドラインもあり，懐疑的な人がその勧告を検討すると，自分たちの利益のためのガイドラインではないかと思うほどだ。また，臨床試験なしに専門家の見解をまとめただけのガイドラインはGOBSAT（good old boys sat around a table）と呼ばれて嘲笑されている。Woolfは次のように述べている。「実践ガイドラインは，医療の品質を向上させるために重要だが，

患者にとって最良の選択肢を推奨するものでない場合には有害になる。このような状況は，科学的エビデンスの不確実性，ガイドラインの作成におけるバイアス，患者の不均一性のせいで生じる可能性がある」[4]

　臨床ガイドラインが増えるにつれて，その有用性と客観性への懸念も大きくなっているようだ。2009年の『Journal of the American Medical Association (JAMA)』の論説で，Shaneyfelt and Centor は，「『ガイドライン』という言葉の現在の使われ方は，米国医学研究所の当初の意図とはかけ離れたものになっている。現在『ガイドライン』と呼ばれている論文の大半が，実際には専門家のコンセンサスレポートである」と苦言を呈している[5]。

　さらに，ほとんどすべての臨床試験と臨床ガイドラインが，単一の疾患単位に注目していることに留意されたい。

6　患者の疾患は1つと決めつけてはならない

　臨床ガイドライン，病歴聴取テンプレート，専門医による生涯教育講座，さらにはわれわれ医師の専門領域制度でさえ，患者の疾患が1つであることを前提にしているように思われる。手術後の患者に高血圧や胸痛が見られるようになったら，外科医は別の専門医に助けを求めるだろう。疾患管理プロトコルは，実際には「単一疾患」プロトコルと呼ばれるべきだ。

　患者に複数の疾患がある場合，われわれは，併発する疾患(例えば糖尿病，高脂血症，うつ病および心不全)の相互作用だけでなく，その治療に用いられる薬物の副作用と相互作用にも対処しなければならない。例えば，臨床ガイドラインは片頭痛患者へのトリプタン療法を推奨しているが，あなたの片頭痛患者は冠動脈疾患も持っているかもしれない。その場合，片頭痛の診療ガイドラインに従うと，心臓発作を引き起こすおそれがある。

　あなたの患者の中に，60歳以上で問題リストに5つ以上の記載がない人がいるだろうか？　あなたが「います」と答えるなら，患者を十分に診察していないか，自分の専門外の疾患を無視しているのだろう。患者の中には，あまりにもたくさんの疾患を持っていて，問題リストが医学の教科書の索引のようになっている人もいる。こうした患者には，1つの疾患についてしか議論しない臨床ガイドラインなど意味がない。

7 生命システムの観点から臨床転帰と資源利用を考える

　ここで少し脱線して，生命システム理論の精妙な世界をご紹介したい。生命システム理論とは，体内の1つの組織の小さな変化や治療における1つの決定が広範な影響を及ぼす可能性を考えるアプローチだ[6]。このモデルによれば，生命システムは，既知の最小の存在である素粒子から，最大の存在である生物圏まで，いくつもの階層から構成されている。生命システムの階層の例を以下に示す。

　　生物圏
　　ホモサピエンス
　　社会と国家
　　コミュニティー
　　家族
　　人(あなたの患者)
　　器官系(心臓血管系など)
　　臓器(心臓など)
　　組織(心筋など)
　　細胞(心筋線維など)
　　分子
　　原子
　　素粒子

　生命システムの観点から，55歳の男性の体内で心臓の前壁の動脈が血栓で塞がれたときのことを考えてみよう。まずは心筋組織の一部が死ぬ。階層を下りれば，その組織を構成する細胞が死に，分子なども壊れている。階層を上れば，心臓と心臓血管系の機能は低下するかもしれないし，あるいは虚血による損傷に耐えられるかもしれない。さらに「人」のレベルでは，患者は胸痛を感じて救急室に駆け込むだろう。彼の家族の生活は突然乱される。心臓発作の影響を最小限に抑えるために，コミュニティーの資源(医師，看護サービス，医薬品，酸素など)が使われて，それより上の階層に小さいながらも有意な影響を及ぼす。つまり，われわれの患者が受けるあらゆる治療に天然資源，金融資源，人的資源が用いられ，これらの資源は別の状況では入手できなくなるので

ある。

　私がここで脱線して生命システム理論の考え方を紹介したのは，いかなる疾患も1つの臓器だけに起こるものではなく，いかなる治療も孤立して行われるわけではないことを強調するためだ。治療に関するすべての意思決定が生命システムの各階層で意味を持ち，賢明な医師は折に触れてこれらの影響を考える。階層の中で疾患が及ぼす影響を理解することは，異常をきたした臓器の「上」の階層と「下」の階層の両方を考える「システムにもとづく医療（systems-based medicine）」の理論的基礎である[7]。

8　今日もてはやされている治療法も，明日には禁忌，黒枠警告，お笑いぐさになるかもしれない

　今日の「科学的」医療は，もとをたどれば先史時代の暗い洞窟の中で生まれた。最初の医療は，シャーマンが善意で呪文を唱えた後に，「奇跡」により患者が治癒したことだった。呪術医は森で集めてきた「薬」を患者に投与し，その魔術は患者を救うことより害することの方が多かっただろう。

　人類はしだいに蛇の治癒力を信じなくなり，煮えたぎった油で傷の治療をすることもなくなった。やがて，ペンシルベニア大学医学部教授で「米国医学の父」と呼ばれる Benjamin Rush（1745〜1813）の登場となる。彼は大陸会議のメンバーで，米国独立宣言に署名した「建国の父」の1人でもある。冒険的な瀉血・瀉下療法の擁護者だった Rush は，1793年にフィラデルフィアで大流行した黄熱病にもこの治療法を用いた。けれども当時から，彼の手法は疑問視されていた。Rush を批判する人々の中には米国大統領 Thomas Jefferson（1743〜1826）も含まれていた。Jefferson が1814年10月7日に Thomas Cooper に書いた手紙には，「私は友人の Rush を心から愛しているが，彼の瀉血と水銀の理論は受け入れられない。彼はこの治療により多くの害をなしているのに，すべての人々の生命と幸福を守っていると信じ込んでいる」という悩みが明かされている（Strauss, p.425）。Rush は，ある患者に対する瀉血療法により訴えられ，今日の専門職賠償責任をめぐる医療訴訟の先触れとなった（Taylor 2008, p.215）。

　1960年代初頭に第32代米国大統領 Franklin Roosevelt の妻 Eleanor が結核になったとき，医師たちは最先端の治療法としてコルチコステロイドを投与

したが，21世紀の今では，そんな治療法を用いる医師はいない(Taylor 2008, p.218)。また，1960年代にクロルプロマジン(Thorazine)が広く用いられるようになると，医師や公衆衛生当局は，統合失調症を管理するための鍵を発見したと宣言し，精神病院に長期入院していた数万人の患者を退院させて，疑念を持たず，準備もできていない地域社会に帰してしまった(Taylor 2008, p.219)。

　われわれは，妊娠中の女性にジエチルスチルベストロールやサリドマイドを投与した結果を見てきた。痤瘡患者に放射線治療を行った後に，一部の人が甲状腺がんを発症したことを知った。以前は心血管疾患の治療にビタミンE(トコフェロール)を使用するように勧めてきたが，今ではこの薬物が死亡率の増加と関連していると考えている[8]。パーキンソン病患者の脳に胎児のニューロンを直接注入したり，ヘルニア修復後の疼痛管理のために神経の凍結療法を用いてきたが，どちらの効果も偽薬や偽手術と変わらないことが明らかになった[9]。幸い，ほとんどの患者は，われわれの治療が功を奏して(あるいはわれわれがなした害悪にもかかわらず)，病から回復する。病から回復した患者は医師が治してくれたと信じる傾向があるが，われわれは，患者のためだと言い張って，エビデンスが認められない疾患管理法や予防法を続けるようなことがあってはならない。そういう管理法や予防法は，かつて重症の高血圧を治療するために行われていた腰部交感神経節切除術のように，医学史の1ページとして屋根裏部屋に押し込んで埃をかぶらせておかなければならない。そうした治療法のいくつかを以下に挙げる。

- アンフェタミン系食欲抑制薬をルーチンに処方すること：昔は肥満患者に安易に興奮薬が処方されていたが，今はそのようなことはない。ただ，注意欠陥障害(特に成人のもの)の治療にそうした薬物が使用されることが増えている。
- 更年期の女性に対するホルモン補充療法のルーチンな実施：以前は，更年期は1日1錠のピルで容易かつ安全に補正できる欠乏状態だと考えられていた。けれども2000年以降に相次いで発表された一連の研究により，ホルモン補充療法には乳がんなどの危険性があることが示されたことで，更年期の女性へのエストロゲンおよびプロゲステロン製剤の使用は急速に減少した[10]。
- 毎年の人間ドック：Rankは『New England Journal of Medicine』に，「高

額で，効果がなく，不公平な人間ドックは，米国の医療から根絶すべきものの好例である」と書いている[11]。

- 心不全患者へのβ遮断薬の使用を控えること：今日では，一部の心不全患者には，薬物療法にβ遮断薬を追加することは非常に有益であることが分かっている。
- 急性背部痛患者のベッド上安静：かつては患者を入院させ，バック牽引法で両脚にそれぞれ2kg強のおもりをつけて引っ張りながら仰臥位で安静にさせることが標準的な治療法だった。今日では，症状が許すかぎり活動し続ける方がベッド上安静よりも良いことが分かっている。
- テオフィリン製剤を喘息治療の第一選択薬として使用すること：現在では，より好ましいリスクプロファイルを持つ良い薬がある。

9 診療に使用する薬物のまれな副作用を知ろう

今日では，医師も患者も，ほとんどすべての薬物が一般的な副作用（悪心，腹痛，下痢，頭痛，傾眠など）を引き起こしうることを知っている。いくつかの薬物は，特異体質性の，けれどもよく知られている副作用を引き起こす。例えば，テトラサイクリン系薬は歯牙の着色を引き起こす傾向があるため，子供や妊娠の可能性がある女性にテトラサイクリン系薬を処方する医師は，このリスクを認識していなければならない。また，伝染性単核球症の患者にアモキシシリンを投与すると，発疹が生じることがある。ナイアシンは広範な潮紅を引き起こすおそれがあるため，処方できる用量が制限されている。実際に見たことのある医師はほとんどいなくても，メトホルミンが乳酸アシドーシスを引き起こすおそれがあることはよく知られている。

しかし，ある種の薬物は，一般的でない，まれと言ってよい副作用を引き起こす。例えば，パーキンソン病の標準治療薬であるドパミン作動薬は，ときに「リビドーを亢進」させることが知られており，80歳代の高齢者が異常に興奮して性的パートナーを探し求めることがある。このような徴候は日常的に起こるものではないが，発生したときには注意が必要だ。

以下では，薬物のまれな副作用の例を挙げる。なかには，用量依存的で，実際には毒性の徴候かもしれないものもある。これらの薬物を処方する場合には，まれにしか見られないが，いつ発生してもおかしくない徴候とリスクにつ

いて知っておく必要がある。

- アセタゾラミド(Diamox)：この炭酸脱水酵素阻害薬は，しばしば高山病の予防のために処方されるが，指先のピリピリ感を生じさせたり，炭酸飲料をまずく感じさせたりすることがある[12]。私は高地に旅行する際にときどきこの薬物を服用するが，両方の副作用を経験している。
- α_1遮断薬：良性の前立腺肥大患者に一般的に処方される。この薬物を服用する患者が白内障の手術を受けるとき，術中虹彩緊張低下症候群(IFIS)という特有の合併症が発生することがある。α_1遮断薬の中で最も一般的に処方されているタムスロシン(Flomax)は，IFISを引き起こす可能性が最も高い薬物である。
- 同じくα_1遮断薬であるテラゾシン(Hytrin)，ドキサゾシン(Cardura)，アルフゾシン(Uroxatral)：これらも同じ結果を招く可能性がある。手術前に薬物の投与を停止しても，IFISを確実に防ぐことはできない[13]。
- アスピリン：高用量のアスピリンは興奮と混乱を引き起こすおそれがある[14]。発熱と倦怠感のある若者にアスピリンを投与すると，厄介な臨床像を呈することがある。私はある朝の往診で，まさにそのような状況に遭遇した。14歳の少女は2日前から熱があり，母親は几帳面に4〜6時間おきに成人用のアスピリンを2錠ずつ飲ませていた。2日目の終わりには少女の熱は下がっていたが，異常に活動的になり，不適切な行動が見られた。少女の年齢を考えると，アスピリンの投与量がいささか多かったのだ。治療は，経過観察とアスピリンの使用をやめるだけでよかった。
- サリチル酸中毒の原因となるほかの薬物：筋痛に広く用いられているBEN-GAYクリームなどの市販薬に含まれるウィンターグリーンオイル(冬緑油)は，その成分の98%がサリチル酸メチルである。2007年には，ニューヨークのスタテン島にある高校の陸上選手が，サリチル酸を含有する筋痛用クリームを大量に使用した後に死亡している[15]。
- β遮断薬：さまざまな心臓血管疾患の治療に一般的に処方されているβ遮断薬は，乾癬を引き起こしたり，既存の乾癬を悪化させたりするほか，乾癬様皮疹を生じさせるおそれがある[16]。
- ビスホスホネート系薬：骨粗鬆症の治療に一般的に処方されるアレンドロネート(Fosamax)をはじめ，このグループの薬物は顎骨壊死を引き起こす

可能性がある[17]。
- カルバマゼピン（Tegretol）：てんかんや双極性障害の治療に用いられるこの薬物は，ピッチ（音の高さ）の知覚を変化させることが報告されている。まれな副作用だが，音楽家には非常に辛いだろう[18]。
- クロミプラミン（Anafranil）：この三環系抗うつ薬を服用する患者は，副作用として異常なあくびを経験することが報告されている。この症状はコンプライアンスに影響を及ぼす可能性がある点で重要だ[19]。
- シクロホスファミド（Cytoxan）：このがん化学療法薬により，爪に異常な色素沈着が生じることがある[20]。
- シプロヘプタジン（Periactin）：一般的には抗ヒスタミン作用と抗セロトニン作用のために使用されるが，体重増加を引き起こすため，この目的のために処方されることもある。実際，シプロヘプタジンについて，「注意欠陥多動性障害があり，興奮薬により誘発された体重減少の見られる若者に有用であり，今後のランダム化比較対照試験が待たれる」とする研究もある[21]。
- ジギタリス，ジゴキシン（Lanoxin）：心不全の伝統的な治療薬であるジギタリスは，黄視症を引き起こすことがある。Vincent van Goghが一部の絵画に鮮やかな黄色を用いていたのは，当時てんかんの治療薬だったこの薬物を摂取していたことの副作用により説明できるのではないかと言われている（Taylor 2008, p.171）。
- ヒドロキシクロロキン（Plaquenil）：リウマチ性疾患の治療のために処方されることもある抗マラリア薬で，可逆的な角膜沈着物のほか，ごくまれに網膜症による視力喪失を引き起こすことがある[22]。好ましい作用として低血糖を引き起こすため，関節リウマチ患者への投与は，糖尿病のリスクを低下させるという利点がある[23]。
- 催眠鎮静薬：ゾルピデム（Ambien）やザレプロン（Sonata）などの非ベンゾジアゼピン系薬は，良好なリスクプロファイルゆえに広く処方されている。けれどもこれらの薬物は，眠りながらの料理，食事，自動車の運転，セックスなどの奇妙な副作用を引き起こすおそれがある[24]。
- イブプロフェン（Advil）：広く用いられている市販鎮痛薬だが，固定薬疹，膿疱性発疹，類天疱瘡など，さまざまな皮膚反応を引き起こす可能性がある[25]。
- リチウム：双極性障害患者にリチウムを処方する医師は，患者が手の細かい

振戦,軽度の口渇,多尿などの副作用を訴える可能性があることを知っている。けれどもあなたは,リチウムと特発性頭蓋内圧亢進症(偽性脳腫瘍とも言う)との因果関係が示唆されていることをご存知だろうか？ 頭痛,乳頭浮腫,視野狭窄などの初期徴候を認識したら,薬物の使用を中止することで,視神経萎縮による失明を回避できるかもしれない[26]。

- メフロキン(Lariam):多くの医師が,マラリアを予防するために,この薬物を処方したり自分で服用したりしている。けれどもこの薬物が,精神疾患の既往歴のない人にも,急性の幻覚と幻聴を特徴とする自己限定性精神病を引き起こす可能性があることをご存知だろうか？[27]

- ミノサイクリン(Minocin):テトラサイクリンが小児の歯牙の着色を引き起こすことがあるのと同様に,痤瘡の治療のために長期にわたって処方されることのあるミノサイクリンが,成人の永久歯の歯冠を黒く着色する可能性があることをご存知だろうか？[28]

- フェニトイン(Dilantin):この薬物がしばしば歯肉増殖を引き起こし,てんかんを持つ若い患者に苦痛を与えていることはよく知られている。しかし,この薬物を静脈内注射したときに,注射部位から遠位の手に疼痛,浮腫,皮膚の変色をきたす「紫の手袋症候群(purple glove syndrome)」というまれな合併症が発生するおそれがあり,手術が必要になる場合もあることはあまり知られていない[29]。

- ホスホジエステラーゼ5阻害薬:シルデナフィル(Viagra),タダラフィル(Cialis),バルデナフィル(Levitra)など,このグループの薬物は勃起不全の治療に広く処方されているが,感音難聴を引き起こすことが報告されていて,米国食品医薬品局(FDA)が2007年に警告を出している[30]。

- プラミペキソール(Mirapex):パーキンソン病の治療に用いられるドパミン作動薬だが,現在,むずむず脚症候群の治療薬として市販されている。病的賭博(ギャンブル依存症)という特異体質性の副作用があり,2007年7月には,プラミペキソールによる賭博衝動のリスクについてユーザーに警告する消費者向けのテレビ広告が放送された[31]。

- プロトンポンプ阻害薬:一般的な処方薬だが,服用開始から30日以内は市中肺炎のリスクが高まることがある[32]。

- キノロン系薬:この薬物に若い実験動物の軟骨を損傷する作用があることは,約20年前から知られている[33]。けれどもあなたは,レボフロキサシン

(Levaquin)などのキノロン系抗生物質が成人の腱炎を引き起こすおそれがあり，アキレス腱断裂につながる場合もあることをご存知だろうか？　この合併症はまれだが実際に起こるため，2008年7月に「黒枠警告(black boxed warning)」に追加された。医師はこのリスクを知っておくべきであり，キノロン系薬を処方するときには，患者(特に，高齢者やステロイドを服用している患者)にリスクを伝えることを検討するべきである。

- リファンピシン(Rifadin)：結核の治療や髄膜炎菌性髄膜炎の予防に用いられるリファンピシンは，汗，尿，涙の橙赤色の変色(そしてコンタクトレンズの着色)を引き起こすことがあり，この副作用について知らされていなかった患者を驚かせる[34]。
- スピロノラクトン(Aldactone)：重症の心不全の治療に有用な利尿薬だが，テストステロンの末梢代謝の変化に起因する女性化乳房を引き起こすおそれがある[35]。
- トピラメート(Topamax)：この抗てんかん薬は，現在は片頭痛治療薬としても人気があるが，乾燥肌や間欠的な高体温として現れる発汗減少を引き起こすことがある[36]。
- トラゾドン(Desyrel)：うつ病の治療のためにこの薬物を服用する男性患者は，長時間の勃起を経験したり，持続勃起症をきたしたりすることがある[37]。私は先日，医師のための生涯教育の会合で，自分で収集してきた「一般的に使用される薬物の一般的でない副作用」について発表したが，この講演の後，地域の精神科・薬物乱用治療診療所に勤めているという参加者から，一部の男性患者がトラゾドンを「トラズ・エレクト(traz-erect)」と呼んでいると聞いた[*1]。
- バレニクリン(Chantrix)：禁煙のために広く用いられているこの薬物は，失神や精神医学的副作用を引き起こすことがある[38]。2007年11月に，バレニクリンが引き起こす重篤な副作用の件数がほかのどの処方薬よりも多いことが報告されると，FDAは2008年2月に，バレニクリンが誘発する精神医学的副作用に関する公衆衛生警告を発した[39]。さらに2008年5月には，米国薬物安全使用協会(ISMP)が以下のような高強度安全警告を発表してい

[*1] 訳注：勃起不全患者が勃起不全を治すためにトラゾドンを服用すること揶揄して使われる。

る。「航空機，列車，バスおよびその他の乗り物の操縦や，注意や運動制御のとぎれが重大な傷害につながるおそれのある状況下でのバレニクリンの使用に関して，われわれは差し迫った安全上の懸念を抱いている。原子力発電所の作業員，高層建築用クレーンのオペレーター，生命維持用医療機器の操作者などについても同様である。突然の意識消失，発作，筋痙攣，視力障害，幻覚，妄想，および精神病の報告に基づき，われわれは，これらの状況でバレニクリンを使用するのは安全でない可能性があると考える。これらの副作用は以前は報告されていなかったため，バレニクリンが過去の事故による死亡や傷害にどの程度関与していたかはまだ調査されていない。米国連邦航空局が航空会社のパイロットによるバレニクリンの使用を承認したのは，一連の報告の多くが発表される前のことである」[40]

10 患者が処方薬とハーブの両方を摂取している場合には，潜在的に危険な相互作用に関する最新情報を入手しよう

補完代替医療は主流な医療行為の一部になりつつあり，われわれの患者の多くが栄養補助食品を摂取している。その栄養補助食品は，医師が処方したものかもしれないし，補完代替医療の施術者が推奨したものかもしれないし，食料品店のレジカウンターに置いてある雑誌が勧めていた商品を患者自身が店頭で購入したものかもしれない。いずれにせよ，ハーブ製品には薬理作用や副作用だけでなく，処方薬との潜在的な相互作用がある。

薬物とハーブの相互作用に関して重要なのは，患者が医師に栄養補助食品の使用について報告していないことが多い点だ。患者は，自分が摂取しているものが「薬物」であるとは思っていないかもしれない。あるいは，通常の治療の外で入手したものを摂取していることを医師に告げるのはまずいと思っているのかもしれない。そのせいであなたは，ワルファリンを服用する患者のINRに説明のつかない上昇が見られたり，スタチンを服用する患者の血清コレステロール値が上昇したりすることに首をかしげることになる。臨床医が直面するこうした謎に対する答えは，患者が薬物と同時に摂取している秘密の栄養補助食品にある。例えば，ワルファリンを服用している患者がセントジョンズワート，魚油，あるいはクランベリージュースを摂取していると，出血の問題が起こることがある。セントジョンズワートは，ジゴキシンやスタチンの濃度を低

下させることがあり，朝鮮人参とモノアミン酸化酵素阻害薬の組み合わせは躁病様症状を引き起こすおそれがある[41]。これらの例を挙げたのは，ハーブ療法に関連した薬物相互作用が大きな問題になり，患者に質問する際には配慮と警戒が必要であることを強調するためだ。

11 患者のヘルス・リテラシーのレベルを考慮しよう

　ヘルス・リテラシーとは，パンフレットや処方薬のラベルの指示など，ヘルスケアを受ける過程で患者に与えられる各種の情報を理解する能力のことである。あなたの患者は失読症かもしれないし，小学校3年生レベルの英語しか読めないかもしれないし，英語以外の言語しか読めないかもしれないし，どの言語も読めないかもしれない。

　近年，ヘルス・リテラシーは安全にかかわる問題として認められるようになってきた。特に問題になるのは，処方薬の警告ラベルや，処方薬のボトルの指示や，処置の準備に関する指示を理解できない場合である。Davisらは，ヘルス・リテラシーのレベルを評価するために，米国の3つの州のプライマリケア診療所の待合室で，英語を話す395人の患者に対してインタビューを行った。なお，このインタビューを受けた患者の「ほとんどが貧困層」であった。5種類の容器のラベルに印刷された指示を彼らがどの程度理解できているかを調べたところ，インタビューを受けた患者の67.1～91.1%が5種類のラベルを正しく理解していた。しかし，ヘルス・リテラシーが低いと評価された患者は，危険にさらされる可能性が非常に高いことが明らかになった。彼らの70.7%が「1日2回，2錠ずつ経口摂取」という指示を正確に読み上げることができたが，1日に何錠飲むべきかを正しく答えられたのはわずか34.7%だったのだ[42]。

12 調剤されない処方箋は患者の役に立たない

　あなたが出す処方箋の多くが調剤されないと聞いたら，ショックだろうか？残念ながら，今はそういう時代なのだ。私が本書のこの部分を執筆している2009年の段階で，米国は経済危機に苦しんでいる。失業と不完全雇用が国中に広がっている。今日も，信じられないようなことが起きている。大規模小売

チェーンが全国の店舗を閉鎖して，数千人の職を奪おうとしているのだ。ソフトウェア大手のマイクロソフトは，数千人の従業員を解雇する計画を発表した。新たな失業者が失うものは給料だけではない。彼らとその家族は健康保険の被保険者ではなくなって，健康保険に加入していないか，無保険期間のある大勢の米国人の仲間入りをする。

健康保険に加入していないことは健康にとって重大な危険因子であり，多くの人が，食料を買うか必要な薬を買うかという選択を突きつけられる。Olsonらは，2000年と2001年の国民健康調査から17歳以下の子供26,955人のサンプルを調べた。その結果，処方箋が調剤されなかった割合は，過去1年間に無保険期間があった子供では9.9％で，ずっと無保険だった子供ではわずかに高く10.0％だった。なお，無保険期間があった子供の20.2％が治療を受けるのが遅くなり，13.4％が治療を受けていなかったのに対して，ずっと無保険だった子供では15.9％が治療を受けるのが遅くなり，12.6％が治療を受けていなかった（原注：原文ママ）[43]。

13 理想の薬物の4条件：昔からあり，安全で，安価で，効果がある

患者の貴重な財産を強力で高価な最新の「特効薬」に投資させる前に，Rapport and Wright の1952年の著書『医学の大冒険』の23ページからの引用について考えてほしい。

> 真の医師は，効果が確認されているものならなんでも利用する。だから今日の科学的な医師は，どこで誰が発見したものであっても，本当に効果があると認められた薬物や手法は積極的に利用する。ドラッグストアに行って，商品棚をざっと見てみよう。そこには，古代エジプトで利用されていたヒマシ油，センナ，牛胆汁エキス，アロエ，アヘンがあるだろう。下剤のマグネシア（酸化マグネシウム）は，その産地である古代ギリシャの同名の都市にちなんで名付けられた。ヤラッパはメキシコから，カスカラはカリフォルニアから来た。今日普及しているアスピリンは，われわれの祖母たちがフランネルの布に染み込ませて，痛みのある関節に巻きつけていたウィンターグリーンオイルの親戚だ。キニーネ，コカイン，トコンは南米から来た。

古くからある薬物の長所の1つは，医師たちがそのリスクを熟知しているこ

とである。前述のようにキノロン系抗生物質がアキレス腱の炎症や断裂を引き起こすことが明らかになった場合とは異なり，医師がセンナ系下剤やアヘン誘導体を処方する場合には，後になって新たな副作用が見つかることはない。また，昔からある安全な薬物のほとんどは，特許の保護期間がとっくに過ぎているため，最近になって開発された医薬品に比べて安価であることが多い。もちろん，薬物で最も重要なのは有効性であり，最も高くつく薬は効果がない薬だ。

医師や薬剤師は，患者が感じる薬物の効果に影響を及ぼすことができる。われわれが処方箋を書くこと自体に，患者を納得させる力があることを意識しなければならない。医師が患者に処方箋を手渡すときには，「この薬を飲めばよくなりますよ！」という暗黙のメッセージを発しているのだ。だから，すべての処方箋には強力なプラセボ効果がある。その威力をあなどってはならない。例えば，前立腺肥大症は明らかに解剖学的異常であるが，最大尿流率（Q_{max}）の減少を含む厄介な症状を引き起こすことがある。Nickel は，フィナステリドによる前立腺肥大症治療の効果を探るプラセボ対照試験において，プラセボ群に割り付けられた 303 人の患者を詳しく調べた。彼らの結論は，プラセボ治療は「Q_{max} および前立腺肥大症の症状の有意な改善をもたらしただけでなく，臨床的に重要な副作用も引き起こした」というものだった。プラセボ群は，測定可能な量である Q_{max} の増加を報告しただけでなく，その 81.2％ が有害事象を報告し，インポテンスを経験した患者も 6.3％ いたのである[44]。

私は Anon の「自然と時間と忍耐は最高の癒し手である」という格言が好きだ。ほとんどの非慢性疾患がそのうち軽快することや，新薬の価格が天井知らずに高くなっていくように見えることや，われわれの治療の成功の多く（と，いくつかの副作用）がプラセボの力によるものであることを考えると，まずは，昔からあり，安全で，安価で，効果がある薬物を探してみるとよいのではないだろうか？

14 危険な多剤併用にご用心

診察を終わらせる最も簡単な方法は，処方箋を渡すことだと言われている。残念なことにこれは本当だが，最善のやり方ではないことが多い（もしかすると，常にそうではないかもしれない）。第 4 章の第 5 項「受診の本当の目的は何か考えよう」で述べたとおり，多くの場合，患者が求めているのは深刻な疾

患ではないという保証や症状の意味を知ることであり，特に「治療」を求めたり必要としたりはしていない。例えば，数カ月前から股関節痛があると言って受診した患者は，数年前に叔父の骨がんが同じ症状から始まったことを覚えていて，自分もがんではないかと心配しているのかもしれない。この患者は，身体診察と，場合によっては適切な画像検査を行ってがんではないと安心させれば，あとは行動の変化，熱い風呂，ときどきのイブプロフェンの使用によって痛みを管理する治療で満足する。

それにもかかわらず，われわれ医師は最初の診察から行動し，問題を特定し，治療計画を立てるように訓練されている。胸痛や，発熱や，腹痛を訴える患者がいれば，何かをせずにはいられない。われわれは治療狂 (furor therapeuticus) とでも呼ぶべき状態になり，患者のその日の訴えを治療するための理想的な治療法を探しはじめる。けれどもしばしば，その検索の結果は，すでにたいへん長さになっている患者の投薬リストに新たな薬物を追加するだけで終わる。

Steinman らは，高齢者の多剤併用の研究で，5種類以上の薬物（ビタミン剤，ミネラル，ハーブ系栄養補助食品，局所薬は数に入れない）を服用する65歳以上の患者196人について調べた。この患者たちが服用する薬物は5～17種類で，その平均はなんと 8.1 種類だった。著者らは，患者の65%が1種類以上の不適切な薬物を投与されていて，57%が適応外の薬物や効果がない薬物や重複した薬物を投与されていた。興味深いことに，投与が足りない患者も同じくらい多く，患者の42%に不適切な使用と不十分な使用の両方が見られた[45]。

Steinman らの研究は，多剤併用が多くの患者にとって有益どころか有害である可能性を示している。5種類以上の薬物を服用しているすべての患者は，臨床科学の範囲外の薬理学的無法地帯に住んでいる。患者の病へのアプローチを大きく変えたいと思ったら，最も賢明なのは，投薬リストに列挙されている薬物のいくつかを中止することかもしれない。

15 薬物療法の限界を認めよう

米国の政治家 Benjamin Franklin (1706～1790) は，「ほとんどの薬物が無価値であることを知っているのが最高の医師である」という警句を吐いた

(Brallier, p.259 にて引用)。私は頭痛を訴える患者に，片頭痛発作の痛みを完全に取り除く鎮痛薬はないことと，すべての「痛み止め」にはなんらかの危険があることを教えている。例えば頭痛の薬物療法には，過剰摂取や依存の危険があるだけでなく，反復性片頭痛を慢性片頭痛に変えてしまうおそれもある。

　鎮痙薬は，すべての腸痙攣を止めるわけではない。筋弛緩薬は，筋肉をそれほど弛緩させない。血管拡張薬は，多くの場合，期待どおりの効果を生じない。実際，われわれが用いる薬物のほとんどは，いわゆる生活習慣の変化（食事療法，運動，ストレスの回避，アルコールの過剰摂取や各種のタバコなどの有害な習慣をやめることなど）と組み合わせた場合に，よりよく作用する。Lindsay は 1923 年に，「高血圧の治療法は，薬物療法ではなく養生である」と記している（p.86）。もちろん，彼がこれを書いたのは，高血圧に効果のある薬物が 1 つもなかった時代である。けれども，よく効くと言われる（そして潜在的に有毒な）抗高血圧薬がいくつもある今日でも，すべての高血圧に効く薬物は 1 つもない。われわれが高血圧やその他のほとんどの疾患の治療に用いる薬物には限界があり，多くの医学的問題に対する最善の治療法は，今でも薬物療法ではなく養生なのだ。

16 しばしば医師が「薬」になる

　いつの時代も有効と思われる「薬」が 1 つある。それは医師だ。「薬としての医師」の概念は，英国の医師 Michael Balint による 1957 年の著書『医師と患者と病』で初めて提案された。Balint は医師を「総合医が最も頻繁に用いる薬」と呼んで，「お粗末なことに，医師による『保証』と『助言』の作用と効果はよく分かっていないが，この 2 つはおそらく最もよく用いられている治療法である。言い換えると，医師という薬は，この 2 つの形で投与されることが多いのだ」と述べている（Balint, p.116）。

　もちろん，医師という薬は背景に信頼関係がある場合に効果を発揮する可能性が高く，一般に，信頼関係を築くためには医師と患者の相互作用がなければならない。Kearley らは，総合医と患者の個人的な関係を調べて，深刻な疾患や心理社会的問題では，医師と患者の個人的な関係はきわめて重要になると結論づけた[46]。私自身，医師と患者の個人的な関係が深刻な疾患の治療に良い影響を及ぼすことを，長年の間に何度も実感している。外科手術を受ける患者や

心臓発作を起こした患者のベッドサイドにかかりつけ医がいることがどれだけ強力な治療になるか，多くの患者が私に話してくれるのだ．これは，かかりつけ医が外科の主治医や心臓専門医でない場合であっても同じである．医師という薬の価値と，長い時間をかけてはぐくまれる患者と医師との絆の意義は，医師と患者の継続的な関係の重要性を強く裏付けている．

17 コンサルテーションが治療の重要な要素になることもある

　あなたが田舎の総合医であったとしても，都会の大学の医療センターに所属するサブスペシャリストであったとしても，どんなに努力しても治療がうまくいかないように思われるときがある．診断に用いる徴候はまぎらわしく，患者は治療に反応せず，状況はどんどん悪化していく．そうなったら，同僚にコンサルトすることを検討する頃合いだ．

　ここで，コンサルトを求めることについてお話ししよう．私が医学生だった頃の話だ．フィラデルフィア総合病院での臨床ローテーションの際に，われわれのチームは，何をやってもうまくいかない患者に出会った．今日の病棟医たちは，こうした症例を「列車転覆（train wreck）」と呼んでいる．患者は多臓器不全であっただけでなく，その身体所見や臨床検査の結果は診断像を分かりにくくするだけに思われた．にっちもさっちもいかなくなったレジデントは，コンサルテーションを要請した．コンサルテーション依頼用紙には理由を記入する欄があったが，レジデントがそこに書いたのは「Help!」の一言だけだった．幸い，そんな要請に応えてくれた医師がいたからよかったが．

　これまでの数十年間，医師にとって最も価値ある道具は電話だった．電子メールでのコンサルテーションが可能になり，オンライン参考資料が登場した今日では，コンピュータは電話以上に必要不可欠なものになったと主張する人もいるだろう．BlackBerryやiPhoneは，電話とコンピュータの長所を兼ね備えているように思われる．

　医師のコンサルテーションへの積極性の分布は，だいたいベル型曲線になっている．曲線の一方の端には，自分の医学知識やスキルに対していささか厄介なほど自信があり，コンサルトするなど恥であると考える医師がいる．もう一方の端には，知的に怠惰で，ごくありふれた疾患であっても安易に専門医にまわそうとする「交通巡査」医師がいる．両者の中間には，賢明で謙虚な医師た

ちがいる。彼らは，治療がうまくいっていないことに気づくことができ，自分で答えが分かっているかもしれないと思うときにも，適切なタイミングでコンサルテーションを求める(Manning and DeBakey, p.218)。

　Balint は，コンサルテーションや，患者とかかりつけ医とコンサルタントの関係について，幅広く執筆している。彼は，コンサルテーションにより，患者ケアの責任の所在が曖昧になることがあってはならないと警告する。コンサルテーションとは助言を求めることであり，治療を任せることではない。治療を任せるなら，それは紹介だ。けれどもときに，かかりつけ医とコンサルタントが，Balint の言うところの「匿名の共謀(collusion of anonymity)」を行うことがある。これは，多くの医師や医療提供者が意思決定を行い，患者とその家族に助言をするが，誰一人として責任を負っていない状態だ。Balint は，今日の医療では「責任の希釈」が蔓延していると指摘する(Balint, p.93)。こんなふうに責任の所在をぼかされてしまうと，心臓発作，脳卒中，外傷の患者や家族はたまったものではない。

　コンサルテーションについて，もう少し考えよう。かかりつけ医はコンサルタントの助言に過度に依存しないように気をつけなければならない。賢明な医師であるあなたは，コンサルタントの助言について熟考してから，自分の判断で患者の治療を計画する。コンサルタントの助言に少し気をつける必要がある理由は，「道具が金槌しかない者には，すべてが釘に見える」という格言に要約される。同僚の専門医にコンサルトするときには，どの分野の専門医にコンサルトするかで助言が違ってくることを意識しよう。背部痛患者について外科医にコンサルトした場合に，手術を助言されても驚いてはいけない。

　あらゆる注意点を考慮して，コンサルテーションこそが必要なのだと分かることがある。Kenny Rogers の歌に，ギャンブラーは「こらえるべき時，ゲームを降りるべき時，立ち去るべき時，逃げ出すべき時」を知る必要があるという歌詞が出てくる。これを医師向けに言い換えるなら，話すべき時，聞くべき時，行動するべき時，コンサルトするべき時を知る必要があるということだ。

18 治療だけでなく予防も考えよう

　1884 年 5 月 15 日，フランスの科学者 Louis Pasteur(1822 ～ 1895)は，エコール・サントラル・パリ卒業生友愛協会が主催する講演で，「私はいつも，

疾患の治療法ではなく予防法を見つけることを考えている」と語った(Strauss, p.451)。長い目で見れば，予防は治療よりも安くつく。Pasteurは，低温殺菌によりビールやワインの腐敗を防げることを発見した工業化学者であり，費用対効果の高い予防的介入を強く支持していた。

今日，高額な治療法の登場などにより，疾患の治療費は毎年のように上昇している。けれども，疾患の予防戦略の多くはリーズナブルな価格にとどまっている。予防接種の費用は，不法行為責任を問われた場合の賠償費用の配賦によってどうしても高くなってしまうが，破傷風，ジフテリア，A型肝炎，B型肝炎，帯状疱疹の治療費と比較すれば，まだまだお得だ。

さらにお得なのが，生活習慣を変えて，適切な食事をとり，タバコを避け，定期的に運動し，体重をコントロールし，飲酒を控えることだ。1973年，Bellocは，カリフォルニア州アラメダに住む6,928人の成人の健康習慣を5年半にわたって調べた結果を発表した[47]。その結果，寿命に著しい影響を及ぼす健康習慣が7つ特定された。7つの健康習慣のうち3つ以下しか実践していなかった45歳の男性の余命は22年だったが，5つを実践していれば28年に延び，6～7つを実践していれば33年になる。7つの健康習慣を紹介しよう。

1. 毎晩7～8時間睡眠をとる。
2. 毎日朝食をとる。
3. 間食をしない。
4. 体重を合理的なレベルで維持している。
5. 定期的に運動する。
6. 節度のある飲酒をする，あるいは飲まない。
7. タバコを吸わない。

健康習慣については，1973年も今もたいして変わっていない。良識ある健康習慣は今でも，疾患や死を回避するのに最も費用対効果の高い方法だ。賢明な医師は，どのような問題を訴えて受診した患者についても必ず，生活習慣への介入や予防接種などの予防的措置が必要ないか考える。

19 どの患者にも，よくならなかった場合にどうするべきかを指示しよう

「失敗する可能性のあるものは必ず失敗する」というマーフィーの法則は，たいていのことにあてはまる。患者に感染している細菌は，処方した抗生物質への耐性を持っているかもしれない。手術後に縫合創が離開するかもしれない。副作用が起こるかもしれない。特に，不整脈のある患者に胸痛が起きたとき，発熱した子供の頸部に強直が生じたとき，あなたが処方した薬物に前述のようなまれな副作用があるときなど，患者の疾患や処方した薬物に，まれではあるが深刻な症状が生じるおそれがある場合には，よく注意するように指示しなければならない。その際，指示は文書にしておくように。

20 どんな場合に再受診するべきかを指示してから診療を終えよう

再診の予約は，1週間後，1カ月後，あるいは1年後かもしれない。次の受診時期が近づいたらリマインダーカードを送るようにするのもよいだろう。10日たってもよくならなかった場合や，悪化したり予想外のことが起きたりした場合には，電話をするか再受診するように助言してもよい。そして診療録には，よくならなかった場合にするべきことと次の予約についての指示の両方を記録しておこう。先を見越した指示を出し，それを文書にしておくことで，患者に情報を与えられるだけでなく，高額な損害賠償請求を阻止できることもある。

21 疾病の管理と予防に関する知恵の言葉

- あなたが予後を検討している患者は，統計データで言う「平均的な患者」ではない。[Reveno, p.105]
  > すべての患者は，親から受け継いだ遺伝子，人生経験，抱えている問題，自宅に保管している薬物，不快や不便に耐える能力など，多くの点で異なっている。

- 自動販売機に硬貨を入れてボタンを押すような治療はいけない。すべての病に薬があるわけではないからだ。[Sir William Osler(1849～1919). Bean and Bean, p.102 にて引用]
  | Osler は格言を比喩で表現するのが上手だった。

- ふつうの医師は，薬と立派な装置と暗示と個人的な魅力の組み合わせによって，多くのヒステリー患者を治療する。[Rapport and White, p.23]
  | 著者らが言う「ふつうの医師」とは，私のような総合医のことだろう。そう，われわれ総合医は秘密兵器を持っている。それは，患者との人間的な付き合いだ。この関係があるからこそ，治療において，それぞれの患者に合った投薬や処置や励ましができるのだ。

- 処方箋を書くのは簡単だが，人と分かり合うのは困難だ。[Franz Kafka (1883～1924). 短編『田舎医者』. Reynolds and Stone, p.95 にて引用]
  | 多忙な臨床医にとって残念なことに，患者と分かり合うのは処方箋を書くより時間がかかる。それでも患者を理解しようとつとめる方が，ほとんど常に良い治療ができる。

- われわれが患者に薬物を処方するとき，それは応用薬理学の実験である。[作者不詳]
  | われわれが処方する薬物からは，望ましい治療効果か副作用，あるいはその両方が得られるかもしれないし，どちらも得られないかもしれない。例えば私が風邪をひいて鼻がつまるのでプソイドエフェドリンを服用すると，薬物の効果により鼻は通るが，副作用の口渇により，ものを飲み込んだり話をしたりするのが困難になる。これが「両方」の例で，望ましい効果はあるが，薬物の有用性を制限する副作用がある。

- 治療を必要としているのは症例ではなく患者である。[米国の外科医・作家 Robert Tuttle Morris(1857～1938). Strauss, p. 635 にて引用]

- 新しい治療法の長所が確認されるには，通常，かなりの時間を要する。有害な効果が確認されるには，さらに長い時間を要する。[米国の外科医 Alfred Blalock(1899～1964). Strauss, p.637 にて引用]
  | チアノーゼ性心疾患に対する Blalock-Taussig 短絡術(BT シャント)など，小児心臓手術の革新で知られる Blalock は，新しい外科手技と新しい薬物の両方にあてはまる賢明なコメントを残した。

- 研修プログラムは医師に，自分の仕事とその重要性を本当に理解していれば，医師として患者を治療するための道具になれることを教える。[米国の医師・作家 Eric Cassell(1928〜). Cassell, p.110]

    米国の先駆的なダンサーで，振付師でもあった Martha Graham(1894〜1991)が活躍していた時代，私の友人の1人にモダンダンサーがいた。彼女はよく「私の体は私の道具なの」と言っていた。もちろん彼女が言っていたのは，ダンサーとして踊るための道具という意味だが，同じことは医師にも言える。医師にとって最も役に立つ道具は，メスでも内視鏡でも撮像装置でもなく，臨床知識とスキルと医師である自分自身の存在である。

- 患者が診察室に入ってきたときからプラセボ効果が始まるのが理想である。[米国の医師・倫理学者 Howard Brody の言葉を改変[48]]

- 優れたスキルを用いる必要がないように，優れた判断力を用いるのがいちばんだ。[作者不詳]

    大工は，「2回測って1回切る」を心がけて仕事をしている。慎重に計画した上で行動すれば，被害対策の必要性は小さい。大工の仕事にも医師の仕事にも「結果オーライ」はない。

参考文献

1. Matz R. Get ahead in medicine? Follow these simple rules. *Medical Econ*. 1978;16(9):119–123.
2. Say R, Murtagh M, Thomson R. Patients' preference for involvement in medical decision making: a narrative review. *Pat Educ Couns*. 2006;60(2):1020–1024.
3. Strull WM, Lo B, Charles G. Do patients want to participate in medical decision making? *JAMA*. 1984;252(21):2990–2994.
4. Wolff SH. Do clinical practice guidelines define good medical care? *Chest*. 1998;113:166S–171S.
5. Shaneyflet TM, Centor RM. Reassessment of clinical practice guidelines: go gently into that good night. *JAMA*. 2009;301(8):868–869.
6. Laszlo E. *The systems view of the world*. New York: Braziller; 1972.
7. Taylor RB. Family: a systems approach. *Am Fam Phys*. 1979;20(5):101–104.
8. Tatsioni A, Bonitsis NG, Ioannidis JP. Persistence of contradicted claims in the literature. *JAMA*. 2007;298(21):2517–2526.
9. Flum DR. Interpreting surgical trials with subjective outcomes: avoiding UnSPORTsmanlike conduct. *JAMA*. 2006;296:2483–2485.
10. Writing group for the Women's Health Initiative Investigators. Risks and benefits of estrogen plus progestin in healthy postmenopausal women. Principal results from the women's health initiative randomized control trial. *JAMA*. 2002;228:321–333.
11. Rank B. Executive physicals – bad medicine on three counts. *N Engl J Med*. 2008;359(14):1424–1425.

第5章　疾患の管理と予防

12. Burki NK, Khan SA, Hameed MA. The effects of acetazolamide on the ventilatory response to high altitude hypoxia. *Chest.* 1992;101(3):736–741.
13. Chang DF, Osher RH, Wang L, Koch DD. Prospective multicenter evaluation of cataract surgery in patients taking tamsulosin (Flomax). *Ophthalmology.* 2007;114(5):957–964.
14. Aspirin: Drug Information. Available at: http://cursoenarm.net/UPTODATE/contents/mobipreview.htm?20/63/21489; Accessed 4.12.2008.
15. Killed by muscle cream. New York Post. Available at: http://nypost.com/2007/06/09/killed-by-muscle-cream; Accessed 2.9.2009.
16. Yilmaz MB, Turhan H, Akin Y, Kisacik HL, Korkmaz S. Beta-blocker-induced psoriasis: a rare side-effect. *Angiology.* 2002;53(6):737–739.
17. Gutta R, Louis PJ. Bisphosphonates and osteonecrosis of the jaws: science and rationale. *Oral Surg Oral Med Oral Pathol Oral Radiol Endod.* 2007;104(2):186–193.
18. Kobayashi T, Nisijima K, Ehara Y, Otsuka K, Kato S. Pitch perception shift: a rare side effect of carbamazepine. *Psych Clin Neurosci.* 2001;55(4):415–417.
19. McLean JD, Forsythe RG, Kapkin IA. Unusual side effects of clomipramine associated with yawning. *Can J Psychiatry.* 1983;28(7):569–570.
20. Dave S, Thappa DM. Peculiar pattern of nail pigmentation following cyclophosphamide therapy. *Dermatol Online J.* 2003;9(3):14.
21. Daviss WB, Scott J. A chart review of cyproheptadine for stimulant-induced weight loss. *J Child Adolesc Psychopharmacol.* 2004;14(1):65–73.
22. Rynes RI, Bernstein HN. Ophthalmologic safety profile of antimalarial drugs. *Lupus.* 1993;2 (Suppl 1):S17–19.
23. Wasko MC, Hubert HB, Lingala VB, et al. Hydroxychloroquine and risk of diabetes in patients with rheumatoid arthritis. *JAMA.* 2007;298(2):187–193.
24. Dolder CR, Nelson MH. Hypnosedative-induced complex behaviors: incidence, mechanisms and management. *CNS Drugs.* 2008;22(12):1021–36.
25. Sanchez-Borges M, Capriles-Hulett A, Caballero-Fonseca R. Risk of skin reactions when using ibuprofen-based medicines. *Expert Opin Drug Saf.* 2005;4(5):837–848.
26. Levine SH, Puchalski C. Pseudotumor cerebri associated with lithium therapy in two patients. *J Clin Psych.* 1991;52(5):239–242.
27. Sowunmi A, Adio RA, Oduola AM, Ogundahunsi OA, Salako LA. Acute psychosis after mefloquine. Report of six cases. *Trop Geogr Med.* 1995;47(4):179–80.
28. McKenna BE, Lamey PJ, Kennedy JG, Bateson J. Minocyclineinduced staining of the adult permanent dentition: a review of the literature and report of a case. *Dent Update.* 1999;26(4):160–162.
29. Chokshi R, Openshaw J, Mehta NN, Mohler E. Purple glove syndrome following intravenous phenytoin administration. *Vasc Med.* 2007;12(1):29–31.
30. Mukherjee B, Shivakumar T. A case of sensorineural deafness following ingestion of sildenafil. *J Laryngol Otol.* 2007;121(4):395–397.
31. Spengos K, Grips E, Karachalios G, Tsivgoulis G, Papadimitrous G. Reversible pathologic gambling under treatment with pramipexole. (Article in German). *Nervenarzt.* 2006;77(8):958–960.
32. Sarkar M, Hennessy S, Yang Y-X. Proton-pump inhibitor use and the risk for community-acquired pneumonia. *Ann Int Med.* 2008;149(6):391–398.
33. Stahlmann R. Cartilage-damaging effect of quinolones. *Infection.* 1991;19(Suppl 1):S38–46.
34. Rifampin. In: Lexi-Comp. Available at: http://www.uptodate.com/contents/rifamycins-rifampin-rifabutin-rifapentine; Accessed 14.3.2009.
35. Rose LI, Underwood RH, Newmark SR, Kisch ES, Williams GH. Pathophysiology of spironolac-

tone-induced gynecomastia. *Ann Intern Med.* 1977;87(4):398–403.
36. Cerminara C, Seri S, Bombardieri R, Pinci M, Curatolo P. Hypohidrosis during topiramate. *Pediatr Neurol.* 2006;34(5):392–394.
37. Carson CC III, Mino RD. Priapism associated with trazodone therapy. *J Urol.* 1989;142(3):831–833.
38. Pumariega AJ, Nelson R, Rotenberg L. Varenicline-induced mixed mood and psychotic episode in a patient with a past history of depression. *CNS Spectr.* 2008;13(6):511–514.
39. Pharmacology Watch. Available at: https://www.ahcmedia.com/articles/16323-pharmacology-watch; Accessed 1.12.2008.
40. Moore TJ, Cohen MR, Furberg CD. Strong safety signal seen for new varenicline risks. The Institute for Safe Medication Practices. Available at: https://www.ismp.org/docs/vareniclineStudy.asp; Published 21.03.2008.
41. Gardiner P, Phillips R, Shaughnessy AF. Herbal and dietary supplement-drug interactions in patients with chronic illness. *Am Fam Phys.* 2008;77(1):73–78.
42. Davis TC, Wolf MS, Bass PF III, et al. Literacy and misunderstanding prescription drug labels. *Ann Int Med.* 2006;145(12):887–194.
43. Olson LM, Tang SF, Newacheck PW. Children in the United States with discontinuous health insurance coverage. *N Engl J Med.* 2005;353(4):418–419.
44. Nickel JC. Placebo therapy of benign prostatic hyperplasia: a 25-month study. Canadian PROSPECT Study Group. *Br J Urol.* 1998;81(3):383–387.
45. Steinman MA, Landefeld CS, Rosenthal GE, Berthenthal D, Sen S, Kaboli PJ. Polypharmacy and prescribing quality in older people. *J Am Geriatr Soc.* 2006;54(10):1516–1523.
46. Kearley KE, Freeman GK, Heath A. An exploration of the value of the personal doctor-patient relationship in general practice. *Br J Gen Pract.* 2001;51(470):712–718.
47. Belloc NB. Relationship of health practices and mortality. *Prev Med.* 1973;2(1):67–81.
48. Brody H. Placebo. In: Post SG, ed. *Encyclopedia of bioethics.* New York: Macmillan Reference USA; 2004;2030–2031.

第6章
死にゆく患者とその家族に寄り添う

> 臆病者は現実の死を迎えるまでに何度でも死ぬものだ。
> 勇者にとって，死の経験はただ一度しかない。
> 世の不思議はいろいろ聞いてきたおれだが，
> 何が解らぬといって，人が死を恐れる気もちくらい解らぬものはない。
> 死は，いわば必然の終結，来るときにはかならず来る，
> それを知らぬわけでもあるまいに。
> 　　　　　　　　　［William Shakespeare『The Tragedy of Julius Caesar』[1]
> 　　　　　　　　　（『ジュリアス・シーザー』福田恆存訳，新潮文庫，1968, p.59 より）］

　死はいつか必ず来るものであり，選択の余地はない。われわれはみな死ぬ。われわれの患者も，その家族も，われわれの家族も，医師であるわれわれ自身も死ぬ。かつて Freud は「すべての生の目的は死である」[2]と言った。よりスピリチュアルな言葉としては，Coelho は死を，いつも自分の隣に座っている「美しい女性」に喩えている（Coelho, p.183）。

　私は断然，Coelho のイメージの方が好きだ。私自身は，人生の目的は死ではなく，「自分の運命」を探求することだと考えている。とはいえ，われわれが地上で最後に担う役割は死ぬことだし，死によって人生の幕が下りることは否定できない。

1 死は生の一部である

　死にゆくことと死は，受胎から始まった1つの物語の最終章にすぎない。分かりきったことかもしれないが，医師は必ずしも死を失敗と同一視すべきではない。Marcus Aurelius も，「死ぬこともまた人生の行為の1つである」と

123

記している(『自省録』VI.2. Strauss, p.268 にて引用)。

　Alex Carrell は, 「老いによる死, すなわち自然死は, 子どもの成長や大人の成熟と同じ要因によって決定される。高齢者の人生を終わらせる機構は, すでに胎児の体内で働いている」(Rapport, p.851)として, 死が人生の自然な最終結果であることを雄弁に語った。1980 年, Fries は, 理想的な平均寿命は約 85 歳であると計算した。ペストや天然痘など, 外傷によらない早すぎる死の原因の多くが制圧・撲滅された今, 「早すぎる死の大半が, 中年以降の慢性疾患によるものになった」という。別の言い方をすれば, われわれ人間は(今だけでなく昔から)約 85 歳まで生きるように生物学的にプログラムされていて, 死亡率の曲線の上を滑っていくのだ。歴史的には, その曲線の形はしばしば疫病の大流行や大きな戦争を反映してきたが, この 100 年で, 米国人の複合罹病率の曲線は長方形に近づいてきた。つまり, 疾患や外傷により早すぎる死を遂げていなければ, ほとんどの人が 80 歳代中頃までおおむね健康でいられて, それから最後の急な下り坂を滑り降りはじめるのだ[3]。

　われわれの仕事は, 合理的に可能なかぎり患者の最後の日を遅らせるのを手伝い, その後は, 死をできるだけ適切に, もしかすると気高いものとして見られるように, そしてまた患者に近しい人々が看取れるように, 患者と家族を補助することだ。

2　死を管理するスキル

　私と妻は, それぞれの両親が長く充実した人生を終えるのを一緒に見てきた。4 人のうち 3 人は病院で息をひきとった。そのうちの 2 人のときには, 午後 5 時頃に医師が「それでは私は帰りますので」と挨拶しに来て, その後は姿を見せなかった。もう 1 人のときには, 一度も主治医の姿を見かけなかった。3 回とも, 私と妻は, 死にゆく親とともに取り残された。看護師はいたが, 彼らは 8 時間ごとに交代してしまうし, ラインやバッグや人工呼吸器の世話に忙しく, われわれに構っている暇などないようだった。この 3 回のうち 1 回では, ICU にいる患者が意識を取り戻す可能性があるかどうかを判定するために神経内科医が呼ばれた。医師は検査をし, 診療録に短い文章を記入すると, 裏口から出ていった。われわれ家族は ICU の隣の家族待合室で医師を待っていたが, 声はかけてもらえなかった。そこで私は, 自分も医師で, この

神経内科医に数人の患者を紹介したことがあるのだからと自分に言い訳をして，医師の自宅に電話をかけて直接報告を聞いた。

その後，患者が死亡したときには，これまで会ったこともない人が救急室から来て，死亡宣告を行った。病院内の仕事のやり方をよく分かっていると自負していたメディカルスクールの教授の家族に，そんなことが起きたのだ。同じような状況で，「ノンメディカル」の人々に何が起こるか，考えるのも恐ろしい。医師は，死にゆく患者とその家族に，あんなふうに接してはいけない。

われわれ医師の役割の1つは，死にゆく患者とその家族が，ケアの実務面（避けることができそうにないチューブや機械）に対処するのを手伝うことだ。死ぬことは，人生の物語を終えることである。その意味で臨床医は，患者が最後の時間，最後の瞬間の物語をつづるのを補助する役割も担っている。死を賢明に管理することができれば，残された人々は，尊厳と敬意と，もしかすると人間的な成長の物語を語りはじめるだろう。

3 「人は実在する原因によって死ぬ」

これは，William J. Mayo(Mayo and Mayo, p.56)の言葉だ。同じ意味の格言として，「極端な心気妄想のある患者も，最終的には身体疾患によって死ぬ」（作者不詳）がある。ここに，しつこい健康問題をいくつも抱える患者や，どうしてもコミュニケーションがとれない患者の治療にあたる医師たちが直面する地雷がある。

特に危険なのは，複数の疾患があり，大勢の専門医によって管理されている患者である。数年前，私はそのような患者の診療録の評価を行った。患者は子宮摘出術を含む既往歴のある60歳代の女性で，糖尿病，心不全，変形性関節症，うつ病，アテローム性動脈硬化症，乾癬があった。彼女は複数の専門科がある診療所で5人の専門医による継続的な治療を受けていたが，その中に婦人科医や家庭医は含まれていなかった。どの専門医も高い評価を受けていたが，誰一人として，彼女の昔の子宮摘出術に関連した病歴を聴取したり，身体診察を行ったりしていなかった。これらを行っていれば，その手術が子宮頸部を残す子宮膣上部切断術で，子宮頸がんのリスクが残っていたことを明らかにできた可能性があった。膣からの明らかな出血が始まった頃には，彼女のがんは骨盤全体に広がっていて，広範におよぶ手術が行われたが，最終的に彼女は死亡した。

4 「良い死」はある

われわれは皆死ぬのだから，どうせなら良い死を目指すべきである。良い死とは，人生の適切な時期に，適切な場所で，あまりひどい痛みに苦しむことなく，適切な人々に看取られて死ぬことだ。医師は，Goldsteenらが「死と死にゆくことの周辺にある規範的期待」と呼ぶ5項目を理解することにより，患者の力になることができる[4]。次に示す表は，この5項目と，私が考えた具体例だ。

期待	例
認識と受容	予後について適切な情報を持っている(痛みと疼痛管理に関する合理的な予測，今後の衰弱の可能性や支援の必要性など)
オープンな会話	死のプロセスに付随して家族の健全な対話がある
最後まで自分の人生を生きる	家族や友人との間に強固で健全な関係が維持されている
最後の責任を果たす	財産の管理計画を更新する
感情に適切に対処する	末期疾患への怒り，失望，抑うつに対処する(患者が若く，その死が「不公平」に感じられる場合は特に)

もちろん，患者は1人1人違っている。(私の知る多くの医師がそうであるように)頑固なまでに合理的な人は，最後の責任を果たすことに高い優先順位を与えるだろう。次に何が起こるのか，予後の予測を望まない患者もいれば，間近に迫った死への感情に対処するためにはこれから起こることを知るのが最も有効であると考え，予後を知りたがる患者もいる。患者のニーズを満たすために何をすればよいのか直観で悟るのが医師の仕事だ。

5 医師にとって「取るに足らない死」などない

死は生の一部であるだけでなく，メディアのあらゆるところに存在している。新聞を読めば，戦争による死，洪水やハリケーンによる死，有名人の死であふれている。これに対して，一般人や，どこの誰かも分からない路上生活者や，ナーシングホームで単調な日々を送る無数の高齢者の死についてはあまり聞かない。こうした人々のほとんどを診ているわれわれ医師は，有名であれ無

名であれ，死にゆく人々のそれぞれに家族や友人や野心や夢や他者の人生への寄与がある（あるいは，あった）ということを，心に留めておく必要がある。

患者の生と死を尊重するために臨床医ができることがいくつかある。1つは，スタッフや医師が死にゆく患者のことを話す際に，決して非人格化しないようにすることだ。その患者は「420号室の肺がん」ではなく，アイデンティティや感情を持つ人間だ。患者や家族は医師の意見を非常に重視するので，機会があれば，患者の人生とこれまでに成し遂げたことの価値を認めてあげよう。例えば家族は，医師が「高校教師としても家庭人としても，Johnさんの優しさと心の広さはすべての人の心に残ることでしょう」と言っていたことを何度も思い返すだろう。

医師が死亡した患者に敬意を払う方法の1つは，葬儀に出席することだ。小さな町の医師はふつうにやっていることだが，「都会」の医師も考慮すべきである。医師はときに，遺族が自分の存在をどのくらい大切に思っているかを忘れている。医師が患者の通夜や葬儀に出ることは，その患者の死が医師にとって取るに足りないことではなかったことを雄弁に物語る。私は開業して間もない頃に，医師が葬儀に出席することで，ほかの方法では学べない感情に気づけることを知った。次は，そうした例についてお話ししよう。

6 患者が死亡したときの出来事を遺族は決して忘れない

駆け出しの頃，私は4人の医師のグループ診療所で働いていて，だいたい半径20 km圏に住む患者を診ていた。当時は往診は珍しくなく，われわれの診療所でも，毎日午後は4人の医師のうち誰か1人がすべての往診に行くことになっていた。私が担当していた患者の中に，Harold Brown（仮名）という人がいた。彼には，重い糖尿病のほか，末梢性ニューロパチー，高血圧（当時は効果的な降圧療法はなかった），うっ血性心不全があり，その状態は毎月少しずつ悪化しているように見えた。Haroldは妻と一緒にトレーラーハウスに住んでいた。トレーラーハウスは，われわれの診療所から曲がりくねった田舎道を25 kmほども進み，樹木の生い茂った小道に入った突き当たりにあった。Haroldは車を運転できる状態ではなかったし，彼の妻は運転できなかったので，私が毎月往診していた。

ある日，Haroldが自宅で死去した。当時の慣行では，地元の葬儀屋が遺体

を動かす前に，医師が自宅に行って死亡宣告を行う必要があった。私はその日は往診の当番ではなかったため，同僚がHaroldの家に行って死亡宣告をし，未亡人にお悔やみの言葉を述べてきた。

　私が次にHaroldの未亡人に会ったのは，その数日後に葬儀場の遺体安置所を訪れたときだった。彼女は私を見た途端，さめざめと泣きはじめ，「Taylor先生，Haroldが亡くなった日には，Haroldが知らない先生ではなく，あなたがいらっしゃるべきでした。いったいどこにいらっしゃったのですか？」と言った。あれからもう40年になるが，未亡人がまだ生きていたとすれば，私がどのように彼女を失望させたか，絶対に覚えているはずだ。私も，あの日のことは忘れられない。

　遺族はまた，患者の死にまつわる言葉に特別な意味を持たせることがある。これに関して，同僚から聞いた話をしよう（プライバシーの保護のため，話は部分的に変えてある）。患者はRositaという29歳のヒスパニック系の女性で，大家族の中で初めて大学を卒業して，小学校の教師をしていた。母親にとって，Rositaはアメリカンドリームを体現する存在で，一族の輝ける星だった。そんな娘が白血病になったことに，母親は大きな衝撃を受けた。

　Rositaはまず化学療法を受けたが，効果はなかった。その後，兄弟から骨髄移植を受けて一時的に寛解を得ることができたが，幸運はそこまでだった。彼女は劇症感染症を発症し，抗生物質による治療は効かなかった。Rositaは最後は自宅に帰り，家族に囲まれて静かに息をひきとった。

　同僚の話によると，Rositaの母親は，死亡証明書に書かれている「白血病」という言葉を消すことはできないかと尋ねたという。ここから先は同僚の言葉をそのまま引用する。「死亡証明書をめぐる母親との会話から明らかになったのは，あらゆる困難を乗り越えた娘を非常に誇りに思っているということだった。自分の娘は大学を卒業し，甥や姪に勇気を与え（Rositaは独身で子供もいなかった），白血病にも打ち勝ったというのだ」

7 高齢者はしばしば死について医師とは違った見方をしている

　Herodotus（紀元前484〜424）は今から2500年前に，「疲れ果てた者にとっては，死は嬉しい隠れ家である」と書いている[5]。高齢者に「自分はいつ死ん

でもいい」などと言われると，若い医師はぎょっとしたり，ぞっとしたりするが，熟年の医師はあまり驚かない。もしかすると，死ぬ準備ができている患者は，医師よりも合理的なのかもしれない。比喩的に言えば，宴はいつかは終わるのだ。早すぎてはいけないが，遅すぎてもいけない。いつ死んでもいいと言う患者たちは，疲れているだけではないのだろう。人生でやりたいことをやり尽くしたのかもしれないし，ようやく家族と和解できたのかもしれないし，生涯の友のほとんどが逝ってしまったのかもしれないし，不動産プランナー風に言うなら「身辺整理が終わった」のかもしれない。

　私が住むオレゴン州では，1997 年 10 月 27 日にオレゴン州尊厳死法（DWDA）が制定された。有権者がこの法律を支持したのも，死について医師とは違った見方をしていることが一因だろう。この法律により，末期疾患に苦しむオレゴン州の住民は，尊厳死のための致死性の薬物を医師に処方してもらい，それを自分自身で摂取することにより人生を終わらせることができるようになった。もちろんそれには厳格なセーフガードと行政当局による監督が求められる。報告によると，1998 〜 2007 年には 341 人の患者が DWDA にもとづき致死量の薬物を摂取して死去している[6][*1]。

　患者と医師の死に対する考え方の違いについて議論されることは少ない。死を敵として見る医師は，患者の生が終わりに近づいても死に対して激しく抵抗する。一方，患者（と，おそらく家族）は，多くの場合，死に至る長くうんざりするプロセスが終わることを歓迎する。医師にとっては残念だが，おそらく先ほどの Herodotus の言葉からオープンな会話をすることができれば，誰もが同じようなことを考えているのが分かるのではないだろうか。Slomka は，医療技術を用いて生物学的な生を延長することについて，「患者の死に関する取り決めがあること，すなわち，医療技術を用いてどこまで生を延長するか，あるいは死を引き延ばすかについて十分な話し合いが持たれていること」が理想だと述べている[7]。

[*1] 訳注：2016 年 2 月に発表された最新の報告によると，DWDA にもとづく尊厳死の件数は増加傾向にあり，2015 年には 218 人が尊厳死を選択し，1997 年からの累計は 1,545 人になった。

8 死にゆく人のケアは過不足なく

　死をめぐる「交渉」と人生の終わりに際しての医療判断に関する Slomka のコメントは，現場での患者ケアにわれわれの目を向けさせる。アレキサンダー大王（紀元前 356 ～ 323）は死の床で，「私は多すぎる医師の手を借りて死んでゆく」と言ったという（Strauss, p.257）。また，米国初代大統領 George Washington（1732 ～ 1799）の死因は咽頭感染症，おそらくは喉頭蓋炎だったのではないかと言われているが，直接の死因は，吐酒石や強力な下剤の使用と，約 2.4 L もの冒険的な瀉血であった可能性がある（Taylor 2008, p.215）。不十分なケアの例としては，疼痛管理の失敗と「医師の傍観者的態度」がある。死にゆく患者とその死を管理するためには，過不足のないケアが必要だ。ゴルディロックス[*2]のようにちょうどいいところを見出すための最善の方法は，患者とのオープンな会話，家族とのミーティング，患者ケアに携わる主要なスタッフが参加するチーム会議だ。

9 患者が誰かの死について語ることは患者自身の臨床状態と関係があるのかもしれない

　患者が家族などの死について語りたがっているときには，少し時間がかかるかもしれないが，話を聞いてあげるようにしよう。自分にとって大切な人の死についての思い出話を親身に聞いてもらうことは，癒しの重要な要素である。そうした話には心からの共感を示そう。患者が死について話そうとするときには，注意深く耳を傾けよう。死の話題を持ち出す患者は，自分が気にしていることを打ち明けようとしている可能性があるからだ。もしかすると，死んだ人が言っていた症状が今の自分の症状と同じものではないかと言いたいのかもしれない。あるいは，自分の人生の物語について，新たな逸話を語りたくなったのかもしれない。

[*2] 訳注：昔話で 3 匹のクマの家に迷い込み，自分にちょうどいい温度の粥を食べ，ちょうどいい大きさの椅子に座り，ちょうどいい大きさのベッドで眠り込んでしまった少女。

10 高齢の患者が自分の死を予言しはじめたら，その言葉を真剣に受け止めよう

　患者自身による死の予言は正しい可能性がある。私が開業したばかりの頃，79歳のHerbert（仮名）という患者を診ていた。彼は診療所からそう遠くないところの小さな家に妻と2人で住んでいた。彼は何度か診療所に来て，自分はそろそろ死にそうだが，死ぬ準備はできていると言っていた。その後に起きたことを考えると，Herbertは，少なくともある程度は臨床的な抑うつ状態にあったのだと思う。けれども，抑うつ状態の人のほとんどは死なない。自分のことを優秀な臨床医だと思っていた私は，Herbertの体を念入りに診察し，血液検査とX線写真撮影を行って，79歳にしては驚くほど良好な健康状態だと請け合った。彼は私の努力に感謝してくれたが，やはり自分はまもなく死ぬだろうと言って帰宅した。

　それから1週間後の晩，Herbertは自宅で静かに息をひきとった。心臓発作か，致命的な不整脈に見舞われたのかもしれないが，彼の体に死因となりそうな異常は見つからなかった。彼の死は，私が自分で思っていたほど賢くなかったことを教えてくれた。あのときの教訓は今も私の胸に刻まれていて，自分はもうすぐ死ぬと信じている患者の言葉は真剣に受け止めるようにしている。

11 患者の死や回復について詳細に予測してはいけない

　患者に向かって「あなたの余命は半年です」と告げる医師は愚か者だ。Oslerはかつて，「不確実な要素のない職業に就きたいなら，医学の道はあきらめるべきだ」と語ったという（Silverman et al, p.75）。医学において，末期と思われる疾患の経過を予想することほど不確実なことはない。

　一方で，われわれ医師はさまざまな疾患による死亡のリスクを予測するための統計データを持っているし，各種のがん患者の平均余命も知っている。けれども，診察室であなたの目の前に座っている人は，あなたが勉強した文献に出てくる「平均的な患者」ではない。あなたが医師ではなく会計士だったら，医学研究により検証され，心血管疾患をはじめとする各種疾患による死亡リスクの予測に用いられるスコアを愛用してもなんの問題もないのだが[8]。

　われわれ医師は，診療所や病院で患者や家族が切実に必要としている指針を

なんとか与えようとして，ときに記憶に残るような間違いをおかしてしまう。末期疾患の患者の余命を予想したいという気持ちを抑えきれなくなったら，思い出してほしい事実がある。少なくとも1つの前向きコホート研究から，われわれ医師は63％の症例において余命を長めに予想しているらしいことが分かっているのだ[9]。われわれは，厳しい現実を前にして患者を延命させる自分の能力を過大評価しているのだろうか？

　Sieglerは，医師が患者や家族に迫られて死や寛解や回復を予想しなければならなくなった場合の対処法について説明している[10]。それは，最も悲惨で悲観的な予後を告げるという，少々ずるいやり方だ。そうしておけば，患者が死亡した場合にも家族は覚悟ができているし，あなたは見事に予想を的中させたことになる。一方，患者が死亡しなかった場合には，誰もが幸せになれる。Sieglerの戦略は，フランスの哲学者 Blaise Pascal（1623〜1662）の有名な賭けの議論を意識している。「パスカルの賭け」あるいは「パスカルの計略」と呼ばれるこの議論は，Pascalの死後に刊行された断章の集成『パンセ』第3章「賭けの必要性について」で展開されている。この議論によると，われわれは神の存在を具体的に証明することができなくても，神が存在する方に「賭ける」べきだという。あなたが神を信じ，実際に神が存在していた場合には，この世でのわずか1回の命を賭けるだけで，永遠の命を手にすることができる。一方，神が存在していなかったとしても，あなたが損するのはこの世での短い命だけだ。患者に悲観的な予後を告げることをパスカルの賭けと結びつけて論じるのは少し無理があるかもしれないが，たしかに類似点はあると思う。

12 死にゆく人は孤立しがちであることに気づこう

　私は，友人でもある患者から，死について貴重な教訓を学んだ。皆さんは，第4章でお話ししたRonaldのことを覚えておられるだろうか。彼の精巣腫瘍は奥さんによって発見され，私が確認し，すぐに外科的に除去された。手術後，彼は化学療法を受けたが，生き延びられるかどうかは怪しかった。

　Ronaldの一家は，交通信号が1カ所しかないような，ごく小さなコミュニティーの中で暮らしていた。人々は彼のことをよく知っていて，当然，がんのことも知っていた。ある日，診療所に来たRonaldは，生まれたときからよく知っている人々が自分を避けるようになったと打ち明けた。「食料品店で幼馴

染を見かけることがあるのですが，私がいることに気がつくと，近くを通らないように別の通路に逃げてしまうのです」。実際，末期疾患の患者の多くは，病室にいる家族やスタッフが，あたかも自分が存在していないかのように会話をすることに傷ついている。このような形で患者を孤立させることは，「早すぎる死亡宣告」とも言えるもので，死のプロセスを耐え難いものにするおそれがある。

ちなみに，Ronaldはその後，町の人々の予想を見事に裏切った。あれから40年が経過した今も，がんとは無縁に，故郷で幸せな隠居生活を送っている。

13 どんな状況でも希望を見出そう

煮立てた油で傷口を焼灼するよりも良い治療法を発見して創傷ケアに革命を起こした軍医 Ambroise Paré（1517〜1564）は，いくつかの印象的な格言を残している。「命にかかわる症状があるときにも，患者には必ず希望を与えなければならない」は，その1つだ。私が駆け出しの家庭医だった頃，がん専門医に「あなたの患者の多くががんで死んでゆくのに，どうしてこの仕事を続けられるのですか？」と尋ねたことがある。彼の答えは，「どんなにひどい状況でも，われわれにできることは必ずあるからです」だった。私は今，彼のような前向きな姿勢こそが，われわれ全員が見習うべきものであることを知っている。

14 患者の死が迫ったときに，しなければならないことがある

68歳のAnthonyは第二次世界大戦の退役軍人で，退役軍人の例に漏れず長年にわたるヘビースモーカーだった。彼も妻のHannaもすでに退職していて，娘の子供である2人の幼い孫を育てていた。娘は麻薬中毒のシングルマザーで，3年前に子供たちを置いてどこかに行ってしまったのだ。

一家は特に問題なく暮らしていて，私は，高齢者と幼児のごくふつうの健康問題の治療をしていた。ところがある日，Anthonyが肺がんと診断された。まもなくがんは脳に転移し，神経学的機能と認知機能の両方が損なわれた。

Anthonyは町の中を散歩するのが好きで，病気になってからもその習慣を続けていた。ある日，彼は大型トラックの前に飛び出し，轢かれてしまった。この出来事が事故だったのか，自殺を試みたのかは分からない。いずれにせよ，Anthonyは脳の外傷など全身に重傷を負ってICUに入院し，その死は時

間の問題であるように思われた。彼の苦痛はたいへんなものだったが，ときに意識が清明になることもあった。

このとき Hanna が私に言った。「先生には黙っていましたが，Anthony と私は正式には結婚していません。そういう機会がなかったのです。困ったことに，私たちの収入源は彼の退役軍人年金だけなのです。彼が死んでしまったら年金の給付はなくなり，子供たちと私は無収入になってしまいます」

あなたならどうするだろう？　彼らのかかりつけ医として，私は救済策を提案した。Anthony と Hanna の結婚許可証を取得し，Anthony の意識がはっきりしたときに病院付き牧師に ICU に来てもらい，2 人を結婚させたのだ。看護師たちが証人となり，私は花嫁をエスコートして花婿のもとに連れていった。Anthony はその 1 週間後に死去したが，家族の生活を守れたことに安心して旅立っていったにちがいない。ヘルスケアの専門家として，そして思いやりの心をもつ人間として，ICU のスタッフと私は，なすべきことをしたのだ。

15 患者や家族が誤解するおそれのある表現は使わないようにしよう

患者の希望を失わせ，医師から見放されたと誤解させるような言葉には，特に気をつけなければならない。以下の表は，医師が客観的な事実を伝えるために口にした言葉を，患者や家族がどのように誤解するかを示したものだ。

臨床医の発言	患者が考えるおそれのあること
「私たちは適切で費用効率のよい治療を行っています」	私は安くて質の悪い治療を受けているのかもしれない
「薬が効いていませんね」	私の予想以上に事態は悪いのかもしれない
「私が知っている治療はすべて試みました」	先生は私のことなどどうでもよくなったのだ
「療養病床に移っていただく必要があります」	先生は匙を投げた
「ホスピスケアのことをご存知ですか？」	ホスピスなんていやだ。どんどん痛みが増していって，私は死ぬのだ
「治療をやめる状況について話し合う必要があるので，あなたの事前指示書とリビングウィルを確認しておきましょう」	そらきた。私はもうすぐ死ぬのだ

16 死はこの世で最悪のことではない

　米国の詩人 Henry Wadsworth Longfellow(1807 〜 1882)は，「死は病より良い」と書いた。この言葉に目をとめた私は，彼の生涯について調べてみた。当時の多くの人々と同じように，この詩人もまた，結核による進行性の消耗や，その他の慢性感染症に苦しんだのではないかと思ったからだ。私の予想に反して，Longfellow はすこぶる健康で，当時の平均寿命をはるかに超えて 75 歳で腹膜炎で死去したようだ。彼を苦しめたのは，「Fanny」と呼んで愛した妻 Frances が，衣服に火がつく事故で 1861 年に死んでしまったことだった。彼の悲嘆は終生やわらぐことなく，ときどきアヘンチンキを摂取して悲しみをまぎらわしていたという。

　好ましい選択肢としての死という話で思い出すのは肺炎だ。昔から肺炎は，人生の最後に比較的容易にこの世から脱出させてくれる病だった。今日でも，われわれの患者の多くが最後にこの道を通ってゆく。Dowell は肺炎のことを「世界的な殺人感染症の筆頭」と呼んだ[11]。

　1892 年頃，Osler はその大著『医学の原理と実際』で，「肺炎は高齢者の友と言ってよいかもしれない。老人は，急性で，期間が短く，あまり苦痛のないこの疾患に罹患することにより，しばしば本人にとっても友人にとっても耐えがたい『冷酷に進みゆく衰え』から逃れることができるからだ」としている (Silverman, p.137)。そう考えると，体の弱った高齢者に肺炎球菌ワクチンを接種したり毎年インフルエンザワクチンを接種したりするのは，場合によっては，かえって迷惑な行為なのかもしれない。とはいえ，進行したアルツハイマー病で老人ホームに入っている高齢者にこれらのワクチンを接種しないことは，倫理的にはどうなのだろうか？

17 突然死してしまう患者もいる

　上述の Herbert の事例のような突然死は，管理された死とは全く異なるものとなる。Emanuel らは，人生のさまざまな段階における役割の意識と理解がそのプロセスの指針となるという「役割理論」にもとづき，「死にゆく人」という役割の 3 つの主要な要素について考察している。その 1 つは具体的な準備作業などの実務的な要素，2 つめは他者とのかかわりに関する理性的な要

素，3つめは，個人として成長を遂げ，人生の物語を完結させることに関する個人的な要素である[12]。人が自動車事故や予期せぬ心臓発作により突然死するときには，現実的に，この3つの要素を備えた「役割」を果たすことができず，良い死を遂げることが困難になる。

　あなたや私の昔からの患者が突然死してしまったとき，われわれは，遺族の突然の悲しみと，プロフェッショナルとしての自分の不安の両方に対処しなければならない。かかりつけ医である自分の力で運命を変えることはできなかったのか？　この死は防げたのではないか？　自分が診察したときには気づかなかったが，患者は実は抑うつ状態にあり，それが一因となって命を落としたのではないだろうか？　自分は冠動脈疾患の初期の徴候を見落としたのだろうか？　自分は医師としてこの患者の期待を裏切ったことはなかっただろうか？　自分の患者が突然死したと聞かされた良医は，真っ先に，プロフェッショナルとして自分に不備があったという自責の念に襲われる。

18 自殺してしまう患者もいる

　「自殺を考えることは大きな慰めである。私は自殺を考えることで多くのひどい夜をのりきることができた」と言ったのは，ドイツの哲学者 Friedrich Nietzsche（1844～1900）である[13]。自殺は，2008年の米国人の死因の第11位に入っているが，私は，この数字は過少報告されていると思う。自動車の単独事故，溺死，薬物の過剰摂取「事故」のうち，実際には自殺だったものがかなりあるのではないだろうか？　さきほどの Anthony の命を奪ったのは，不慮の事故だったのだろうか，それとも自殺だったのだろうか？

　今日の臨床医は誰でも，患者に自殺念慮を打ち明けられたときには，その目的，手段，計画について質問するべきであることを知っている。さらに良医は，「医師は患者の行動に影響を及ぼすことはできない」と言ったり，患者の感情に共感を示さなかったりして患者を死にたくさせるようなことは絶対にしない。おそらく，臨床現場で最も効果的な自殺予防法は，医師が患者に絶対に自殺しないでほしいと強く言い，自殺しないことを個人的に誓わせ，心境の変化が起こりそうなときには自分に連絡するように約束させることである。

19 家族に患者の死亡を知らせるときには慎重に

　1961年，メディカルスクールの上級生だった私は，フィラデルフィアの私立病院で夜間にシニアレジデントに報告を行う「インターン」として働いていた。今日では，そんな仕事などありえないように思われるかもしれないが，1960年代初頭にはあったのだ。私は，勤務時間のほとんどを，個人開業医の電話に出ることで過ごしていた。だいたい1週間に1回のペースでシフトに入っていたので，自分が担当した多くの患者が最終的にどうなったのかはいつも分かっていなかった。レジデントのサポートにはむらがあったし，患者の主治医である開業医たちとの連絡は，控えめに言っても，あまりうまくいっていなかった。彼らは私の能力をよほど信用していたにちがいない。私は数人の医師と電話で話をしたが，私のシフトの間に病院で彼らの姿を見かけることはめったになかったからだ。

　病棟内の看護師に下剤を頼まれたり，患者が肺水腫になったと呼び出されたりすることもあった。ときには患者が死亡して，自宅で就寝中の家族に電話で連絡しなければならないこともあった。私は今でも，あるシニアレジデントに言われたことを覚えている。「患者が死亡して，家族が病院に来ていない場合には，電話口で患者の死を報告してはいけない。『ご家族の容態が悪化したので，すぐに病院に来てください』と言うのだ。家族が渋ったら，同じことを繰り返し言え。ただ，患者が死亡したと言ってはいけない」。彼によると，それには2つの理由があるという。第1に，剖検を依頼するにはその場に家族がいる必要があるからだ（当時は，剖検は重要なご褒美だと考えられていた）。第2の理由はもっと現実的で，「患者が死ぬと思っていなかった家族に電話で死亡を報告すると，返事の代わりに，気絶した人が床に倒れる音が聞こえることがあるから」だという。今にして思うとSamuel Shemの小説『ハウス・オブ・ゴッド』あたりに出てきそうな助言だが，当時はさほど不合理にもシニカルにも思わなかった[14]。

　その後，家族が遠方に住んでいるなどの理由から，悪い知らせや，ときには死亡の報告までも電話ですませなければならないことが増えた。そのような場合には，私は「ご自宅にほかに誰かいらっしゃいますか？」と尋ねることにしている。いないという返事だったら，できるだけほかに人がいるときに改めて知らせるようにしている。

20 死の意味は家族ごとに違うことを考えよう

　誰かの死は，その家族や友人にとって，それぞれ違った意味がある。ときに，われわれ医師が予想もしなかったような受け止め方をしている場合もある。われわれの患者が死去したとき，ほとんどの場合，親しい人々はその喪失を嘆き悲しむだろうと予想するだろう。しかし，安堵，正当化，勝利の喜びなど，悲しみ以外の感情の方が強くなることもあるのだ。

　その患者は Clyde という 70 歳代前半の男性で，重症の高血圧と動脈硬化があり，複数回の脳卒中を起こして脳機能の大半と自力で歩行する能力を失っていた。食事はスプーンで一口ずつ食べさせてもらう必要があった。彼の妻は狭い自宅のダイニングルームに病院用ベッドを置いて，昼夜を問わずかいがいしく介護していた。子どもたちも，それぞれに仕事があり，自分たちの子どももいて，忙しい生活を送っていたが，できるだけ介護を手伝っていた。彼らは週末ごとに家族で集まり，子どもたちは状況がよく分かっていない Clyde をベッドから椅子に移動させ，ときどき椅子からずり落ちてしまう彼と一緒の時間を過ごした。

　Clyde はその後も何度か脳卒中や心房細動を起こした。そのたびに若い医師が彼をすばやく病院に運び込み，全力を尽くして死の淵から救い出し，Clyde は再び自宅に戻って家族による手厚い介護を受けた。

　ある日とうとう Clyde が死去した。家族は葬儀に集まって故人をしのんだ。けれどもその場に漂っていたのは悲しみではなく，試練が終わったという安堵感だった。家族にとっての Clyde は何年も前に世を去っていて，後に残された手のかかる抜け殻は家族の悲しい重荷でしかなく，その重荷がついに取り除かれたのだ。

21 患者の死が良くも悪くも親族の絆を強めることがある

　高齢者，特に，ちょっとした財産があり，近くに動ける家族がいない高齢者が末期疾患になると，姪や甥やいとこなどの遠い親族の心に突然激しい愛情が芽生えて，患者のケアに強い関心を寄せるようになることがある。こうした親族が病院やナーシングホームに何人も来るようになると，厄介なことになる。どういう理屈か分からないが，彼らは，医師や看護師の骨身を惜しまぬ介護を

批判することで，それまで何十年も患者を避けたり無視したりしてきたことの埋め合わせができると思っているようだ。私は，死にゆく患者に対する親族の愛情の強さと，彼らが示す関心の強さ(および，彼らが患者ケアにもたらす混乱の大きさ)は，反比例していると思うことがある。

22 遺族が病的悲嘆に陥っていないか気をつけよう

　人生のすべてにわたって言えることだが，ものごとが思い通りにいかないことはままある。Kübler-Rossの1969年の著書『死ぬ瞬間』によると，患者の死後，遺族は多かれ少なかれ予測可能な悲嘆の段階を経るという[15]。けれども，すべての遺族が，否認，怒り，取引，抑うつ，受容の5段階を経るわけではない。簡単に言えば，患者が死亡した後，一部の遺族は死の受容をめざして長い旅に出るのだが，目的地に到達できない人も少数ながらいるようなのだ。そうした遺族は，否認，怒り，あるいは苦しい抑うつの沼から抜け出せなくなり，病的悲嘆に陥る。

　遺族の病的悲嘆をたどっていくと，患者が死亡した頃に起きた出来事に原因が見つかることがある。その典型的な例は自殺，特に若者の自殺である。もう1つは，家族内のけんかや医療介護者との衝突だ。私が遭遇した事例では，元気な高齢男性が，自分の死に関して，自分自身だけでなく妻の分まで意思決定をしてしまったことが原因だった。この夫婦には子供がおらず，密接な関係にあったが，やや機能不全家族を思わせるところもあった。あるとき，夫が短い病の後に死去した。彼の最後の決定の1つは，通夜も葬儀も告別式もしないということだった。その結果，残された妻は夫の死を悲しむ機会を奪われ，数年後に彼女自身が死去するまで，激しい怒りを抱えた病的な状態に陥ってしまった。

　病的悲嘆はときに微妙で，気づくのが困難なことがある。Meadorは，「配偶者が死去してから半年以上になるのにまだ悲嘆に暮れている人には，どこで暮らし，どこで眠り，配偶者の衣服をどのように処分したかをそっと尋ねてみるとよい」としている(Meador, No.97)。この助言は，遺族が悲嘆のどの段階にあるかをオープンに話し合うための簡便な指標となる。

23 患者の死に対する医師の情動反応を意識しよう

　Samuel Shem のユーモラスだが強烈にシニカルな小説『ハウス・オブ・ゴッド』では，大都市の旧市街地にあるハウス・オブ・ゴッド病院に勤務する若きレジデントたちの日々の冒険が語られている。ちなみに，Samuel Shem という名前はペンネームで，精神科医でもある著者の本名ではない。この小説に登場する「ハウス・オブ・ゴッドの法」第9条は，「唯一の良い入院は死んで入院することだ」である[14]。小説の全編に見られる死への冷淡さは，1960～1970年代の医師の卒後教育の特徴とも言える殺人的な勤務スケジュールと睡眠不足のせいかもしれないが，もちろん，だからといって許されるものではない。

　遺族や友人だけでなく，医師もまた患者の死に対して不健康な反応をすることがある。一方の極端には過度の悲嘆がある。これは，医師自身が，もっとできることがあったと気づいたり，なんらかのミスをおかしたりしたときに生じる特別な危険である。もう一方の極端にあるのは，患者が死亡しても悲しみを感じない状態だ。これはおそらく，医師自身が認めるよりも頻繁に起きている。Berry は, 医師が患者の死に対して冷淡になる要因について考察している。その1つは，患者の苦痛から自分を切り離そうとする「臨床的な敬遠」だ。そのほか，「絶望に気づくことによる萎縮効果，最初に関係を築いたときの不誠実さ，鎮静薬を投与された患者や意識のない患者に人間性を感じられないこと」などが挙げられている。Berry は，これらの要因を意識することで，医師が「知らぬ間に人間味を失っていく」のを予防できるかもしれないと言う[16]。

24 折に触れて，死にゆく患者とその家族の勇気を思おう

　どういうわけか，われわれは年をとるにつれ本当の自分に近づいていく。楽観的で陽気な人は周囲の人々の喜びとなり，こうした性質は年齢とともに強まるように思われる。一方，なにごとにも満足せず，常に粗探しをしているような人は，年をとると本当に意地悪になる。年齢とともに発達してくる本性は，その人が死ぬときに完全に現れる。

　幸い，いよいよ死が近づいてくると，怒ったり，激しく粗探しをしたりする人はあまりいなくなる。死にゆく人々のほとんどは，称賛に値する平静さで死と向き合っている。そこに快活さを求めるのはあまりにも酷だ。英国の作家

W. Somerset Maugham（1864〜1965）は，作家になる前にロンドンで5年間医学を学んでいる。彼の次の言葉を読むと，私は，自分の患者の多くが死に際して見せた高貴さを思い出さずにいられない。「あれからもう四十年は経っているが，いまだに何人かの患者のことははっきりと記憶しているので，描いてみろと言われれば，絵が描けるくらいだ。当時耳にした言葉の端ばしが今でも耳の奥に残っている。人の死に様を見た。人がいかに苦痛に耐えるかを見た。希望，恐怖，安堵がどういうものかを見た。絶望のあまり顔に暗い皺が刻まれるのを見た。勇気と確信も見た。私には幻覚としか思えぬものを信じきって，目を輝かせるのを見た。心に浮かぶ恐怖を周囲の者に見せたくないという自負心から，死の宣告を聞いても顔色一つ変えず，皮肉な冗談を飛ばして雄々しく耐える姿も見た」〔Maugham WS.『The Summing Up』[17]（『サミング・アップ』行方昭夫訳，岩波文庫，2007，p.80 より）〕

25 死にゆくことと死に関する知恵の言葉

- 死は，われわれ全員が支払わなければならない債務である。［古代ギリシャの悲劇詩人 Euripides（紀元前484〜406）. Strauss, p.91 にて引用］

- 急性疾患については，死亡と回復のどちらを予測するのも危険である。［Hippocrates（紀元前460頃〜377）[18]］

- 青ざめた死は，貧者の小屋も，王者のそびえ立つ館も等しい足で蹴りたたく。［Horace（紀元前65〜8）.『Odes（頌歌）』I.iv.13. Strauss, p.91 にて引用］
  | そのとおり。死は皮肉な平等をもたらす。

- 有意義な1日が幸せな睡眠を運んでくるように，有意義な人生は幸せな死を運んでくる。［イタリアの芸術家 Leonardo da Vinci（1452〜1519）[19]］

- 医師の義務は生を延長することであり，死の過程を引き延ばすことではない。［英国の医師 Lord Thomas Horder（1871〜1955）. Strauss, p.159 にて引用］
  | 患者の家族は，この点の説明を受けることで，患者の終末期に医師とともに賢明な選択をしやすくなる。医師自身も，人間としての尊厳を失い，死が迫っている患者のために救急治療班（コードブルー）を召集したくなったときには，この格言を思い浮かべるべきである。

- 死はつまらないし，味気ない。だから，死とは関わり合いを持たないようにすることをお勧めする。［英国の医師・作家 W. Somerset Maugham(1874～1965)[20]］
  > Maugham は 91 歳まで死を避け続けたが，最終的には自分自身の助言に従うことはできなかった。

- あらゆることと同じく，死ぬこともまた芸術である。［米国の作家 Sylvia Plath (1932～1963)］
  > 伝えられているところによると，自殺する少し前に彼女はこのように言っていたという[21]。

- 生と死という病を癒すためには，その間を楽しむしかない。［スペイン系米国人の哲学者 George Santayana(1853～1962)[22]］

- 1 人の死は悲劇である。100 万人の死は統計である。［ソ連の政治家 Joseph Stalin(1878～1953)。[23]］
  > この言葉を実践に移した彼ほど，死に対して冷笑的だった人間はいない。

- 死がセックスと違う点は，1 人でできて，誰にもばかにされないことだ。［米国の俳優 Woody Allen(1935～)[24]］

参考文献

1. Shakespeare W. Julius Caesar, II, ii, 32.
2. *New York Times Magazine*, May 6, 1956; source, Evans B. Dictionary of quotations. New York: Delacorte; 148.
3. Fries JF. Aging, natural death, and the compression of morbidity. *N Engl J Med*. 1980;303:130–135.
4. Goldsteen M, Houtepen R, Proot IM, Abu-Saad HH, Spreeuwenberg C, Widdershoven G. What is a good death? Terminally ill patients dealing with normative expectations around dying and death. *Patient Educ Couns*. 2006;64(1-3):378–386.
5. Herodotus. Histories, VII.xlvi.
6. DWDA 2007 report. Available at: https://public.health.oregon.gov/ProviderPartnerResources/EvaluationResearch/DeathwithDignityAct/Documents/year10.pdf; Accessed 8.6.2008.
7. Slomka J. The negotiation of death: clinical decision making at the end of life. *Soc Sci Med*. 1992;35(3):251–259.
8. Pocock SJ, McCormack V, Gueyffier F, Boutitie F, Fagand RH, Boissel JP. A score for predicting risk of death from cardiovascular disease in adults with raised blood pressure, based on individual patient data from randomized controlled trials. *BMJ*. 2001;323:75–81.
9. Christakis NA, Lamont EB. Extent and determinants in terminally ill patients: prospective

cohort study. *BMJ*. 2000;320:469–473.
10. Siegler M. Pascal's wager and the hanging of crepe. *N Engl J Med*. 1975;293(17):853–857.
11. Dowell SF. Surviving pneumonia-Just a short-term lease on life? *Am J Respir Crit Care*. 2004;169: 895–896.
12. Emanuel L, Bennett K, Richardson VE. The dying role. *J Palliat Med*. 2007;10(1):159–168.
13. Aphorisms. Available at: http://littlecalamity.tripod.com/Quotes/D.html; Accessed 12.11.2007.
14. Shem S. *The House of God*. New York: Dell; 1981.
15. Kübler-Ross E. *On Death and Dying*. New York: Macmillan; 1969.
16. Berry PA. The absence of sadness: darker reflections on the doctor-patient relationship. *J Med Ethics*. 2007;33(5):266–268.
17. Maugham WS. *The Summing Up*. Garden City, NY: Doubleday; 1946.
18. Bioethics discussion blog. Available at: http://bioethicsdiscussion.blogspot.com/2005/06/more-hippocratic-aphorisms.html; Accessed 12.11.2007.
19. Da Vinci L. The Notebooks.
20. Quote DB. Available at: http://www.quotedb.com/quotes/3355; Accessed 13.4.2009.
21. Medical quotes and anecdotes. Available at: http://easydiagnosis.com/secondopinions/newsletter12.html; Accessed 27.9.2007.
22. Use Wisdom. Available at: http://www.usewisdom.com/sayings/death.html; Accessed 12.11.2007.
23. Famous aphorisms. Available at: http://www.aphorisms-galore.info/category/life-and-death; Accessed 12.11.2007.
24. Aphorisms Galore! Available at: http://www.ag.wastholm.net/aphorism/F66L57-IYZ; Accessed 12.11.2007.

第 7 章
臨床医として生計を立てる

> 私の診療所は，病院からわずか 2 ブロックのところにある。私は毎朝，病院での回診の後，8 時 55 分に診療所に入る。診療所のスタッフは 8 時 30 分から来ている。すでに最初の 2 人の患者が来ていて，1 人目は診察室に入っている。私はスケジュール帳を一瞥する。今日も予約で埋まっている。D 夫人は 10 時 30 分から 15 分間の予約になっているが，15 分で診察が終わるとは思えない。彼女が最近の不調を事細かに記録したリストを読み上げるだけで 15 分以上かかるはずだ。
>
> ［米国の医師・教育者 Richard C. Reynolds.
> 『内科医のある 1 日』. Reynolds and Stone, p.268］

　現代の医学教育の問題点の 1 つは，医師として生計を立てることを考える必要がないかのように医学生に思わせてしまっていることである。われわれは医学生に基礎科学を教え，臨床医としての知識やスキルを授け，医学が抱える倫理的ジレンマについて考察できるように手を貸すが，奨学金の返済費用を稼ぎ，住宅ローンを支払い，家族を養い，月末に余った資金を管理する方法は教えていない。われわれは彼らに，内科医や外科医としてやっていけるだけの技量があることを証明する卒業証書だけを与えて，あとは世間の風波にまかせてしまう。舵のない船のような彼らは，銀行員や，投資顧問や，第三者支払機関や，医療機器のセールスマンや，悪気はないが知識が不十分であることが多い家族からの投資アドバイスに流されていく。

　良医は，みずからの財政的運命をコントロールする術を身につけていなければならない。これには少なくとも 2 つの側面がある。1 つは，診療所の経営を学ぶことだ。とはいえ，最近は若手医師が診療所を新規開業することはめったになく，数人の医師がグループで開いている診療所に参加することがほとんど

だ。その場合，診療所規約や契約や給与は最初から決まっているため，診療所の経営についての助言は少々時代錯誤に思われるかもしれない。医師が診療所を新規に開業するためには，オフィスを借りたり買ったりし，診療に必要な機器を揃え，診療録を用意し，スタッフを雇い入れ，請求書の作成システムをはじめ，患者を診察して報酬を得るのに必要なこまごました手配をする必要がある。だから，レジデント期間を終えた医師の大半が，既存のグループに加入して，似たような契約書にサインすることになる。そこでは，診療に関する財政的な問題はビジネス・マネジャーがすべて面倒をみてくれるので，請求コードや生産性について時折話し合う以外は，患者を診察してから月末に給料をもらうまでの間にどんな事務処理が行われているのか，ほとんど何も知らないままになってしまう。

　財政的運命のコントロールのもう1つの側面は，貯蓄，子供の教育への投資，安定した老後など，あなた個人にとって重要なことのすべてである。本章では主に診療所の経営について述べるが，読者諸氏には診療所の経営と個人的な投資の両方について学んでおくことをお勧めする。投資については第13章「明日の計画を立てる」でお話しするつもりだ。

1　診療所内で起きていることをすべて理解するために全力を尽くそう

　自分の診療所で行われていることをあなたが理解していないなら，あなた（とあなたの収入）の運命は，その知識を持つ人の手に委ねられることになる。この警告には，電話応対のプロトコル，診療予約システム，患者を診察室に案内するプロセス，診療所にある医療機器の仕組み，診療録システム，診療費の清算プロセス，請求と入金の手順などが含まれる。一部の進歩的なレジデント研修プログラムでは，レジデントを受付や請求オフィスで数日間過ごさせて，その仕組みに触れられるようにしている。

2　プロとしてのスキルとサービス指向を兼ね備えたスタッフを採用しよう

　今日では，すべての医師が，自分と一緒に働くサポートスタッフ，管理者，

看護師，ナース・プラクティショナー，医師助手，さらには同僚の医師の採用に直接関与しているわけではない。けれども私は，すべての医師が，できるだけ採用プロセスで発言権を持てるように努力するべきだと思う。なぜなら，診療所のスタッフは，あなたの仕事仲間であるだけでなく，あなたの診療所の表向きの顔にもなるからだ。

　この点に関して，『アップルビー・アメリカ：政界，ビジネス界，宗教界の成功者たちは新しい米国社会といかにして心を通じ合わせるか』（Sosnik et al, p.85）という本をお勧めしたい。それぞれ異なる立場から政治に関わってきた3人の著者によると，テクノロジーの時代になって画一的な扱いを受けることが増えた現代人は，人間味のある触れ合いやコミュニティーを求めるようになったという。そして，レストランチェーン「アップルビー」こそは成功のモデルであるとし，利益だけでなく顧客満足を重視するその姿勢の分析から，今日の政治運動やあなたの診療所にもあてはまる教訓を導き出す。著者らは，「アップルビーは，顧客が期待するフレンドリーな出会いを提供できる従業員を探し出すために，科学を少々利用している」と言う。それは，従業員の募集に応募してきた人々に150問の心理テストを課すことだ。テストの目的は，仕事ぶりに影響を及ぼす可能性の高い人格特性を発見することにある。アップルビーのある役員はこう言う。「われわれは，彼らが母親を愛しているかどうかを見ています。母親を愛していない人は，われわれが関わり合いたくない心の重荷を背負っているからです」

　私自身は，スタッフ（や同僚）を採用するときに正式な心理テストを行ったことはないが，応募者が私や面接の日に出会ったほかの人々と心を通じ合わせる能力については考慮している。職場文化は非常に重要で，外から来る人はそこにある「共同体意識」を敏感に察知する。あなたの診療所に来た患者がフレンドリーな出会いを経験できるかどうかは，あなたが良い人材を採用できるかによって決まる。あなたは，社交的で華やかな人ではなく，人生を楽しみ，他者に奉仕することに喜びを感じる人を探し出さなければならない。そういう人は，しばしば直観が教えてくれる。私は，どんなに優れた臨床スキルを持つ応募者が来ても，私のスタッフや私自身と心が通い合わなければ採用しない。

3 すべての患者を尊重しよう

　すべての患者は大切な「顧客」で，ある意味，あなたの雇い主だ。なぜなら彼らは，二度とあなたの診療所に戻ってこないことで，あなたを「クビ」にすることができるからだ。これだけしか理由がなくても，賢明な医師ならすべての患者を尊重する。けれどもほかにも理由がある。

　私は，医業における患者の尊重について研究していたとき，ジョンズ・ホプキンズ大学バーマン生命倫理研究所（米国メリーランド州ボルチモア）のBeachらの論文に出会った。著者らはこの論文で，患者を尊重することは医療従事者の道徳的な義務であり，医療従事者は「一個の人間である患者の価値を無条件に認め」，その自主性を尊重しなければならないとしている。そして，患者の価値を信じるという「認識の次元」の尊重と，この信念に従って行動する「行為の次元」の尊重を呼びかける[1]。

　分別のあるベテラン医師なら誰でも無意識に実践していることについて，ジャーナル3ページ分もの小難しい論文を書ける学者たちの能力を，私は賞賛してやまない。とはいえ，このような論文が発表されること自体，多くの臨床医が理想のようには患者を尊重できていないことの証拠なのかもしれない。

　もちろん，患者自身が尊重されるのを難しくしている場合もある。（しばしば確認済みの）予約を守れない患者，診療所のスタッフに失礼な態度をとる患者，われわれの助言に文句を言う患者，支払いをしない患者などだ。それでも彼らが健康問題を抱えた人間であり，救いを求めて診療所に来ていることに変わりはない。どんなに困難な状況でも患者への敬意を忘れずにいられることはプロフェッショナルの証であり，そういう医師こそ「人類への奉仕の誓いを立てた者」という，真の意味でのプロフェッショナルなのだと思う。

4 診察を求めてきた患者はできるだけ診察しよう

　診療所の予約係の仕事は，診察を求めてきた患者が受診できるようにすることであり，門番のように追い返すことではない。あなたは，自分に診てもらいたがっている患者をできるだけ診察できるシステムを作り，彼らがよそに行ってしまわないようにする必要がある。

　患者が必要なときにかかりつけ医の診察を受けられるようにするにはオープ

ンアクセス・スケジューリングを採用すればよい。つまり，「今日の仕事は今日やる」という格言どおり，患者が診療所に電話してきた当日または翌日に受診できるようにするのである。私が1人で開業していた頃には，小さな町の多忙な診療所に可能な範囲で，この理念に従っていた。診療所のモットーは，「今日具合が悪い人が，早い時間に電話をしてきた場合には，今日中に診察する」だった。ただ，このシステムだと，「1週間前からなんとなく体調が悪いので診てほしい」と午後4時に電話をしてきた人は，その日のうちに診ることはできないかもしれない。オープンアクセス・スケジューリングを導入するには，予約の調整にあたって賢明な判断ができるような予約係がいることが鍵になる。

　もちろん，オープンアクセス・スケジューリングでは，日によって患者数が多すぎたり少なすぎたりするほか，午前中の早い時間は暇で，午後になって忙しくなる傾向がある。それでも，患者の満足度は概して高く，数字を見ても有効であるようだ。ある研究によると，小児科診療所でオープンアクセス・スケジューリングを導入したところ，予約のキャンセル件数が減少し，適切なタイミングで小児に予防接種ができた件数が増加したという[2]。

5 効率のよい診療に必要な空間と設備に投資しよう

　窮屈な診察室や，古い機械や調子の悪い機械を我慢して使い続ける必要はない。人生は短いし，適切な空間と設備への投資は，通常，生産性の向上によって報われるからだ。

6 大量のデータを管理できるシステムを構築しよう

　最近は，片手で持ち上げられないほど重い診療ファイルに悩まされた経験のない医師も増えてきたようだ。こうしたファイルには，医師や看護師が書いた何ページもの診療録，臨床検査報告書や画像報告書，延々と続くバイタルサインや尿量の記録が入っていた。われわれの診療所でも，紙のカルテに，再調剤に関する文書やマネージドケアの承認の書類が混ざって，臨床関連のデータの検索を困難にしていた。

　そんな状況の救い主として登場したのが電子カルテだった。われわれは電子

カルテの力を信じようとしているが,誰もが確信できたわけではない。ハーバード大学メディカルスクールの Himmelstein and Woolhandler は,電子カルテに対する過大な期待について論じている。彼らは,電子カルテへの巨額の投資からほとんど利益を得られていない現状を見て,「典型的な病院のコンピュータ化による恩恵は,25年前の情報技術による恩恵を大きく上回るものではない」と断じている。電子カルテを導入しようという呼びかけの背景には,「証明されていない前提と,希望的観測と,現実にはありえないことを現実のように見せかける特殊効果」しかないというのが彼らの意見だ[3]。ここで引用した研究は2005年のものだが,それほど古いものではないし,その後,特に目立った技術革新もないので,基本的には今もあてはまると考えてよいだろう。

電子カルテへの懐疑論を紹介したので,バランスをとるために,ニューヨーク州の田舎の家庭医が電子カルテを導入したときの顛末を報告する O'Neill and Klepack の論文も紹介しよう。これによると,電子カルテの導入により処方のオーダーや請求書作成の効率が上がり,品質管理も向上したという。さらに,導入から2年後には,マニュアル化が進んだことにより,診療収入は20％も増加したという[4]。

私は,大学病院の臨床医と患者の両方の立場を経験しているので,電子カルテに対する思いは複雑だ。電子カルテの導入について最初に説明された会議では,担当者から「最初のうちは電子カルテなんてわずらわしいと思われるでしょうが,そのうち好きになっていただけると思います」と言われた。現在,私と電子カルテの関係は相思相愛とは言いがたいが,カルテの最新の記述や臨床検査データに容易にアクセスできる点は気に入っている。報告書の提出を待つ必要はない。臨床医がその日に電子カルテに記入したことは,夜になって緊急事態が発生したときにはもう参照することができる。私は最近外科手術を受けたが,入院前の診察時から入院中に世話になったすべての臨床医が,私の問題リスト,服薬リスト,現在の臨床検査データにアクセスできていたのはすばらしいと思った。

7 もう少しだけ患者を人間的に扱い,情報を与えよう

受診のストレスを軽減し,少しでも楽しめるようにする方法はいくつもある。

- 待合室を快適な場所にする。自分で待合室に行き，どんな感じがするか，しばらく座ってみよう。
- 実際に診察できる時刻が予約時間より遅くなる場合には，患者に知らせるようにしよう。ある診療所では待合室にホワイトボードを置いて，予想待ち時間を書き込んでいた。悪くないアイデアだ。
- 患者には名前で呼びかけるように，スタッフに奨励しよう。
- 診療人口によっては，バイリンガルの従業員を採用することを検討しよう。
- 検査着，室温，ほかの人（家族や見習い）の同席について，患者の好みや気持ちを確認しよう。
- 心電図記録，X線報告書，臨床検査報告書などを患者にコピーしてあげよう。
- 受診の目的は果たせたか，説明に不明な点はなかったかを患者に確認して診察を終えよう。

8 患者に応対するスタッフを補助しよう

　診療に関する決定や医学的な助言は，ある程度は診療所のスタッフに任せなければならない。どんな医師でも，患者が希望するすべての予約をさばき，ヘルスケアに関するすべての電話相談に応対することはできない。こうした応対の多くはスタッフに任せることになるが，もちろん，その前に十分な指導と監視が必要だ。その過程で，リーダーシップ論で言うところの「職務に見合った成熟」が起こる。新人の看護師は，多くの投薬を受けている Jones 夫人から副作用に関する質問をされても答えられないかもしれないが，診療所で経験を積み，Jones 夫人自身のこともよく知るようになれば，誰よりも頼りになる相談相手になるかもしれない。

9 あなたが出会う顧客サービスのプロに学ぼう

　われわれ臨床医の仕事は，「ウィジェット（widget）」を作ったり売ったりすることではない。名前を思い出せない小型の機械をさす「ウィジェット」という言葉は，George S. Kaufman と Marc Connelly による 1924 年の喜劇『馬に乗った乞食』で初めて使われた。この劇では，貧しいクラシック音楽家が，大好きだが金にならない作曲を続けるか，退屈だが給料は良いウィジェット工

場で働くかで悩む[5]。ウィジェットがどのようなものなのか，劇中での説明は一切ないが，私は生活のためにウィジェットを作ったり売ったりしなくてよいことをありがたいと思っている。われわれ医師の仕事は，顧客である患者にサービスを提供することだ。数年前，私は診療所や病院の顧客サービスのお粗末さに目をとめ，私自身がこれまでに出会った顧客サービスのプロの仕事と比較する論文を書いた[6]。顧客サービスのプロの仕事と，われわれ医師が見做うべき点を以下にまとめる。

- 整備士：私がいつも車の修理を頼んでいる整備士のDimitriは，修理が終わったら必ずその内容を説明する書類をくれる。われわれ医師も，臨床検査やX線撮影の結果について，どのような検査を行い，何が明らかになったかを説明する文書を患者に渡すようにしたらどうだろう？
- 歯科医：私は年に2回歯科検診を受けているが，そこの受付係は次回の予約日が近づくと私に通知してくれるので，私は忘れずに受診することができる。われわれ医師も，予約日をもっと通知するようにしたらどうだろう？
- 私が休暇中に滞在したホテルのスタッフ：少し前に，私と妻はオレゴン州南部の小さなリゾートホテルに泊まった。チェックインの際に，フロント係が私たちの名前を覚え，どのように呼ばれるのを好むかを把握すると，その後はホテルのスタッフの全員が私たちを名前で呼んでくれるようになった。かなり努力しないとできないことだが，われわれ医師は手元の診療録を参照できるのだから，ホテルのスタッフよりずっと楽なはずだ。
- マットレスのセールスマン：私と妻は，先週セールスマンのJimから新しいマットレスを購入し，昨日それが自宅に届いた。すると今日，Jimが我が家に電話をしてきて，昨夜はよく眠れましたかと聞いてくれた。たしかによく眠れた。われわれ医師も，もっと患者に電話をかけて，受診後の具合を尋ねるようにしたらどうだろう？
- ノードストローム百貨店の販売員：私の妻がノードストローム百貨店に行くと，妻が探している商品が見つかるように，販売員がいろいろな売り場に一緒に来てくれるという。われわれ医師も，医療の迷路に入り込んだ患者のために，ガイドとしてもっと行動するようにしたらどうだろう？
- 会計士：私の会計士は，電子メールで質問すると，すぐに回答をくれる。われわれ医師も，そういうサービスを提供したらどうだろう？

10 効果的な時間管理術を身につけよう

　日々の診療を満足のいくものにするための鍵は，あなたの時間の管理術を身につけることにある。時間管理に関しては，私は「仕事は与えられた時間を超えるまで膨張する」というマーフィーの法則を思い出す（マーフィーの法則は第 11 章でも紹介する）。貴重な時間は大切に使わなければならない。あなたの患者も，あなたの時間と自分の時間の両方を大切に思っている。

　まずは時間分析を行うとよい。小さなノートを用意して，あなたが目覚めている時間に何をしているか，1 週間にわたって記録しよう。それから，次の 4 つの質問をしよう。自分の時間の使い方について，何か見えてこないだろうか？

1. 時間の浪費になっている行動はないか？　1 つの書類を何回かに分けて処理していないか？　患者が検査着に着替える間，廊下に出てうろうろしていないか？　緊急ではないことのために仕事を中断していないか？
2. ほかの人がするべきことを自分でしていないか？　例えば，コピー取り，ルーチンデータのコンピュータへの入力，電話での一般的な問い合わせへの応対，縫合やギプス包帯の準備など。
3. 自分の時間を管理できるようになるために，やり方を変えるべきことはないだろうか？　緊急に対応しなければならない事態があることが分かっていながら，1 日の予約をぎっしり入れていないだろうか？　全員が残業しなければならないのが確実なほど，夕方遅い時間まで予約を入れていないだろうか？
4. あなたがしていることの中で，まったく必要ないことはないだろうか？　なんの役にも立っていない会議に出ていないだろうか？　新しい情報をもらうわけでもないのに，毎月，製薬会社のお気に入りの営業に会っていないだろうか？

　König and Kleinmann は，人が時間管理に関する決定を行う典型的な場面をいくつか描写して，この問題を検討した[7]。そうして導き出したのが，「人は，時間管理に関する決定において，将来の利益よりも当座の利益を追求する。言い換えると，時間がかかるが大きな成果が出る仕事よりも，小さくてもすぐに結果が出る仕事をとる」という結論だ。例えば，せっかちな医師は，オープンアクセス・スケジューリングを採用すること（あとで大きな成果が出る大きな変化）よりも，緊急事態に備えていくつか予約枠をあけておくこと（すぐに結果が出る小さな変化）を選ぶ。

基本的に，時間管理はコントロールが可能なものと不可能なものを区別することから始まる（例えば，ほとんどの医師は毎日自宅から診療所に出かけたり，診療所から病院に出かけたりしなければならず，その時間はコントロールできない）。Callan は，医師がコントロールできる時間は労働時間の 20 〜 50％と見積もり，その割合をもっと高くしなければならないと言う（Callan, p.90）。われわれがなすべきことは，コントロール可能な時間を活用しながら，いわゆる「コントロール不能な時間」からも少しでも時間を取れるように最善を尽くすことだ。

11 診療時間のコントロールを不能にしてスケジュールを乱す患者に注意しよう

　この章の冒頭で引用した文章で，D 夫人が来ることを知った Reynolds が思ったように，患者の中には，ほかの患者より診察に時間がかかる人がいる。そうした患者は，しばしば多くの問題を抱えている。困るのは，医師が自分のために割ける時間は有限であるという感覚を彼らが持っていないことだ。彼らにはたっぷり時間があり，医師とともに過ごすことが無上の幸せなのだ。ある患者は多くの問題を抱え，各部の痛みについて微に入り細にわたって説明しようとしているし，またある患者は，1 つの質問に対して 5 段落以下の文章で答えることができない。彼らは基本的には愛すべき人々なのだが，医師にとっては，予約リストに名前があると憂鬱になる「滅入らせ患者」だ。

　あなたの 1 日の時間を管理するためには，診察時間の割り当てを毎回超過する患者への対策が必要だ。1 つの方法は，問題の患者の予約時間を長くして，その時間につき書類を作成して料金を請求することだ。私自身は，多くの不調を訴える患者に対しては，問題リストを受け取って，その日にどの訴えに対処するかをこちらで決めてしまうというやり方が最もうまくいっている。時間制限を設けるのも有効だ。「Waverly，私たちの持ち時間は 15 分です。15 分後に看護師がドアをノックしたら，次の患者さんのところに行かなければなりません。それまでの時間を最大限に活用しましょう」と言うのだ。どんなやり方をするにしても，あなたが時間管理を成功させ，プロとして平静の心を保つためには，いくらでも時間がある患者ではなくあなた自身が診療時間をコントロールし続けなければならない。

12 時間管理を困難にするような行動はやめよう

　われわれ自身が時間管理を困難にしていることもある。私の場合は，予定していた以上のことをしようとしたときに，しばしばそうなる。糖尿病の継続管理のためにやって来た患者の腕のほくろが目についた。今，切除してしまおうか？　喉が痛いと言って来たこの少年は，そろそろ学校検診[*1]が必要ではないだろうか？　聴力検査と視力検査と予防接種の評価も今日やってしまおうか？　あなたの親切心から出た追加サービスは，患者にとっては嬉しいものだ。けれども，当初の予定より診察時間が長くなれば，あなたとスタッフが，あとの時間に苦労する。

　私が診療所でレジデントの指導をしているときに，レジデントが予定外の選択的治療を提案したときには，歯科医のように考えなさいと助言している。あなたが歯医者に定期健診に行ったら，詰め物をしなければならない虫歯が1本あったとしよう。歯科医はどうするだろうか？　その日のうちに治療するだろうか？　そんなことはない。虫歯の治療のために改めて予約をとるように言うだろう。あなたも，時間のかかる予定外の治療をしたくなったら，歯科医のように，別の日の予約をとるように言うようにしよう。そうすれば，あなたは今日のスケジュールを守れるし，2つの別々の治療に対する請求をはっきりさせることができる。

13 今日の記録は今日中に

　診療録は診療所で書こう。1人の診察が終わったらすぐ，記憶が新鮮なうちに書くのが理想だが，それが無理なら，その日の診療が終わったあとで，診療所にいる間に書いてしまおう。自宅からでも電子カルテにアクセスできるかもしれないが，賢明な医師は一家団欒の時間に診療録を書いたりしない。できれば，日没までには完成させたい。書くのが遅くなるほど，記載内容の正確さと完全さは損なわれ，ミスが入り込む余地ができ，時間管理が難しくなる。

[*1] 訳注：米国では学校での集団検診はなく，各生徒のかかりつけ医が実施する。

14　1日のすべての時間を「生産的」に過ごすことはできない

　医師にもときには休息が必要だ。コーヒーを飲んでもいいし，新鮮な空気を吸いに散歩に出かけてもいいし，快適なデスクチェアで短い昼寝をしてもよい（これは少し怖い）。こうした気晴らしに充電効果があると思ったら，迷わずスケジュールに組み込もう。

　1日のさまざまな時間の相対的な生産性を検討する際には，パレートの法則も忘れてはならない。

15　パレートの法則は診療の多くの側面にあてはまる

　イタリアの経済学者で園芸愛好家のVilfredo Pareto（1848～1923）は，エンドウ豆の80％が20％のさやから収穫されることと，人口の20％が80％の土地を所有していること，イタリアの人口の20％が80％の富を支配していることに気づいた。のちにParetoの発見を知った米国の経営工学者Joseph M. Juran（1904～2008）が，これを「パレートの法則」と名付けた。その内容を簡潔にまとめると，集団の20％が80％の結果を生み出すということになる[8]。

　開業医にとってのパレートの法則には，どのようなものがあるだろうか？

- スタッフからの苦情の80％の原因を作るのは，20％の患者である。
- 予約キャンセルの80％は，20％の患者によるものである。
- 夜間と週末にかかってくる電話の80％は，20％の患者からのものである。
- あなたにとって最も重要で納得のいく仕事の80％は，20％の時間で行うものである。

16　最も重要な仕事のために「ベストタイム」をとっておこう

　あなたは朝型人間だろうか，それとも夜型人間だろうか？　効果的な時間管理のためには，自分のバイオリズムに合わせて1日のスケジュールを組む必要があるが，その重要性は見落とされがちだ。あなたも私も，自分の生物時計と折り合いをつけながら仕事をしていく必要がある。1日の中で最も創造的で，集中力があり，生き生きしている時間帯は，人によって違う。この「ベストタ

イム」によって，人は朝型と夜型に分類できる。私は，総合医の約3分の2が朝型で，約3分の1が夜型であることを知っている。その根拠は？　実は私は，この15年間，少なくとも年に1回は，100〜200人の総合医のグループを対象にリーダーシップに関する講演を行っている。聴衆とやりとりしながらセッションを進め，自分の生活を管理する方法を身につけようという話になったところで，私は聴衆に挙手を求める。皆さんのうち，朝型の人は？　夜型の人は？　1日中冴えているという人は？　ほとんどの人が躊躇なくどれかに手を挙げる。自分がどのタイプなのか，よく分かっているからだ。どのグループでも，挙手の結果は非常によく似たものになる。朝型が60％強，夜型が30％強で，どちらでもない人が少数いる。

　上述のとおり，いささか非科学的なこの調査の対象となったのは総合医で，主に家庭医である。では，どうしても朝に仕事をすることが多い外科医の集団では，この数字は大きく変わってくるのだろうか？　産科医は夜型が多いだろうか？　救急医では朝型とも夜型とも言えない人が多いだろうか？

　サーカディアンバイオリズムについて少々突っ込んだ話をしたのは，あなたのプロフェッショナルとしての生産性や個人としての生活とも深い関係があるからだ。まずは，プロフェッショナルとしての生活と時間管理について考察しよう。

　われわれは，ベストタイムに最も困難な仕事（最高の注意力，集中力，ときには革新も必要とする仕事）をすることにより，プロフェッショナルとして最高の結果を出す。最近の研究で，午前中の早い時間に行われた大腸内視鏡検査では，より遅い時間に行われた同じ検査よりもはるかに多くのポリープを発見でき，組織学的に確認されたポリープも多くなることが明らかになったが，これもベストタイムの概念で説明できるかもしれない[9]。あなたのベストタイムが俗事に脅かされることがないように，しっかり守ろう。私は朝型人間だが，学術医としての1日の中で，教育，診療，会議，指導，著述など，さまざまな仕事と機会に恵まれている。その中で最も創造性と生き生きした心を必要とするのが著述である。だから私は，午前中，特に朝の数時間を大切にしている。その時間には，定例の会合やつまらない会議には出ない。不必要なことのために仕事を中断することもない。事務書類は書かない。こういう仕事は，もっと遅い時間にする。私が夜型人間だったら，ベストタイムに関する優先順位は違ったものになっていただろう。

　時間管理とベストタイムの観点から，一緒に仕事をする主なスタッフは，自

分と同じバイオリズムを持つ人を探すとよい。就職の面接では，個人的な病気，性的指向，家族の問題など，禁止されている質問がいくつもある。けれども，これから一緒に仕事をしようとする人に朝型か夜型かを尋ねてはいけない理由はない。読者諸氏がどうかは知らないが，私自身は，自分と同じバイオリズムの人と一緒に仕事がしたい。

　次に，バイオリズムと個人としての生活についてお話ししよう。われわれのほとんどは結婚する。ここで引用できるような調査データはないものの，事例証拠から，朝型人間と夜型人間の結婚は朝型どうしや夜型どうしの結婚より多く，その結婚生活は，お互いのバイオリズムを変えようとする戦いになる場合が多いような気がする。

17 患者の時間を尊重しよう

　ここで再び患者の時間認識の話をしよう。われわれと同じように，患者もまた自分は多忙な生活を送っていると思っていて，自分の時間には価値があると信じ，自分の貴重な数分間を無駄にするように見えるシステムに憤りを感じる。

　Cassidy-Smithらは，救急部で行った調査に基づき，治療に対する患者の満足度と，患者が救急部に到着してから治療が終わって退出するまでの「スループット」時間との関係について調べた[10]。この研究では，人はサービスへの期待が満たされないときに不満を感じるという，心理学用語で言うところの「不一致のパラダイム」を利用している。一見，当たり前のようなこの命題を証明するため，著者らは1,118人の患者にインタビューを行った。その結果，スループット時間が患者の予想を上回ることが，救急室の受診全般への不満につながることが明らかになった。

　医療機関を受診する患者が大切にする時間には2種類ある。1つは自分の時間で，もう1つは医師と一緒に過ごす時間だ。私は海外の多くの国々を訪れて，その医療制度を見てきた。外国の医療制度の多くは政府が管理している。その国の友人の感情を害さないようにするため国名は言わないが，私は何度か「3時間待ちの3分診療」という嘆きを聞いた。念のために言っておくが，私はこのシステムを賞賛しているのではない。

　Andersonらによる研究からは，興味深い発見があった。彼らはプライマリケア医を受診した5,030人の患者を対象に，そのときの経験について調査を

行った。その結果,「患者の満足度に関しては,医師と一緒に過ごす時間は,待合室で過ごす時間よりも強い予測変数になる。つまり,患者と一緒に過ごす時間を犠牲にして患者の待ち時間を短縮することで患者の満足度を上げようとするのは,逆効果である」という有益な結論が導き出された[11]。この発見を診療に役立てる1つの方法は,待合室の患者のために古い『ナショナルジオグラフィック』を置いておく代わりに,待合室での時間を利用してスタッフとの教育セッションや医学生との交流を実施することだ。

18 スタッフのプライベートな時間を尊重しよう

　良医の毎日の診療時間は,あまり遅くならない。毎日のように遅くなる場合は,なんらかの機能障害が起きている。円滑に運営されている診療チームは,だいたい時間どおりに動いている。約束した時間に診療が終わるかどうかは,診療所が人道的かつ円滑に機能しているかどうかの1つの指標になると思う。スタッフには,学校から帰ってくる子供がいたり,食事の支度があったり,家族のイベントの予定があったりする。あなたや私にもある。だから,すべてがスケジュールどおりに進むことは,スタッフのプライベートを尊重することにつながる。

　診療チームには,あなたのニーズを先取りして対応することで,より効果的に時間を使えるようになることを示そう。専門スタッフが効率よく人々の役に立ち,夕食に間に合うように帰宅できるようにする方法をいくつか紹介しよう。

- 患者の受診を電子カルテに入力する。
- 予備的な病歴聴取を行う。少なくとも主訴と症状の持続期間は聞いておく。
- 患者が着替えをする間に医師が診察室から出ていなくてすむように,あらかじめ患者を検査着に着替えさせておく。
- 患者が尿路症状を訴えているときには尿検体を採取しておく。
- 手術部位の準備をしたり,処置を予想して必要な道具を用意したりする。
- (まだ処方箋を紙で出している場合には)処方箋用紙に患者の名前と住所を事前に記入しておく。
- ペッサリーの正しい使い方や創傷部位のケアの仕方などについて患者に指導できるようにしておく。

19 スタッフを顕彰しよう

あなたのスタッフは，目覚めている時間の多くを，あなたを臨床医として成功させるために働いている。この献身的な仕事に対する報酬は，給料だけでは不十分だ。賢明な医師はさまざまな場面でスタッフに感謝を伝えていて，そのやり方はじつに創造的である。さきほどの朝型人間と夜型人間に関する項でお話ししたように，私は毎年リーダーシップに関する講演をしているが，その準備をしていたときに，「報酬を創造的に利用しているかどうかで，最高のリーダーを見分けることができる」という言葉を見つけた。

よい働きをしたスタッフが確実に顕彰されるようにする方法の1つは，そのプロセスを制度化することだ。1つの方法は，「拍手カード」の導入である。患者やその家族が良いサービスを受けたと感じたときに，その点についてのコメントを投稿できるカードを診療所に設置しておき，リーダーの医師が次のスタッフ会議でカードを読み上げたり，年次業績評価で引用したりするのだ。

20 あなたが患者のニーズをどれだけよく満たせているか，フィードバックをもらおう

あまり活用されていない業務管理ツールの1つに，顧客サービスに関するフィードバックレポートがある。医師はときどき一部の患者に自由回答式の質問をして，患者の期待がどの程度満たされているか，どうすればよりよいサービスができるかを調査する必要がある。長々と質問する必要はなく，質問は以下の3つの一般的なバリエーションでよい。

1. 自分たちのサービスの良い点
2. 改善を期待する点
3. サービスに関するアイデアや提案

顧客サービスに関するフィードバックをもらうことは，診療の役に立つだけでなく，月1回のニュースレターの配信など，新しい試みのアイデアももらえる。患者からのフィードバックに努力して答えていけば，あなたは競争の激しい環境の中で成功し続けることができるだろう。スタッフやマネージドケア会社(保険会社)は，顧客サービスのレベルが低い診療所から離れていってしま

うことがある[12]。しかし，診療所の顧客サービスがうまくいっていれば，患者からのフィードバックはリーダーであるあなたに満足を与え，さらなるチームワークの良さにつながるだろう。

21 臨床医として生計を立てることに関する知恵の言葉

- 医業は儲かる職業ではなく，神聖な職業である。[John Coatley Lettsom (1744〜1815). McDonald, P.60 にて引用]

- あなたのことを親しげに「ドク」と呼ぶ患者には気をつけなければならない。彼らが支払いをすることはめったにない。[Sir William Osler(1849〜1919). Silverman et al, p.64 にて引用]
  > 私が開業していちばん驚いたことの 1 つは，個人的な友人が支払いをしてくれないことだった。

- われわれが商人のようにふるまうようになり，多くの場合，商人と同じ時間に診療をしているため，市民はわれわれが商人と同じ規制を受けることを期待している。[John L. McClenahan(1915〜2008). Strauss, P.385 にて引用]
  > 商人！ それは「開業のお知らせ」から始まった。今や，美容整形手術の巨大看板やテレビ CM が花盛りだ。

- われわれの患者は，受診のたびにわれわれを雇用し，解雇している。[William Jackson Epperson[13]]
  > サウスカロライナ州ミュレルズ・インレットで開業している Epperson は，われわれがサービスの提供者であり（ただし，非常に重要なサービスだ），患者はわれわれと取引をするかどうかを選択できる顧客であることを，よく分かっている。

- 患者との会話を減らすために新たな従業員や経営戦略を採用してはいけない。[Meador, No.84]
  > 診療所のスタッフは，あなたを患者から保護するためではなく，患者との連絡を容易にするためにいる。

- 気の利いたやり方ができないなら，せめてきちんとやりなさい。[作者不詳]

- あなたの母親を治療する医師に期待するようなやり方で，すべての患者を治療しなさい。[作者不詳]

参考文献

1. Beach MD, Duggan PS, Cassel CK, Geller G. What does "respect" mean? Exploring the moral obligation of health professionals to respect patients. *J Gen Intern Med*. 2007;22(5):692–695.
2. O'Connor ME, Matthews BS, Gao D. Effect of open access scheduling on missed appointments, immunizations, and continuity of care for infant well-child visits. *Arch Pediatr Adolescent Med*. 2006;160(9):889–893.
3. Himmelstein DU, Woolhandler S. Hope and hype: predicting the impact of electronic medical records. *Health Aff (Millbrook)*. 2005;24(5):1121–1123.
4. O'Neill L, Klepack W. Electronic medical records for a rural practice. *J Med Syst*. 2007;31(1):25–33. Score one for the EMR.
5. New plays. Time; March 25, 1924. Available at: http://www.time.com/time/magazine/article/0,9171,736212-1,00.html; Accessed 13.4.2009.
6. Taylor RB. Learning from the service experts. *Female Patient*. 2005;30(1):7–8.
7. König CJ, Kleinmann M. Time management problems and discounted utility. *J Psychol*. 2007;141(3):321–334.
8. Pareto principle – how to apply it, and what to avoid. Available at: http://www.pinnicle.com/Articles/Pareto_Principle/pareto_principle.html; Accessed 13.4.2009.
9. Finn R. First colonoscopy of the day yields more polyps. *Fam Pract News*. 2008;38(16):26.
10. Cassidy-Smith TN, Baumann BM, Boudreaux ED. The disconfirmation paradigm: throughput times and emergency department satisfaction. *J Emerg Med*. 2007;32(1):7–13.
11. Anderson RT, Camacho FT, Balkrishnan R. Willing to wait? The influence of patient wait times on satisfaction with primary care. *BMC Health Serv Res*. 2007;7:31–34.
12. Zimmerman D, Zimmerman P, Lund C. Customer service: the new battlefield for market share. *Healthc Financ Manage*. 1997;51(10):51–53.
13. Epperson WJ. Radiating courtesy and professionalism. *Fam Pract Manag*. 2007;14(3):16.

第8章
医師の生涯学習

> 医学部の卒業証書や病院のインターンシップ終了証明書を手にした時点で学生時代が終わったと考えている医師は不幸である。もっと不幸なのは，彼の患者たちである。医師ほど時代に遅れないように努力しなければならない職業は，ほかにない。
>
> ［米国の医師 W.M. Johnson[1)]］

　医学知識が時代遅れになり，臨床技能も衰えてきた医師よりも軽蔑と哀れみに値する存在があるだろうか？　医師という職業を選択することは，生涯学習を誓うことと同じである。本章の冒頭で紹介した W.M. Johnson の言葉は 1930 年代のものだが，医学知識や臨床技能の変化のペースが加速している今日では，その妥当性はますます高くなっている。われわれ医師や科学者は，毎年，膨大な数の新たな疑似科学や薬物や薬物相互作用に遭遇する。私は医学生によく話すのだが，サリチル酸塩やジギタリスなどのごく少数の薬物を除き，私が今日使っているすべての薬物は，私がメディカルスクールと卒後研修を終えてから発売されたものなのだ。生涯学習に励むことだけが，われわれが過去の遺物になるのを防いでくれる。

　医師の生涯学習に関する私のお気に入りの言葉をご紹介しよう。これは，C.H. Low がメディカルスクールの学位授与式で行った挨拶の一部で，のちに『Singapore Medical Journal』に掲載された[2)]。

> 昔々，私は皆さんのような若い医学生でした。そして今日，だいぶ年はとりましたが，私はいまだに医学生のようなものです。医学の道を志した瞬間，あなたは生涯，学生として生きることを誓ったのです。私が医学生だった時代には，軟性胃鏡も超音波も CT スキャンもありませんでした。腹腔鏡やレーザー手術は，

まだ空想の中のものでした。われわれは生涯を通じて学び続けないと，時代遅れの医師として無知の荒野に取り残されてしまうのです。われわれ医師は，生涯学習の必要性を他人から指摘される必要はありません。生涯学習が絶対に必要であることをいやと言うほど知っているからです。生涯学習は，われわれ医師のサバイバルキットに欠かすことのできない道具の1つです。

1 ほかの医師たちと交流しよう

　私はこれまでに何度か，時代から取り残されてしまったベテラン医師たちの再教育に携わってきた。そうした医師のほとんどは，病気や怪我をしたわけではない。認知機能障害もない。怠惰でもない。むしろ，誰よりも熱心に仕事をしていることが多い。彼らの共通点は，ほかの医師たちとの交流がないことだ。ほかの医師たちのやり方を知らないから，過去に学んだ方法で今日の疾患にアプローチしてしまうのだ。

　単独での診療は，孤立の大きな危険因子である。近くにほとんど医師がいない田舎での診療もそうだ。私のこれまでの経験から言うと，時代に遅れてしまった医師たちの中で，入院患者の治療をしている人や，都会でグループ診療をしている人は皆無だった。ほかの医師からチェックを受けることなく診療を行う医師たちは，ある意味，タイムカプセルの中にいるようなものだ。こうした医師たちは，生涯学習会議やレビューコースにもめったに参加しない。

　ここから学ぶべき教訓は，ほかの医師たちと交流することの大切さだ。あなたが遭遇した症例について，彼らの意見を聞いてみよう。どこかでたまたま出会ったときや医師として同じ会合に参加したときに，難しい症例について議論しよう。文献で読んだ最近の進歩について話し合おう。要するに，ほかの医師との交流を，医師として時代に遅れないようにするための機会として利用するのだ。

2 臨床スキルを維持しよう

　あなたは今日の知識と技能を身につけるために，たいへんな努力をしてきた。苦労して手にしたスキルを失ってしまわないように注意しよう。私が特に心配しているのは，病院での入院治療を行わず，診療所での診療しか行ってい

ない若い医師たちだ。医学は急速に変化している。病院での入院治療からほんの数年遠ざかっているだけで，危険なほど時代遅れになってしまう。われわれは今，さまざまな理由により病院での入院治療から数年間離れていた医師のための再教育プログラムを作成している。

　私は，医学の細分化を懸念する一方で，一部の医師たちの臨床判断に重大な疑念を持っている。特に心配なのは，美容手技，ハーブの処方，ルーチンの身体診察しか行っていない自称総合医たちだ。そんな医師のところにも，初期の冠動脈疾患や心不全やがんの患者が来るだろう。この時期に早期発見と早期介入ができれば，重い心臓発作，心室の血栓による塞栓性梗塞，がんの転移を回避できる可能性がある。しかし，臨床スキルが低下した医師たちにタイムリーな診断ができるだろうか？

3 経験を過信しないようにしよう

　私は，「経験とは勉強不足のときに頼るものである」という格言が好きだ。若い医師たちは，教科書の知識は豊富だが，早く経験を積みたいものだと思っている。キャリアの終わりが近づいてくると，知識のデータベースは少々時代遅れになるが，経験は豊富になっている。問題は，米国の外科医 J. Chalmers DaCosta(1863～1933)が言うように，「われわれが経験と呼んでいるものは，とんでもない過ちの恐ろしいリストであることが多い」ことだ(Taylor 2008, p.145)。過ちから学ぶというやり方は，知識を得る方法としては高くつく。

　経験による学習の長所を認めない医学生やレジデントは，事例に基づく助言に対して懐疑的だ。レジデントから臨床的問題に関する助言を求められたときに「私の経験では・・・」と答えると，若い医師たちは目を白黒させる。彼らはエビデンスに基づく答えを期待しているからだ。

4 自分に最適な学習スタイルを知ろう

　経験が最良の教師にならないのなら，別の学習方法を模索する必要がある。経験に代わる学習方法としては，読むこと，聞くこと，手を動かすことがある。何世代にもわたり，医学生たちはいつ果てるとも知れない基礎科学や臨床に関する講義に耐え，診療医たちは生涯学習カンファレンスの講義やワーク

ショップに几帳面に参加してきた。こうした学習は，個人的に医学雑誌や医学書を読むことや，インターネット検索による学習を補うものだ。それでもわれわれはときに，「このやり方で，私の時間を最大限に活用できているのだろうか？　私は本当に学習しているのだろうか？」と不安になる。

　賢明な医師は，自分に最適な学習スタイルを模索する。ある人にとっては，それは1人で文献を読むことだ。別の人にとっては，双方向学習，ワークショップへの参加，オンライン生涯学習プログラムを利用することだ。専門家，つまり「町の外からスライド（もちろん今ならパワーポイント）を携えてくる人」がいないと勉強した気にならないと言う人もいるだろう。今日では，もったいぶった話を一方的に聞かされる伝統的な生涯学習モデルは破綻していると主張するのが流行で，専門領域の教育カンファレンスへの出席率も低下している。それでも，講義を中心にしたカンファレンスの長所について，少し考えてみてほしい。第一に，講義を聞いて，スライドを見て，的確なメモを取るという学習スタイルが向いている人々がいる。第二に，カンファレンス会場に出てくれば，日々の診療に関連した雑務が追いかけてくることもない。仕事関係の電話は，留守番の同僚がさばいてくれる。最後に，カンファレンス会場内には仲間意識があり，ほかの地域から来た医師たちと話をする機会がある。

　自分に最も適した学習スタイルはなんなのか，一度じっくり考えてみよう。1人で文献を読むのがいちばん向いていると思うなら，静かに文献を読むことがあなたの生涯学習だ。その日に遭遇した症例について，インターネット上の文献を検索するのもよい。学会が楽しく，参加することで学習できると感じるなら，学会に行って楽しんでこよう。

5　文献を読んで読んで，読みまくろう

　Sir William Oslerはかつて，「どんなに少ない勉強量であっても医師が診療を行いうることは驚くべきことだ。だが，その診療がいかにひどいものになっても，それは驚くにあたらない」と言った（Osler, p.75）。Oslerの文章に医学書からの引用が多いのは，当時は医学雑誌がほとんどなかったせいかもしれない。もし彼が今日文章を書いていたら，査読のある医学雑誌を読み，インターネット上の信頼性の高いサイトを参照するように勧めていたかもしれない。

　若い医師は，早い段階で文献を読む習慣を身につけるべきだ。さらに，各種

の教育資源を理解しておく必要がある。まずは，あなたがメディカルスクールに入学した当初に使ったような解剖学や身体診察の教科書がある。教科書は一般に，正式な学習課程の中で読まれる。教科書のほかに，自分が最新のエビデンスを用いているかどうかを確認できる『ハリソン内科学』のような参考書がある（最近ではウェブサイトもある）。具体的な疑問への答えを探すときには，『ハリソン内科学』などの情報源を調べる。『ハリソン内科学』を通読しているのは，編集者ぐらいではないだろうか？

　それから雑誌だ。以下に挙げる 5 誌は，世界トップクラスの医学雑誌だ。この評価は，知識の豊富な医師たちの意見だけでなく，インパクトファクターにも基づいている。インパクトファクターを厳密に説明しようとするとややこしいが，ごく単純に言えば，ある雑誌に掲載された記事が，ほかの出版物に引用される頻度の尺度である。インパクトファクターは 1955 年に Eugene Garfield が「特定の研究の重要性と，その時代の文献や思想に及ぼした影響を評価」するために考案したもので，今日では雑誌をランク付けするための手段となっている[3]。Chew らは，幅広い領域をカバーする医学雑誌のインパクトファクターを検討し，インパクトファクターが高い医学雑誌は上から順に並べると以下のようになるとした。

　　New England Journal of Medicine（NEJM）
　　The Lancet
　　Journal of the American Medical Association（JAMA）
　　Annals of Internal Medicine
　　British Medical Journal（BMJ）

　この 5 誌は幅広い領域をカバーする総合医学雑誌だが，ほかに，より狭い領域をカバーする医学雑誌が何百誌もひしめき合っている。これらをあれこれと読んでいくのはなかなか難しい。次に，医学雑誌の読み方と，情報過多を回避する方法について，いくつかのヒントを紹介したい。

6　医学文献を効率よく読めるようになろう

　英国の随筆家 Joseph Addison（1672 ～ 1719）はかつて，「読書は，運動が肉体にもたらすのと同じ効果を精神にもたらす」と言った。読書も運動も効率

よく行うべきだ。体系化されていなかったり，厳しすぎたり，自分に合っていなかったりする運動プログラムは御免である。医学文献を読むのも同じだ。現在，世界には2万誌以上の臨床医学系雑誌や基礎医学系雑誌があり，その数は毎年増えている。Manning and DeBakey によると，医師たちは毎月約5,000ページ分の医学雑誌を手にしているという(Manning and DeBakey, p.60)。医学文献の賢明な読み方について，一度じっくり考える必要があるのは明らかだ。

前の項で，査読のある代表的な総合医学雑誌として，NEJM，The Lancet，JAMA，Annals of Internal Medicine，BMJ の5誌を挙げた。私はあなたに，この中から自分のニーズに最もよく合っているように思われる2誌を購読することをお勧めする。私はずっと NEJM と JAMA を購読しているが，私は米国人なので米国の雑誌に肩入れしがちなのかもしれないし，長年浮気せずに購読してきた雑誌を変えるのに抵抗があるだけかもしれない。それから，あなたの専門分野の雑誌も2誌購読しよう。心臓病専門医なら，2誌のうち1誌は『American Journal of Cardiology』でよいのではないだろうか。

総合誌と専門誌を2誌ずつ選んで購読することにしたら，読書の計画を立てよう。合計4誌も購読していると，ひっきりなしに最新号が届くことになるので，計画的に読むことが重要になる。NEJM は毎週届く。JAMA は年間48冊なので，これもほぼ毎週だ。『American Journal of Cardiology』は年間24冊だ。そのほかに，頼んでもいないのに届けられる医師向けの無料雑誌もある。こうした雑誌にも，ときに好奇心を刺激する良い記事が掲載されていることがある。賢明な医師たちは，大量の雑誌をどのように読んでいるのだろうか？

私は数年前にこの問題を研究したことがある。最初に行った文献検索から，多くの医師は1週間に3～5時間，医学雑誌や医学書やインターネット上の医師向けサイトを読んでいることが明らかになった[4]。われわれはその中で，「詰め込み」，「つまみ食い」，「狩り」という3種類の読書スタイルの間を行き来している。「詰め込み」は，すべての雑誌のすべてのページを読もうとすることで，自分の体重より重いバーベルを上げることからウェイトトレーニングを始めるのと同じくらい無謀である。この読書法は，有料広告主を喜ばせるかもしれないが，心身を疲労させ，非生産的であることがすぐに分かるだろう。

経験豊富な医師は，雑誌の目次をざっと見て，面白そうな論文を探す「つまみ食い」のスキルが身についている（論文著者にとっては，論文のタイトルしか読んでもらえない可能性があるので，タイトルには十分な工夫が必要である）。次に，タイトルを見て興味を持った1～3本の論文の最初のページにある要約を読む。多くの場合は要約を読むだけで終わり，研究の手法と知見を詳細に知りたいと思った場合だけ全体を読む。

　最後に「狩り」とは，疑問に対する答えを求めて検索を行うことだ。私は，大昔には医学雑誌から切り取った論文をファイルにしていたし，今日でも，自分が購読する医学雑誌の印刷版を最新の1～2年分だけとっておいている。時代錯誤な習慣かもしれないが，印刷版はまだ役に立つことがある。とはいえ今では，インターネット上のPubMedやGoogleを使って「狩り」をすることが増えた。雑誌から切り取った論文のファイルは，ずっと前に処分してしまった。最近の医学雑誌がぎっしり詰まった大きな本棚が今度どうなるかは分からないが，われわれの未来が，紙をほとんど使わずに情報を獲得するスキルを身につけることにあるのは確実だ。

7　情報収集の達人になろう

　エビデンスにもとづく医療（evidence-based medicine：EBM）についての議論がなければ，医の知と医術についての本は不完全だ。エビデンスにもとづく医療とは，臨床上の疑問への答えを探し求める「狩り」の体系的なアプローチのことである。科学的データの海をうまく航行するためには，情報収集の達人になる必要がある（Taylor 2003, p.34）。

　SackettらはEBMの便利な定義を提案している。それは，「個々の患者の治療のために医療判断を行う際に，現時点で最高のエビデンスを，良心的，明示的，賢明に利用すること」である[5]。この定義の鍵となる「明示的」，「現時点で最良のエビデンス」，「個々の患者」という部分に注意しよう。EBMのアプローチは5つのステップからなる。最初のステップは，臨床上の疑問を絞り込んで，回答が可能な質問（「角膜剥離の治療に眼帯を用いるのは適切だろうか？」など）にすることだ。第2のステップは，その問題に関する現時点で入手可能な最高のエビデンス（例えば，うまく設計された臨床試験についての査読済みの論文）を探すことだ。第3のステップはエビデンスの質の評価だが，

これにはある程度のスキルと，バイアスを排除することが必要だ。第4のステップでは，評価したエビデンスを解釈して結論を導き出し（「従来は，合併症のない角膜剥離の治療には眼帯が好んで用いられていたが，現在の臨床エビデンスはそれを支持していない」），診療に用いる[6]。最後のステップは，臨床転帰の変化があったら，その影響を評価することだ。

　すべての臨床医がEBMの熱烈なファンというわけではない。DeSimoneはEBMを「還元主義的推論にもとづく医療」と揶揄した[7]。EBMは生物医学データを偏重し，臨床ケアの心理社会的側面を無視していると言う人もいる。Rogersは，現在のEBMのプロセスには女性に対する偏見があり，「EBMが用いるほとんどの医学研究の基礎にある生物医学的健康モデルは，女性の病の原因となる社会的・政治的文脈を無視している」と主張する[8]。さらに，高齢の医師にEBMについてどう思うかと尋ねれば，自分たちの豊富な診療経験の価値をおとしめ，それぞれの臨床状況の全体を見て医療判断を行う「診療の自由」を脅かすように思われると答えるかもしれない。結局のところ，EBMとは，臨床症状についての疑問に答えて，診療所にやって来る個々の患者にどのように適用するかということだ。EBMを思慮深く用いることで，むしろ医師の診療の自由を拡大できるはずである。複雑な意思決定プロセスの中で，個人的な経験，患者の希望，臨床状況の心理社会的文脈とともにエビデンスを考慮するのは合理的だ。

　EBMと情報収集に関して，多忙な診療医が臨床上のジレンマに直面するたびにEBMの5つのステップを踏まなくてもすむように，臨床上の疑問に対する「検証済み」の答えのカタログを作ろうとする試みがある。少なくともプライマリケアの段階では，臨床医学者たちが，治療法を変える可能性のある重要な疑問に対する答えを探し，エビデンスにもとづく答えを出して，診療の中でその情報を検証している。こうした取り組みの1つは「問題指向型の重要なエビデンス（Problem Oriented Evidence that Matters：POEM）」と呼ばれている（Taylor 2003, p.34）。最近研究された疑問には，以下のようなものがある。

- 選択的手技のために，ワルファリン療法を安全に中断することはできるか？
  答え：できる。大腸内視鏡検査や歯科手術などの侵襲的手技による出血のリスクのある患者では，ワルファリンの投与は1週間まで中断することができる[9]。

- 臨床医は，臨床的に重要な頸動脈狭窄症のスクリーニングのために，無症候性患者に超音波検査（duplex 法）を用いるべきか？
  > 答え：用いるべきでない．その検査は役に立たないだけでなく，害をなす可能性がある[10]．

- 小児の湿疹に効く局所薬で，ステロイドやカルシニューリン阻害剤（例えば，タクロリムス）を含まず，店頭で入手可能なものはあるか？
  > 答え：ある．タール剤，γ-リノレン酸製剤（ルリジサ油や月見草油など），MAS063DP（Atopiclair）の3種類の有用な皮膚軟化薬がある[11]．

- コントロール不良の2型糖尿病には，二相性インスリン，食前インスリン，基礎インスリンのどれが最もよいか？
  > 答え：初期 HbA_{1c} 値が8.5％を超えている患者には基礎インスリン[12]．

　検証済みの POEM の数が増えるにつれて，こうした情報を整理して，臨床医が容易にアクセスできる形にまとめる必要が生じてくる．これが，情報収集の達人の次なる目標だ．

8　印刷版でもウェブ版でもよいので自分だけの参考図書館を持とう

　情報収集の達人にも，自分だけの参考図書館は必要だ．ハンドブックの類を愛用している人は，必ず最新版を使うようにしよう．今日では，ほとんどの参考書にウェブ版がある．私が推奨する最小限のリストは以下のとおりである．

- 医学辞書：すべての臨床医は，総合医学辞書を使用する必要がある．代表的な医学辞書は，Saunders 社の『ドーランド医学大辞典』と，Lippincott Williams and Wilkins 社の『ステッドマン医学大辞典』の2種類だ．どちらも医学用語の語源が示されていて，オンライン版がある．
- 医学の総合参考書：代表的なのは McGraw Hill 社の『ハリソン内科学』で，オンライン版もある．私の現在のお気に入りは『UpToDate』で，オンライン版のみだが，臨床関連のトピックや治療薬について幅広くカバーしていて，検索しやすく，引用文献へのハイパーリンクも張られている．
- 医薬品の総合参考書：代表的なものは『米国医薬品便覧（PDR）』である．

現在の版は約 3,500 ページ，重さ約 4 kg だ．こんなに重くては使っていられないという人にはオンライン版もある．今日，若い医師のほとんどが無料のオンライン情報源『Epocrates』を利用している．もう 1 つの選択肢は『Quick Look Drug Book』で，毎年改訂され，印刷版と CD-ROM 版の両方がある．
- 専門分野の参考書：印刷版でもオンライン版でもよいので，あなたの専門分野の最高の参考書を購入し，その使用法に精通しよう（どの参考書にも特徴があり，慣れないと効率よく使えないのだ）．参考書は，新版が出るたびに購入しよう．

9 インターネットの「パワーユーザー」になろう

　医師の生涯教育に関連して，われわれが今後経験することになる遠隔医療革命に備える必要性も強調しておきたい．

　われわれは将来，今日の電子カルテやオンライン検索能力がどれほど原始的なものだったのかを振り返って，驚くことになるだろう．将来に備えるため，臨床医は今からコンピュータの「パワーユーザー」をめざさなければならない．われわれはコンピュータのスキルを高め，目の前にあるマシンの能力についてもっと学び，技術革新に遅れずについていく必要がある．要するに，われわれ臨床医は，15 歳の子供のようにコンピュータを使いこなせなければならない．

　明日の生涯学習の多くが，「バーチャル e ラーニング」になる可能性がある．例えば Harden は，スコットランドのダンディーに設立された International Virtual Medical School（IVIMEDS）を紹介して[13]，ガイドつきの教材，バーチャル患者のバーチャル診察，共同学習，「専門家に質問」などの取り組みを説明している．IVIMEDS の特徴は，それぞれの医師に合わせた「オーダーメイド」学習と，必要なときに必要な分だけ学習する「かんばん方式」だ．未来の生涯教育は，実際にこのようになるのかもしれない．興味のある方は，IVIMEDS のウェブサイト（www.ivimeds.org）を参照されたい[*1]．

　Pappas and Falagas は，「将来的には教育課程全般がインターネット上で行

[*1] 訳注：時代を先取りしすぎた IVIMEDS は 2002 年の立ち上げから数年で終了した．本文で紹介されているリンクも切れている．

われるようになり，なんらかの形で無料アクセスが実現すれば，医学界が1つに統合されるかもしれない」と主張している[14]。

明日の「電子医療(e-medicine)」については，未来の診療所や病院での診療について論じる第13章で改めて考察する。

10 最新の医学情報をノートにまとめておこう

新しい情報を目にしたら，情報源とともにノートやコンピュータ上にメモしておき，後日，見返せるようにしておこう。以下，私が本書の執筆中にメモした情報を紹介する。

- Chanらの研究によると，「アジュバント化学療法を受けているステージ3の結腸がん患者では，結腸直腸がんの家族歴があることが，がんの再発および死亡の有意な減少と関連している」という[15]。逆説的な知見だが，家族歴のあるステージ3の結腸がん患者には慰めになるだろう。
- ウエストバージニア州での研究によると，自動車事故で死亡した運転者は，違法薬物よりも処方薬(特にオピオイド鎮痛薬と抑制薬)を服用していることの方が多かった[16]。オピオイドや抑制薬を処方するわれわれ医師は，このことについてよく考える必要がある。なお，同じ研究で，死亡した運転者が最も多く摂取してた物質はアルコールだった。
- 抗精神病薬の服用により，治療前に比べて体重が10％以上増加してしまった患者には，生活習慣の改善とともにメトホルミンを処方して減量を促すことができる[17]。私自身はまだこうした多剤併用を採用したいとは思わないが，メトホルミンの革新的な使用法には興味がある。
- 心房細動とうっ血性心不全のある患者では，リズムコントロールによって洞調律を維持しても，レートコントロールより良好な臨床転帰が得られるわけではないため，より単純なレートコントロールが最適な治療法となる[18]。心不全患者は心房細動のリスクが高いことを考えると，これは臨床的に意義のある研究だ。
- 血中の25-ヒドロキシビタミンD濃度が低い男性は，心臓発作のリスクが高い[19]。この知見からすると，現在推奨されているビタミンD摂取量は少なすぎるのではないだろうか？

11 豆知識もメモしておくと役に立つかもしれない

多くの人が興味を持つような疫学データも，豆知識としてメモしておくといいかもしれない。こうした豆知識は，臨床関連の講演でパワーポイントの最初のスライドに書いてあることが多く，ふだんは臨床とあまり関係がないように見えるかもしれない。豆知識の例をいくつかご紹介しよう。

- 結核菌は世界人口の約3分の1に潜伏感染している[20]。
- 米国のコミュニティーにおける皮膚・軟部組織感染症のほぼ4分の3は，市中感染型メチシリン耐性黄色ブドウ球菌(MRSA)が原因である[21]。
- 米国人の成人の3分の1近くが肥満であり，この数字は過去20年間で倍増している[22]。
- 喫煙と肺がんを統計的に関連づける Ernst L. Wynder and Evarts A. Graham の論文は米国の医学文献の中でも特に重要だが，この論文が発表されたのは1950年で，それほど昔のことではない[23]（喫煙と肺がんとの関連については，もっと前に欧州の医学雑誌で報告されていたと主張する人もいる）。
- 世界では毎年3～5億人が新たにマラリアに感染し，150～270万人が死亡している。最も犠牲になりやすいのはサハラ以南のアフリカに住む子どもたちである[24]。

12 専門医にコンサルトするときは勉強のチャンスだ

専門医にコンサルトすることは，患者の臨床ケアを彼らと分担できる貴重な機会である。これにより，患者はよりよいケアを受けられるし(1人より2人の方がよい案を思いつく・・・はずだ)，あなたは勉強することができる。私は専門医にコンサルトすることを自分に与えられた勉強の機会と捉え，そのための準備をしている。

まずは，専門医に何を教えてもらいたいのかをよく考えて，質問の言葉を練る。ポイントは，私が何を聞いているのか，コンサルタントにも患者にもよく分かるようにすることだ。それから，Manning and DeBakey の助言に従い，標準的な参考書の関連項目を調べて，自分の知識をリフレッシュしておく

(Manning and DeBakey, p.219)。次は頭の体操だ。自分がこの問題をコンサルトされる専門医だったら，患者とプライマリケア医にどのような治療を推奨するか想像してみるのだ。その想像が，コンサルタントの実際の推奨とどの程度一致するかをみるのは楽しい。

　例として，われわれの家庭医学のレジデントの1人が，「44歳の男性患者が泌尿器科医に紹介してほしいと言っています」と報告してきたとしよう。患者は，主訴である早漏を除けば基本的に良好な健康状態にあり，自分の役に立ちそうな塗り薬やその他の薬物があることを知っている。彼は泌尿器科医に紹介してほしいと言って譲らないので，われわれもこの機会に勉強してみることにする。この患者にとって最良の治療法はなんだろう？　インターネットでの検索の結果，米国泌尿器科学会は抗うつ薬，特に選択的セロトニン再取込み阻害薬（SSRI）を第一選択薬とし，リドカイン-プリロカインクリーム（EMLA）も推奨している[25]。レジデントと私はSSRIだろうと推理し，果たして泌尿器科医はセルトラリン（Zoloft）を処方した。患者が泌尿器科に紹介してほしいと言い張っていなかったら，われわれも同じものを処方していただろう。

　長年にわたり，専門医にコンサルトするたびに自分でも勉強し，自分ならどうするか考えるようにしてきたことで，私と患者は，昔に比べると少しだけコンサルトを必要としなくなったと思う。

13 日々の診療について考え，書き物をしよう

　学者でなくても学術的な貢献はできる。われわれ臨床医は，日々の診療の中で興味深い症例を見て，便利な手法を考案し，オフィス改革をしている。こうした経験について発表すれば，医師仲間の力になれるかもしれない。書き物をすることにより，われわれ自身も少し賢くなれるかもしれない。Buckは1954年に次のように言っている。「ほかの点でまったく同等であるなら，書き物をする医師は，書き物をしない医師よりも優れた医師である。私がここで言う書き物とは，いわゆる文芸のことではなく（この趣味を持つ医師は多く，その大半が凡庸な書き手だが，まれに優れた書き手もいる），医師としての仕事に関連したメディカルライティングのことである」[26]

　書籍，査読のある雑誌，医学雑誌，ウェブサイト，一般誌など，われわれには書き物をする機会がたくさんある。私の趣味としての書き物は，『Medical

Economics』に，田舎で1人で開業することについて書いたことから始まった。その数年後には一般書を書くようになった。最初に書いたのは高齢者のためのヘルスケアガイドで，『65歳を過ぎても生き生きと』というタイトルをつけてもらった。

　J. Willis Hurstの文章に，恩師のPaul Dudley White(1886～1973)について書いたものがある。Whiteは心臓専門医の先駆けで，名医として知られた人物であり，私も一度，短時間だけお会いする機会があった。Hurstによると，Whiteは20世紀初頭から10×15 cmのカードに患者のデータを記録していたという。心臓病患者については，病因，解剖学的・生理学的異常，心臓機能の状態が記されていた。この手法はその後，ニューヨーク心臓協会にも採用された。Whiteは「Inaと結婚して新婚旅行でカプリ島を訪れたとき，この大量のカードを持っていき，そこで最初の本を執筆して，1931年に出版した」という(Manning et al, p.45)。新婚旅行に大量のカードを持ってきた新郎について新婦がどのように思ったのか，調べてみたが記録はなかった。

　現代の医師で，Whiteのようなロマンチックな大仕事をしている者は少ない[*2]。しかし，どんな医師でも，症例報告を投稿したり，医学雑誌の最近の記事に関するレターを書いたり，学術ウェブサイトにコメントを寄せたりすることはできる。実際，BMJのウェブサイト(www.bmj.com)では，同誌に発表された論文に対する「迅速な反応」を歓迎している。また，BMJに掲載されたVreeman and Carrollの『医学の神話』という記事では，薄暗いところで本を読むと目が悪くなるなどのよくある誤解を取り上げていて，医学文献で民間の常識について論じる余地がまだあることを示した[27]。JAMAには，学者でなくても投稿できる「Poetry in Medicine」と「Peace of My Mind」というコーナーがあり，前者には詩を，後者には随筆を投稿できる。ぐっと身近なところでは，私が購読している地元の新聞『The Oregonian』の今日の朝刊に，2人の医師が署名したレターが掲載されていたが，その内容は，授乳中の母親が勤務時間中に授乳や搾乳をすることを認める審理中の法案についてのコメントだった。

[*2] 訳注：彼が1931年に出版した『Heart Disease』は，この分野の古典になった。

14 日々の診療で出会う事実の間に未知の関連がある可能性を意識しよう

　われわれのキャリアの中で，これまで誰も気づかなかった臨床的な関連に気づいたり，その発見にもとづいて重要な貢献ができたりする機会が，一度くらいは訪れるかもしれない。そうした機会を逃さないようにしよう。Pasteurは，「チャンスは，それをつかむ備えができている者をひいきする」と言った[28]。たしかに，1850年代にロンドンでコレラが大流行したとき，麻酔科医のJohn Snow(1813〜1858)には大発見をする用意ができていた。それは，疫学的な思考である。彼は，市内の家を一軒一軒まわって，飲料水がどこから来ているか調べていった。その結果，テムズ川の汚水投棄場よりも下流で取水された水を飲んでいる人々のコレラの発生率が，それより上流で取水された水を飲んでいる人々に比べてはるかに高いことが明らかになった。John Snowが後世に名を残せたのは，診療所の近所のソーホーで，ブロード街の井戸の水を飲んでいる人々のコレラの発生率が高いことに気づいたからだった。彼は，この井戸のハンドルを撤去するという大胆な疫学的介入に打って出ることにより，近隣のコレラの発生率を低下させることに成功した。近くのライオン醸造所の従業員がコレラへの耐性を持っているように見えた理由も明らかになった。彼らは毎日，水の代わりにビールを飲んでいたのだ[29]。

　米国のヒトゲノム計画を率いたことで知られる遺伝学者のFrancis S. Collins(1950〜)には，『ゲノムと聖書：科学者，〈神〉について考える』という興味深い著作がある。この本で彼は，「科学者にとって一番の願いは，何らかの研究分野を揺るがすような発見をすることだ。内に秘めた一縷のアナキズムとでも言おうか。いつの日か，今日の科学の枠組みを覆さざるを得ないような，予期せぬ事実を見つけてやろうという野望である。ノーベル賞はそのような発見に与えられる」と書いている(Collins, p.58)。これに似た「アナキズム」は，ほとんどの臨床医が持っている。例えば1941年には，オーストラリア人の眼科医Norman McAlister Greggが，妊娠初期の母親の風疹への罹患と乳児の先天性白内障の発症との関連に初めて気づいた。

　1993年には，米国先住民のための医療機関インディアン・ヘルス・サービスの医師James Creekが，アリゾナ州，コロラド州，ニューメキシコ州，ユタ州が接する「フォー・コーナーズ」と呼ばれる辺境地域で働いていたとき

に，2人の若者が急性呼吸困難を起こした後に死亡した症例を見て，新種のハンタウイルスと，現在ハンタウイルス心肺症候群と呼ばれる疾患を発見した。

2007年には，インドのバンガロール空軍病院の医師MukherjeeとShivakumarが，「シルデナフィル誘発性の感音難聴に関する世界初の症例報告」を行った[30]。まれな副作用ではあるが，今では，ホスホジエステラーゼ5阻害薬の消費者向けのテレビ広告でも警告されている。

日々の診療で出会う事実を注意深く見ることは良い知的訓練になるので，たとえ論文にできそうな関連を見つけられなかったとしても，あなたの頭脳と臨床スキルは大いに恩恵を受けるだろう。

15 教えよう

Sir William Oslerはかつて，「私の墓碑銘には，病棟で医学生を教えたとだけ書いてほしい。これが私の最も有用で重要な業績だと思っているからだ」と書いている（Silverman et al, p.222）。良い教師には，豊富な知識と，話を分かりやすく伝える能力と，高い基準を設定することをいとわない意欲と，あふれるほどのエネルギーと，ユーモアのセンスが必要だが，これらは成功した診療医の属性でもある。

私はこれまで，タイムリーな診断と適切な疾患管理によって多くの患者を健康にし，ときには命を救ってきた。私は高脂血症患者にスタチンを処方して改善させ，肺炎患者を抗生物質で治療し，骨折患者にギプスをしてきた。しかし，キャリアの終わりに近づくにつれ，こうした患者の全員を思い出すのが少し難しくなってきた。よく思い出すのは，人に教えたことばかりだ。1978年以来，私は教育者として30以上の学年の医学生に，熟練医が患者と握手したときに気づく疾患（第4章の第4項）や，膝蓋腱反射をうまく誘発する方法（第4章の第9項）や，急性虫垂炎の患者は空腹を感じにくいという臨床診断パール（第4章の第10項）などを教えてきた。「こちらの73歳の男性は退職教員で，2日前から胸骨下に舌下ニトログリセリンでは軽快しない反復性の胸痛があります」など，臨床面接の内容を同僚に伝える正しい方法も教えた（第3章の第22項）。ウマとシマウマの見分け方（第4章の第23項）や，シマウマが現れたときにそれを認識する方法（第4章の第24項）も教えた。

今日では，医学教育の一部はコミュニティーで行われている。例えば，われ

われのメディカルスクールでは，250人ほどの医学生が，地元の医師の診療所で1週間の臨床を体験する。もしもあなたがメディカルスクールから自動車で給油をせずに行ける程度の距離で診療しているなら，明日の医師たちに教える機会があるかもしれない。医学生たちにいつも言うのだが，私は教師として良い仕事をしたいし，彼らをできるだけ良い医師にしたいと思っている。なぜなら私が若くなることは決してないし，いつか彼らの世話になる日がくるかもしれないからだ。

16 医師の生涯学習に関する知恵の言葉

- 教えることは二度学ぶことである。[フランスのモラリスト Joseph Joubert (1754～1824)[31]]

  Joubertは才能豊かな教師で警句家で，書簡や手書きのメモを大量に残したが，興味深いことに，生前には何も発表しなかった。

- 医師の教育は学位取得後も続き，結局のところ，彼が受けるすべての教育の中で，これが最も重要な部分になる。[米国のユーモア作家 Josh Billings(Henry Wheeler Shaw のペンネーム)(1818～1885)[32]]

  医師の資格を取得してからの40年間で，われわれは多くの経験を積み，新しい事実も少々学ぶ。

- 知的怠慢は，若い医師にとって致命的な悪徳である。[Sir William Osler (1849～1919). Bean and Bean, p.73にて引用]

  ライフスタイルを主な関心事としている医師について，Oslerならなんと言っただろうか？

- 医学の勉強を始めたら，それを終えることはできない。[米国の外科医 Charles H. Mayo(1865～1939). Mayo, p.15]

  生涯勉強を続ける気がないなら，投資銀行家や政治家など，もっと楽な仕事を選ぶべきである。

- より多くを学ぶことは難しくない。本当に難しいのは，自分が間違っていたことに気づいたときに，過去に学んだことを忘れることだ。[Martin H. Fischer(1879～1962). Strauss, p.261にて引用]

  まずは，自分が間違っていたことに気づかなければならない。それから，過去に

学んだことを忘れて，間違った「知識」を最新の情報と置き換える。これは，ブラインドタッチをマスターするために，キーボードを見ながら1本指でタイピングする方法を忘れることに少し似ている。

- 診療の際に，最も若い医学生よりも古い教科書を参照してはいけない。

[Meador, No.204]
現代の医学参考書の賞味期限は約3年だが，インターネット上の情報源が利用可能になった今では，3年でも長すぎるかもしれない。

参考文献

1. Johnson WM. *The True Physician: The Modern Doctor of the Old School*. New York: Macmillan; 1936;58.
2. Low CH. Reflection for young doctors and doctors of tomorrow. *Singapore Med J*. 1998;39(12): 535–536.
3. Chew M, Villanueva EV, Van der Weyden MB. Life and times of the impact factor: retrospective analysis of the trends for seven medical journals (1994-2005) and their editors' views. *J R Soc Med*. 2007;100:142–149.
4. Taylor RB. How do we read the medical literature? *Female Patient*. 2004;29(1):8–10.
5. Sackett DL, Rosenberg WMC, Gray JAM, Haynes RB, Richardson WS. Evidence-based medicine: what it is and what it isn't. *BMJ*. 1995;312:71–72.
6. Turner A, Rabiu M. Patching for corneal abrasion. *Cochrane Database Syst Rev*. 2006;19(2): CD004764.
7. DeSimone J. Reductionist inference-based medicine, i.e. EBM. *J Eval Clin Pract*. 2006;12(4):445–449.
8. Rogers W. Evidence-based medicine and women: do the principles and practice of EBM further women's health? *Bioethics*. 2004;18(1):50–71.
9. Garcia DA, Regan S, Henault L, et al. Risk of thromboembolism with short-term interruption of warfarin therapy. *Arch Intern Med*. 2008;168:63–69.
10. US Preventive Services Task Force. Screening for carotid artery stenosis. US Preventive Services Task Force recommendation statement. *Ann Intern Med*. 2007;147:854–859.
11. Yates JE, Phifer JB, Flake D. Do non-medicated topicals relieve childhood eczema? *J Fam Med*. 2009;58(5):280–281.
12. Holman RR, Thorne KI, Farmer AJ, 4-T Study Group, et al. Addition of biphasic, prandial or basal insulin to oral therapy in type 2 diabetes. *N Engl J Med*. 2007;357:1716–1730.
13. Harden RM. A new vision for distance learning and continuing medical education. *J Contin Educ Health Prof*. 2005;25(1):43–51.
14. Pappas G, Falagas ME. Free internal medicine case-based education through the World Wide Web: how, where, and with what? *Mayo Clin Proc*. 2007;82(2):203–207.
15. Chan JA, Meyerhardt JA, Niedzwiecki D, et al. Association of family history with cancer recurrence and survival among patients with stage III colon cancer. *JAMA*. 2008;299:2515–2523.
16. Centers for Disease Control and Prevention. Alcohol and other drug use among victims of motor vehicle crashes–West Virginia, 2004-2005. *MMWR Morb Mortal Wkly Rep*. 2006;55:1293–1296.

17. Wu RR, Zhao JP, Jin H, et al. Lifestyle intervention and metformin for treatment of antipsychotic-induced weight gain: a randomized controlled trial. *JAMA*. 2008;299:185–193.
18. Roy D, Talajic M, Nattel S, et al. Rhythm control versus rate control for atrial fibrillation and heart failure. *N Engl J Med*. 2008;358:2667–2677.
19. Giovannucci E, Liu Y, Hollis BW, Rimm EB. 25-Hydroxyvitamin D and risk of myocardial infarction in men: a prospective study. *Arch Intern Med*. 2008;168(11):1174–1180.
20. Inge LD, Wilson JW. Update on the treatment of tuberculosis. *Am Fam Physician*. 2008;78(4):457–465.
21. Centers for Disease Control and Prevention. Health-care-associated methicillin resistant *Staphylococcus aureus* (MRSA). Available at: https://www.cdc.gov/mrsa; Accessed 4.4.2009.
22. Silver L, Bassett MT. Food safety for the 21st century. *JAMA*. 2008;300(8):957–959.
23. Wynder EL, Graham EA. Tobacco smoking as a possible etiologic factor in bronchiogenic carcinoma; a study of 684 proved cases. *JAMA*. 1950;143(4):329–336.
24. Suh KN, Kain KC, Keystone JS. Malaria. *CMAJ*. 2004;25:693–702.
25. Montague DK, Jarow J, Broderick GA, AUA Erection Dysfunction Guideline Update Panel, et al. AUA guideline onthe pharmacologic management of premature ejaculation. *J Urol*. 2004;172:290–294.
26. Buck RW. Reading and writing. In: Garland J, ed. *The Physician and His Practice*. Boston: Little, Brown; 1954.
27. Vreeland RC, Carroll AE. Medical myths. *BMJ*. 2007;335(7633):1288–1289.
28. Pasteur L. Inaugural lecture, University of Lille, December 7, 1854. In: Vallery-Radot R, ed. *The Life of Pasteur. Devonshire RL, trans.* Garden City, NY: Garden City Publishing; 1923;76.
29. Hempel S. *The Strange Case of the Broad Street Pump: John Snow and the Mystery of Cholera*. Berkeley: University of California Press; 2007.
30. Mukherjee B, Shivakumar T. A case of sensorineural deafness following ingestion of sildenafil. *J Laryngol Otol*. 2007;121(4):395–397.
31. Taylor RB. Academic Medicine: *A Guide for Clinicians*. New York: Springer Verlag; 2006;120.
32. Billings JS. Educating the physician. *Boston Med Surg J*. 1894;131:140.

第9章
明日の医師を育てる

> 医師研修は人を変える。研修を終えたとき，あなたは世界を「医師」と「医師てないもの」に分け，自分は「医師」だと認識するようになっている。
>
> ［米国の医師・作家 Perri Klass[1]］

　思いやりがあり患者の気持ちに寄り添うことができる賢明な医師を作る場所は，メディカルスクールではない。こうした性質は，医師が育った環境によって作られる。すなわち，両親，小学校の教師，ボーイスカウトやガールスカウトの指導者やコーチ，学生の人間的な成長を重視する教育者たち，そしてもちろん医学の道に入ってから出会う恩師たちだ。

　本章では，医学生，レジデント，そして，患者ケアに携わるようになった当初のことをまだ鮮明に覚えていて，医師として本格的に活動を始めようとしている若き診療医など，希望に燃える新人医師の指導についてお話ししたい。あなたは彼らに，癒し手のマントをまとい，それに付随する義務を負うことを教えなければならない。

　まずは舞台を設定しよう。医師になることは，ほかのどの職業に就くこととも違う。本章の冒頭で引用した Klass より1世紀前の英国の作家 Rudyard Kipling（1865〜1936）は，詩『ガンガ・ディン』や小説『王になろうとした男』で知られるが，医師とその自己意識についても考察している。1908年にロンドンのミドルセックス病院で行った医学生向けの講演『医師の仕事』では，「世間には2種類の人間しかいない。それは医師と患者である」と語っている（Strauss, p.383）。私は常々，医学生やレジデントに，われわれは医師であることを選んだのだから，心身の健康に気をつけて，できるだけ患者にならないようにしなければならないと言っている。そして私は，医師になることを選んだ若者たちが最高の医師になることを期待している。

Félix Martí-Ibáñez は,「『医師になりたい』という魔法の言葉を初めて口にしたその日から,あなたは医学史の輝かしい先達の理想,知恵,努力,功績を織り上げた錦を身にまとっている」と言った(Martí-Ibáñez 1958, p.195)。彼はあなたの志と誓いに挑戦状を叩きつける。本当にやり通すことができるのか？　患者と人類に奉仕するために,プロとして全精力を注ぐことができるのか？　彼はまた医学生に,「あなたはアマチュアや好事家が入り込む余地のない,高貴なキャリアにのりだそうとしている。医師は,自分が行うことのすべてを完璧に修得していなければならない。通り一遍の治療や不適切な薬の処方は,悲劇的な結果につながるおそれがあるからだ」とも言っている(Martí-Ibáñez 1958, p.200)。

　本章では,われわれの助言や忠告を求めてやってくる学生や若手医師を指導する際に心がけるべきことについて考察したい。

1 われわれ医師が先達から受け継いだものと後世に残すものについて考えさせよう

　今日の医学生,レジデント,若手医師たちは,その前を歩んだ Hippocrates, Galen, Sydenham, Hunter, Jenner, Semmelweis, Snow, Osler などの偉大な医師たちをはじめ,何世代もの先達の功績と人格から大いに恩恵を受けている。あなたが駆け出しの医師だった頃にも,代々の無名の医師たち(その中には,あなたが子供だった頃のかかりつけ医の名前もあるかもしれない)から遺産を受け継いでいた。こうした医師たちは人々から尊敬され,人々に敬意を払いながら,その時代に提供できる最高の治療をしてきた。人々が医師を尊敬し,その努力を尊重してくれるのは,先達からの遺産のおかげなのだ。この遺産があるからこそ,あなたが先週メディカルスクールに入学したばかりで,人から尊敬されるようなことをまだ何一つしていなくても,患者はあなたのいる診察室に来て,自分の母親にも言わないような秘密を打ち明け,裸を見せ,あなたの言葉に耳を傾けるのだ。

　では,あなた自身が手にした権力と特権のマントの方はどうだろう？　あなたが大学を修了し,高い学位を持ち,論文も 1, 2 本書いていて,教授から将来有望だと言われたからといって,世間の人々はあなたを尊敬してくれるだろうか？　「将来有望」であるだけでは,知恵があることにはならないし,尊敬

される理由にもならない。新聞漫画『ポゴ』の主人公のフクロネズミも，「有望な将来は重い負担だ」と言っていたではないか？

Johann Wolfgang Goethe(1739 ～ 1832)の『ファウスト』には，「お前が父祖から継承したものを所有するには，まずそれを獲得しなければならない」という言葉がある。医師であるあなたにとって，先達から受け継いだものは重荷となる。卓越した癒し手や科学者の遺産を受け継ぐためには，彼らの高い水準を維持する義務を受け入れ，奉仕の伝統を存続させ，あなたの後に続く人々のために少しでも医学の理解を深められるように努力しなければならない。

あなたのキャリアの終わりに，後に続く若い世代の医師たちに残す遺産は，あなたが見せたスキルや忍耐と，診療所や病院に日々もたらした情熱だ。体位性めまい症の患者に対する頭位耳石置換法を開発した耳鼻咽喉科医 John Epley のように[2]，あなたにも医学を少しだけ前進させるような発見ができるかもしれない。あなたは学術論文や本を書くかもしれない。特定の臨床トピックに関する招待講演者になるかもしれない。あるいは，これらのどれもしないかもしれない。それでもあなたは，家族や地域社会の重要な一員としてできるかぎりの患者ケアを行えば，医師の誇りになることができる。ただそれだけで，あなたの後に続く医学生やレジデントに，あなたがかつて受け継いだ名誉と信用と尊敬を受け継がせることができるのだ。

2 医師らしく振る舞うことを教えよう

「神様，私の犬が信じてくれている半分でいいので，私を立派な人間にしてください」(作者不詳)という言葉がある。願わくは，あなたや私が，われわれの患者が信じてくれている半分でも立派な人間であらんことを！　昔，ニューヨーク州北部の山中をドライブしていたときに，道端の斜面に大量のゴミが投棄されているところを通った。この有様に憤りを感じた地元の人が設置したと思われる「ここにゴミを捨てるべからず。誰かがあなたを見ています！」という立て札も一緒に置かれていた。あなたがコミュニティーの医師なら，確実に誰もがあなたを見ている。そしてあなたが立派な市民の見本となり，合理的かつ模範的に振る舞い，親が子供に「あの人のようになりなさい」と言い聞かせられるような人物であることを期待する。コミュニティーの一員として，われわれはここまで期待されているのだ。好むと好まざるとにかかわらず，医師は

若者のロールモデルになる。それは，われわれが「医師になりたい」と決心したときには必ずしも考えていなかった重い責任だ。

　全米バスケットボール協会(NBA)のスター選手だったCharles Barkleyが，「俺はロールモデルなんかじゃない！」と言ったことは有名だ[3] (公平のために言っておくと，Barkleyはその後，次のように言って発言の真意を明らかにしたが，なるほどと思えるところもある。「俺はロールモデルになるために給料をもらっているんじゃない。バスケのコートで暴れるためだ。子どものロールモデルになるのは親だ。俺がダンクシュートができるから，あんたらの子どもを育てるべきだっていうのは違うだろう？」)。Barkleyの子育て観はさておき，われわれ医師はロールモデルであり，世間の人々は，医師が人間として良い模範になることを期待している。ノーベル賞を受賞した物理学者のAlbert Einstein(1857～1955)は，NBAのスター選手よりもロールモデルとして信用できそうだが，彼は「手本を示すことは，ほかの人間に影響を及ぼす主要な方法ではなく，唯一の方法である」と言っている[4]。

3　医師に与えられた特権と権力を自覚させ，公益のために賢明に利用させよう

　Rudyard Kiplingは，1908年の医学生への講演で，医師の権力について次のように語っている[5]。

> あなたたちは特権階級に属している。そのいくつかを思い出させてあげよう。自動車でスピード違反をしたときに，警察官に弁解して聞き入れてもらえるのはあなたたちと王様だけだ。名刺を出せば，人混みの中をなんなく通り抜けることができ，拍手さえもらえるかもしれない。集団の真ん中で黄色い旗を掲げれば，人っ子一人いなくなる。砂漠の真ん中で赤十字の旗を掲げれば，人々が這いつくばって集まってきて，たちまち人だかりができるだろう。私は実際にそうした光景を見たことがある。あなたたちはどの船舶に対しても，世界のどの港への入港でも禁止することができる。手術を成功させるために必要だと考えれば，手術が終わるまで，郵便物を積んだ2万トンの定期船を大海のど真ん中で停止させておくこともできる。都市の区画をまるごと打ち壊したり焼いたりする命令を出すこともできる。自分の処方が確実に実行されるように，近くの軍隊に協力してもらうこともできる。

われわれ現代の医師にも，まだそのような権力があるのだろうか？　私自身が経験した卑近な例としては，昔，病院から車で診療所に戻ってくるときにスピードを出しすぎてニューヨーク州警察官に車を止められ，「ああ，先生でしたか。診療所で患者さんが待っているんですね。どうぞお行きなさい。ただし，スピードは出しすぎないように」と見逃してもらったことがある(もちろん，このときの速度違反の出訴期限は過ぎている)。もっと大掛かりな例もある。私が米国公衆衛生局病院で研修を受けていた頃，北大西洋の気象観測船として活動していた沿岸警備隊の監視船「シンコテーグ」に船医として乗り組んだことがあった。われわれが大西洋を航行していたとき，巨大タンカー(Kiplingの言葉ではないが，大きさは2万トンほどだった)から病気の船員がいるという連絡を受けた。そこで，巨大タンカーとわれわれの小さな監視艇は接近して停止し，衛生兵と私がタンカーに乗り移った。Kiplingの言葉どおり，新米医師の私が病気の船員を診察し，今後の助言をするために，大海の真ん中で巨大タンカーを停止させたのだ。このほか世界では，伝染病が発生したという医師の言葉に集団がパニックになることがあるし，第三世界の村に医師が着任すると，病気を治療してもらおうと人々の大移動が起こることもある。

4 医術は自分のためではなく人のために行うものであることを思い出させよう

　私は第1章で，われわれが昔暗唱したジュネーブ宣言と「人類への奉仕に人生を捧げる」というフレーズに触れ，医術の核心は人類への奉仕以外の何物でもないと言った。私はそこでは「人類(humanity)」という言葉を強調したが，ここでは「奉仕(service)」の部分を強調したい。医学はあなたのためのものではない！　医学はあなたを経済的に豊かにするためのものではなく，あなたのための知的刺激でもなく，あなたがスキーやゴルフやギターの愛好家として楽しめるようにするためのものでもない。医学は人への奉仕である。

5 医学は金儲けの手段ではないと教えよう

　医師が診療するとき，その目的は人助けにあるべきであり，自分が金持ちになることであってはならない。

たしかに，ほとんどすべての医師がそこそこのレベルまで稼げるが，プライベートジェットに乗ったり，ヨットでセーリングをしたり，研究所を寄付したりするほどの財をなす医師はほとんどいない。そのレベルの富が欲しいなら，(2008年のリーマンショックまでなら）ヘッジファンドのマネジャーになるか，起業家として冒険するか，高齢の億万長者の両親に溺愛される一人っ子に生まれるべきで，医師を職業に選ぶのは間違っている。

　基本的に，われわれ医師が売っているのはハンマーや歯ブラシなどの工業製品ではなくサービスだ。ハンマーや歯ブラシを売るなら，新しい工場を建設し，人を雇って大量に生産し，販売することで裕福になれるかもしれない。しかし，われわれが売るのは，助言，相談，外科手術などのサービスであるため，提供できるサービスには限りがある。一部の医師は，医師助手やナース・プラクティショナーを雇用することによって患者ケアを強化しようとしているが，同時にさまざまな問題も生じてくる。

　1日の割り当てが24時間であるのは誰もが同じだ。トレッドミルの速度を上げて，この時間の中でもっと多くの患者を診察しようとすれば，少しは収入を増やせるかもしれないが，支出の方は急増する。Sir William Oslerは，William Wordsworth(1770〜1850)の詩『浮世のこと』の語句を借りて，医師が経済活動に熱心になりすぎることの危険について若者たちに警告している。「財政状態が逼迫していたり，あるいは異邦人が求めるような世俗的な物を持っていないがために，心の平穏を乱されることほど悲しいことはない。だが，それにもまして，ここにおられる諸君のうち何人かの身の上に間もなくやって来る試練の日々，すなわち手広く開業して成功を収めたときの日に対して，私はここであえて警告を発しておきたいと思う。遅かれ早かれ，諸君は医師としての世俗的な雑事に没頭するあまりに，自らの能力を荒廃させてしまうかもしれない。その結果，そのような生き方の習性で麻痺した諸君の心には，人生を価値あるものとするあの優しい感性の入る余地がなくなり，気が付いたときには，時すでに遅すぎる。諸君は感ずる心を捨ててしまったのであるから」(Osler, p.7)（『平静の心：オスラー博士講演集』日野原重明ほか訳，医学書院, 2003, p.8より）。

　だから，賢明な医師として，あなたは診療を楽しむべきだ。われわれは，投資家のCarl Icahnや実業家のDonald Trumpどころか，NBAのスター選手ほども稼げないだろう。金儲けについて考えるのが楽しいという人は，自分の収

入は地球上のすべての人間の上位1％に入るのだと考えて満足してほしい。あなたの真の財産は，健康と，患者と家族の愛であることを忘れてはいけない。

6 医師の道具である医学用語の背景を学ぶことを奨励しよう

　この項では，医学用語の背景にある物語を理解することについてお話ししたい。本書にこの項を入れたのは，医学用語をただ暗記するのではなく，医学史の回り道をして語源まで踏み込むことで，より良い医師になれると強く感じているからだ。われわれのオレゴン保健科学大学メディカルスクールでは，何年も前から夏季短期研修プログラムを実施している。家庭医学科が後援するこのプログラムでは，新入生は8日早く大学に来る。初日は，これからの予定についてのオリエンテーションと，臨床面接と身体診察の体験だ。その後，学生たちは田舎に連れていかれ，医師の家庭で1週間住み込みで働くことになる。

　私は20年前から，この夏季短期研修プログラムで家庭医学科の新入生にメディカルスクールで最初の講義をする栄誉を与えられている。講義では，私は2つの重要な話をする。1つは本章でこれまでお話ししてきたこと，すなわち，彼らが史上最高の医師たちから受け継ぐ遺産や，それを所有するためにはみずから獲得しなければならないということ，そして，後に続く人々に彼らが受け渡すことになる遺産についてだ。もう1つは，「pterygium（翼状片）」や「smallpox（天然痘）」などの医学用語の語源となるギリシャ語やラテン語などを調べてノートやコンピュータ上にメモしようという助言だ。ちなみに「pterygium」は翼を意味するギリシャ語に由来し，「smallpox」は，もとは「great pox（大水痘）」を形成する梅毒と区別するために用いられた言葉だった。

　Martí-Ibáñezは，「人間は道具を作るための道具を作る唯一の生き物であり，人間が作ったすべての道具の中で最も重要なものは言語である」と記している[6]。医学用語には，聴診器やメスに匹敵する価値がある。これらのおかげで，さまざまな専門分野の医師たちが，専門的な事柄についても一般的な事柄についても同じように話し合うことができるからだ。Sobelによると，医学生はメディカルスクールを卒業するまでに55,000もの新しい単語に出会うという[7]。読者諸氏にも語源に興味を持っていただくため，現在2,200ページ以上ある『ドーランド医学大辞典』に掲載されている医学用語のいくつかの語源を説明しよう。あなたがメディカルスクールに入学したばかりの医学生だとした

ら，これから 10 年以上かけてこうした単語を覚えていくことになる。単語の定義は，Dirckx(1983)，Fortuine(2001)，Haubrich(1997)，Porter(1997)，Skinner(1949)などを参照した。これらはいずれも参考文献のリストに入っている。

- acetabulum（寛骨臼）：股関節の杯状のくぼみを意味するこの単語は，酢を入れるための杯を意味するラテン語に由来している。最初にこの言葉を使ったのは Pliny the Elder（大プリニウス，23 ～ 79）で，1661 年に医学英語の仲間入りを果たした(Skinner, p.3)。
- beriberi（脚気）：チアミン（ビタミン B_1）の欠乏によるこの症候群の名は，「弱い」という意味のシンハラ語「*beri*」を 2 つ重ねて「極端に弱い」ことを意味する(Dirckx, p.71)。
- coccyx（尾骨）：古代ギリシャ語では，この単語はカッコウを意味する。脊柱の末端の骨は尖っていてカッコウのくちばしに似ていることから，そのように名付けられた(Dirckx, p.61)。
- Hunterian chancre（ハンター下疳）：梅毒の初期病変を表すこの単語は，絶対にこのリストに入れなければならない。この単語には，手違いで梅毒に感染してしまった有名な患者の名前が入っている。それは，スコットランドの外科医 John Hunter（1728 ～ 1793）だ。彼は，1767 年に淋疾の研究をしていたときに淋疾患者の膿を自分自身に接種してみたが，この患者が梅毒にも感染していることを知らなかったのだ。
- influenza（インフルエンザ）：重い倦怠感と発熱を特徴とするこの疾患は，月や恒星や惑星などの天体の影響によって引き起こされると考えられていたため，「影響」を意味するラテン語に由来する名前を持つ(Haubrich, p.111)。
- innominate artery（腕頭動脈）：ローマで活躍したギリシャ人の医師 Claudius Galen（129 ～ 200）は，大動脈から右腕と頭部に血液を供給する腕頭動脈について記述したが，名前は付けなかった。のちに，イタリアの解剖学者 Vesalius（1514 ～ 1564）が，「無名動脈」という意味の「innominate artery」という名前を付けた(Haubrich, p.112)。
- mitral（僧帽弁）：この単語はターバンのような被り物を意味する古代ギリシャ語に由来している。初期のユダヤ教の大祭司は独特な形の被り物を頂いていて，それがのちにキリスト教に取り入れられて司教冠(miter)になった。

司教冠は，先端に向かって細くなる前後 2 枚のパネルが頂上で合わさる形をしている。イタリアの解剖学者 Vesalius が最初にこの名をつけたという説がある（Skinner, p.237）。

- myxedema（粘液水腫）：この言葉の起源は正確にたどることができる。Skinner（p.243）の解説によれば，この言葉は，1877 年に W.M. Ord（1834～1902）が皮膚に「mucous dropsy（粘液性の水腫）」を生じる疾患について説明するために用いた。Ord は，「こうした症状の真の原因である疾患を表す『myxoedema』という新しい用語を作った」と書いている（British Medical Journal, May 11, 1878, p. 671）。

- orthopedics（整形外科）：この単語には，整形外科の始まり物語が盛り込まれている。先に言っておくと，足を意味するラテン語の「*pes*」や「*ped-*」ではなく，子供を意味するギリシャ語の「*paid*」に由来する言葉である。この単語を作った 18 世紀のフランスの外科医 Nicholas André は，当時の子供たちの深刻な問題だったくる病による脊柱変形を外科的処置により矯正することを初めて提唱した人物であり，「orthopedics」を直訳すると「子供をまっすぐにする」になる（Bollett, p.195）。

- panic（パニック）：突然恐怖に圧倒されることを意味するこの単語は，ギリシャ神話の牧神「パン」に由来している。パンは人間の顔と体に，ヤギの角と耳と脚をもついたずら者で，田舎の人々を怖がらせては喜んでいた。Fortuine（p.247）は，ギリシャ人とペルシャ人が戦った紀元前 490 年のマラトンの戦いでペルシャ軍を敗走させたのもパンかもしれないと推測している。

- penis（陰茎）：この単語はラテン語で「尾」を意味する。初期の解剖学者は必ずしも正しく理解していなかった。

- sacrum（仙骨）：ラテン語で「*os sacrum*」は「聖なる骨」を意味する。この骨のどこが神聖なのかをめぐって，死体が分解していくときに仙骨が最後まで残るため，来世にはここから新しい体が生じてくると考えられたからではないかという説がある（Gershen, p.6）。

- testis（精巣）：この医学用語は，「証人」を意味するラテン語に由来している。かつて男性は，自分の（ときに他人の）生殖器の上に手を置くことで率直さを示したからであるという（Haubrich, p.223）。今日では，われわれは右手を上げて聖書に誓う。

- quarantine(検疫)：伝染病に罹患している，あるいはその疑いがある人を隔離することを表すこの言葉は，「40」を意味するイタリア語「*quaranta*」に由来している。検疫は，欧州でペストが流行していた 1374 年にベネチア港で始まったようである(Skinner, p.297)。地中海東岸地域などから来た船は，港に 30 日間(のちに 40 日間に延長された)とどめられた。
- vaccine(ワクチン)：この言葉はラテン語で「牛」を意味する「*vacca*」に由来している(Fortuine, p.99)。免疫製剤を表す用語がなぜウシに起源を持つのか？　第 2 章でお話ししたように，世界初の有効な免疫処置は，田舎医師の Edward Jenner(1749 ～ 1823)によって，村の乳搾り女の牛痘の膿疱から採取した物質を使って行われたからである(Porter, p.276)。われわれは今日，破傷風，ジフテリア，麻疹などの予防接種に「ワクチン」という言葉を使っているが，こうした免疫原の起源とワクチンという言葉の語源を考えると，雑な使い方であると言える。
- その他：「tibia(脛骨)」は「フルート」を意味するラテン語から直接来ている。「stapes(アブミ骨)」はあぶみに由来し，「malleus(槌)」は古代ローマ人がハンマーを表すために使っていた言葉だった。「vagina(膣)」は鞘，「placenta(胎盤)」は平らなケーキ，「cervix(子宮頸部)」は首を意味するラテン語だ。長年にわたり，これらの語源は，私がさまざまな解剖学的構造を覚えるのに役立った(Taylor 2008, p.71)。

『ドーランド』や『ステッドマン』などの標準的な医学辞書は，ギリシャ語やラテン語のほか，あまり一般的でない語源も紹介しているが，われわれが臨床現場で使う多くの言葉の豊かな歴史は教えていない。私がここで挙げたわずかな例が刺激となって，読者諸氏が医学用語の語源の魅惑的な世界を探検されるようになることを願っている。

7 医学史に関する文献を読むことを推奨しよう

医学史を学ぶことで，メディカルスクールや日々の診療で学ぶ多くのこまごました知識を整理することができる。Shortt は，医学教育課程に医学史を追加することを提唱した。彼は，「医学の知識が臨床能力の獲得に直接役に立つという，新 Osler 主義とでも呼ぶべきものを提唱するのが適切だと思う」と主

張するが[8]，この「医学の知識」には医学史も含めるものと考えていたにちがいない。例えば上述のように，「quarantine(検疫)」という単語の歴史的背景を知ることは，伝染病に感染した人を弱った病人に近づけないという概念の重要性を理解するのに役立つ。また，腕頭動脈に「innominate artery(無名動脈)」という名前がついた経緯を知ることは，学生や外科医がその構造を思い出すのに役立つかもしれない。さらに，現在は予防可能な疾患になっている麻疹は，それ以前も経過が予想できる幼児の疾患としか思われていなかったが，北米と太平洋諸島の麻疹ウイルスに暴露されたことがなかった集団にウイルスがもたらされて大きな被害が生じたことを知ると認識が変わるはずだ(Cartwright, pp.131～136)。液体を60℃に加熱して殺菌する「pasteurization(低温殺菌)」のやり方を思い出す方法の1つは，Pasteurが最初に牛乳ではなくワインについてこの方法を用いたというエピソードを覚えておくことだ(Firkin and Whitworth, p.396)。

　だから，医学史の勉強を始めてみてはどうだろう？　以下に挙げる書籍のいずれか1冊を購入するか借りるかして，寝床で読んでみてほしい。

- 『History and geography of the most important diseases』(1972) Erwin Heinz Ackerknecht：主要な伝染病，欠乏性疾患，原因不明の疾患などの人口統計をたどる本で，索引を含めて210ページなので，楽に読み通すことができる。
- 『Disease and history: the influence of disease in shaping the great events of history』(1972) Frederick F. Cartwright(『歴史を変えた病』倉俣トーマス旭ほか訳)：副題のとおり，チフス，梅毒，黒死病(ペスト)などの病が「歴史上の重大事件に及ぼした決定的な影響」を分析した，読みやすい本だ。
- 『The language of medicine: its evolution, structure, and dynamics. 2nd edition』(1983) John H. Dirckx：医学用語の語源に関する本はいろいろあるが，私はこれがいちばん気に入っている。理由は，その歴史的な視点と学術的なアプローチにある。Dirckxは，古典的な観点，現代の造語，俗語，特殊用語の文脈から医学用語を論じている。医学用語の語源を知るのが楽しいという人なら興味深く読むことができるだろう。
- 『History of medicine』(1929) Fielding Hudson Garrison：この本は医学史の「バイブル」だ。学術的な著作としては，まだ匹敵するものはないと思

う．私は駆け出しの頃，自分を高めようとして 996 ページのこの大著を最初から最後まで読んだと言ったら信じていただけるだろうか？　その証拠に，私の手元にあるこの本は，使い古され，下線だらけになっている．

- 『The alarming history of medicine: amusing anecdotes from Hippocrates to heart transplants』(1993) Richard Gordon（『歴史は病気でつくられる』倉俣トーマス旭ほか訳）：Gordon はユーモラスなスタイルで，オリジナルのヒポクラテスの誓いが切石術医に触れていることや，Alexander Fleming が掃除好きだったらペニシリンの発見者として名を残すことはなかったかもしれないことなどを語る（p.70）．私は「現代の外科手術は火薬によって発明された」という引用に強い印象を受けた（p.121）．
- 『A prelude to medical history. 3rd edition』(1961) Félix Martí-Ibáñez：この本の序文は，「私は話し言葉をこよなく愛する．どんなバイオリンの演奏も，ピアノのリサイタルも，オーケストラのコンサートも，よくできた講演ほどには私を酔わせない」という言葉から始まる．この本は，著者がニューヨーク医科大学フラワー・アンド・フィフス・アベニュー病院の医学生を対象に行った講義を集めたものだ．
- 『Plagues and peoples』(1976) William Hardy McNeill（『疫病と世界史』佐々木昭夫訳）：世界史の中の出来事に感染症がどのような影響を及ぼしたかが語られている．
- 『Aequanimitas with other addresses. 3rd edition』(1932) Sir William Osler（『平静の心：オスラー博士講演集』日野原重明ほか訳）：厳密に言えば医学史の本ではないが，Osler の講演を集めたこの本は，1904 年に初版が出版されてから 1 世紀が過ぎた今でも，人々にインスピレーションを与える力を保っている．
- 『The greatest benefit to mankind: a medical history of humanity』(1997) Roy Porter：「人類の病歴」という副題を持つこの本は，医学の人間的な側面を描いた物語で，野心的な作品だが読みやすい．
- 『White coat tales: medicine's heroes, heritage and misadventures』(2008) Robert B. Taylor：白状しよう．これは私が書いた本だ．この本では，医学史の古典となっている逸話も取り上げているが，その背景まで紹介することを心がけた．
- 『Medical odysseys: the different and sometimes unexpected pathways to

20th century medical discoveries』(1991) Allen B. Weiss：20 世紀の重大な医学的発見に至る，しばしば入り組み，ときに予想外な道筋について語られている。あまり知られていない事実にも触れている。

8 医師が主人公の文学作品を読むことを推奨しよう

　医師が登場する文学作品を読むと，さまざまな時代のさまざまな状況で，世間の人々が医師のことをどう見てきたかがよく分かる。こうした作品を読むことは，有名な作家や世間一般の人々が，医師がどのように考え，感じていると思っているかを知るための手がかりになる。架空の医師についての物語を読むときには，人生のジレンマに直面する医師の姿がどのように描かれ，しばしば悲劇的な英雄へと変化してゆくさまを味わってほしい。Lehman は次のように主張している。「（文学作品で描かれる医師たちが）患者のためにどれだけ心を尽くすかはまちまちだ。John Steinbeck が描く医師たちは，患者に対して強力で複雑な愛着を持っている。こうした愛着ゆえに，彼らは医療提供者としての役割を十分に果たしながら，みずからも充実し，豊かな人生を送ることができる。一方，F. Scott Fitzgerald の小説に登場する医師 Diver は，患者に深入りしすぎて自分の人生を台無しにしてしまう。医師にとって，こうした文学作品を注意深く読むことは，患者とどのように向き合っていくかを考えるためのヒントになる」[9]

　医師を主人公とする文学作品のほとんどは，William Somerset Maugham や Robin Cook のような医師作家によって書かれている。けれどもなかには，医師でない作家によって書かれたものもある。以下に挙げるのは後者のタイプの文学作品だ。

- 『A Doctor in Spite Himself』(1666) Jean-Baptiste Molière(『いやいやながら医者にされ』)：フランスの劇作家 Molière による喜劇。主人公の Sganarelle は樵(きこり)だが，妻の嫌がらせによって，名医のふりをせざるをえなくなる。無意味なだけでなく有害なこともある治療しかできないことをごまかすためにラテン語を連発する当時の医師たちを，Molière はさまざまな劇で風刺している。

- 『Middlemarch』(1871) George Elliott(『ミドルマーチ』)：ビクトリア朝時

代を代表する作家 George Elliott は女性で，本名は Mary Ann Evans という。この小説に登場する Tertius Lydgate は，欠点もある英雄として描かれている。彼は，医師としても研究者としても高い能力を持ち，高邁な理想に燃えていたが，俗物で浪費家の女性 Rosamond と結婚してから経済的な苦境に陥り，生活のために理想を捨てざるをえなくなる。

- 『The Strange Case of Dr. Jekyll and Mr. Hyde』(1886) Robert Louis Stevenson(『ジーキル博士とハイド氏』)：スコットランド人の作家 Stevenson は，この作品で，善と悪という人間の本性にある対照的な衝動について掘り下げた。いわゆる二重人格を持つ1人の男性の「善」の部分を担うのが Henry Jekyll 博士で，精神病理学的な「悪」を体現する存在が Hyde だ。作家 Wendy Moore はその著書『解剖医ジョン・ハンターの数奇な生涯』のあとがきで，Jekyll の家の描写は，John Hunter(1728～1793)の家をヒントにしたのではないかと指摘している。Hunter の家には客人を迎えるための表口と，解剖用の死体を搬入するための裏口があった。解剖学者であり外科医でもあった Hunter は，墓地の遺体を掘り出す死体盗掘人を使って解剖用の死体を集めていたのだ[10]。

- 『Arrowsmith』(1925) Sinclair Lewis(『ドクターアロースミス』)：この小説には，微生物学者の Paul de Kruif という，秘密の貢献者がいた。Kruif はのちに，Robert Koch, Louis Pasteur, Walter Reed らの生涯をまとめた『微生物の狩人』(1926)を執筆することになる人物だ。『Arrowsmith』を読んだ人は，主人公 Martin Arrowsmith に Kruif と重なる部分を見出すかもしれない。現代の医師にとって『Arrowsmith』は注目すべき本であり，医師を志す数世代の若者に影響を及ぼしてきた。1953年，医師になることを考えはじめた私は，高校のラテン語の先生からこの本をもらった。あらすじを簡単に説明すると，主人公 Martin Arrowsmith は，小さな町で開業する優秀な医師だったが，自分が治療した子供の死をきっかけに医師としてやっていく自信を失う。恩師に誘われて科学者としてニューヨークの研究所に移った彼は，すばらしい業績をあげて高い地位につく。あるとき，遠くの島で疫病が大流行し，Arrowsmith はその研究を始めるが，彼の思慮深い妻 Leora が感染して死んでしまう。夢も情熱も失った彼は金持ちの女性と再婚するが，のちに彼女を捨て，研究所での職も辞して，ニューイングランドの片田舎に引っ込んで科学研究に専念する。

- 『Doctor Zhivago』(1957) Boris Pasternak(『ドクトル・ジバゴ』)：1917年のロシア革命の嵐の中，医師で詩人のYuri Zhivagoは，異なるタイプの2人の女性との愛に苦悩する。メディカルスクールの教授が若きZhivagoに「細菌は顕微鏡で見ている分には魅力的だが，ひどい害をなしうる」と語る場面は，彼が後年，困難に直面するたびに見せる理想主義を理解するための手がかりになる。波乱万丈の人生の中，Zhivagoは常に誠実と美と正義という理想を守るため最善をつくす。その情熱は，ときに神秘的なほどだ。

9 メディカルスクールやレジデントの研修に取り入れたい「隠しカリキュラム」

医学生が正式に学ぶことはめったにないが，早い段階で習得しておくべきことがいくつかある。私はこれらを「隠しカリキュラム」と呼んでいる。私が「隠しカリキュラム」で教えたいのは，以下のようなことだ。

- コミュニティーにおける医師の役割
- 同僚の医師との付き合い方
- 医療チームのほかのスタッフと交流する方法
- 医療の社会問題
- 政治と金と医療の相互作用
- 医師の生涯学習
- 個人生活と職業生活のバランス
- 医師がしてはならないこと
- 医師の不正行為に遭遇したときにどうするか
- 内なる自己を守ること
- どの専門分野で診療するかを決めること

10 専門分野の決定は正しい理由に基づいて行うように助言しよう

幸い，医学生が最初に選択する専門分野は20以上あり，非常に幅広い。さらに，内分泌科などのサブスペシャリティや，スポーツ医学のように幅広い学

間にわたる専門分野もある。精神医学の瞑想的観察から活気あふれる外傷外科手術まで，新生児ケアからホスピスおよび緩和ケアまで，ホスピタリストから渡航医学の専門家まで，選択肢は多岐にわたる。これだけ選択肢があると，一部の若手医師が自分に合わないキャリアを選択してしまうのも無理はない。その原因をたどっていくと，間違った理由に基づいて一生にかかわる決断をしてしまっていることが多い。

　Gordonによると，パリ大学で医学を学んでいたAndreas Vesalius（1514〜1564）は，ある日，絞首刑になった男の干からびた骸骨が絞首台にぶら下がっているのを見つけた。遺体の靱帯，腱，乾燥した筋肉はよく残っていた。「人間の骸骨など，容易に手に入るものではない。彼は急いでこのお宝を自宅に持ち帰った。この骸骨は，パドヴァ大学の半円形の階段教室に至る彼のキャリアの土台となった」（Gordon, p.9）。医学史の知識がある人なら，Vesaliusがルネサンス時代の解剖学の先駆者で，ヴェサリウス骨，ヴェサリウス孔，ヴェサリウス静脈にその名を残していることを知っているはずだ。イタリアのパドヴァ大学には，彼が教授として授業を行った階段教室が今でも残っている。

　今日の医師の多くが，Vesaliusのように行き当たりばったりに専門分野を選択している。Vesaliusが生きた16世紀ならそれで大丈夫だったかもしれないが，今は違う。私は，短時間の外科手術に立ち会っただけで外科医をめざしたり，大学院で少しばかり神経線維の研究をしたからといって神経内科医になろうとしたり，テレビドラマ『ER』を見て救急医を志したりする医学生の多さに愕然としている。

　本章の冒頭で引用したとおり，医師研修は人を変える。読者諸氏が若手を指導する際には，この点をよく言い聞かせてほしい。変化の中には，自分が何者で，何に対して情熱を持ち，「自分だけの伝説」についてより成熟した認識を持つことも含まれている。こうした自覚は，十分な情報に基づいてキャリアを選択し，自分に合わない専門分野で生きていくのを回避するための第一歩だ。

　もちろん，自分に合わない専門分野を選ぶことは倫理的な罪ではないし，医師としての品位を損なうような行為でもなく，医事委員会から制裁を科されることもない。ただ，それからの40年間を，「せっかく医師になったのに，自分の能力を十分に発揮できているような気がせず，幸せだとも思えないのはなぜなのだろう？」と不思議に思いながら過ごすことになるだけだ。専門分野の選択を間違っても，医師として良い収入を得て，地元の名士として扱われ，豪

華な休暇を楽しみ，高級レストランに行き，良いクラブのメンバーになることはできる。それなのにどういうわけか，「自分はもっと自分のキャリアを楽しんでいるはずではないのか？」という小さな声に悩まされるのだ。

　昔は，メディカルスクールを卒業した者は，ローテーティング・インターンをしてから2年間の兵役についた(少なくとも男性はそうだったし，メディカルスクールの卒業者の大半が男性だった)。若い医師たちはその間に感情的に成熟し，さまざまな専門分野を試してから，最終的に専門分野のレジデンシーに進むか，総合医として開業するかの選択をした。

　今日では，ローテーティング・インターンの制度はなくなり，すべてのレジデンシーは専門分野に固有のものになった。医学生は4年生になる前の夏にレジデントに応募しなければならないため，3年生の間かその前に専門分野を決めなければならない。つまり，今のスケジュールでは，医学生はすべての専門分野を経験しないうちに決断の時を迎えることになる。Burackらは，病院実習や実地研修で経験を積むことができる医学生のことを「どんな自分になれるかを試している」と表現した[11]。今日の医学生は，どんな自分になれるのか，あらゆる可能性を試す機会を持てないうちに決断を下すことを余儀なくされている。

　専門分野の選択を誤るのは驚くほど簡単だ。なぜなら，メディカルスクールの教授や，各専門分野の情熱的な擁護者たちは，(頼んでもいないのに)医学生に過剰なほどの助言をくれるからだ。その助言は，しばしば偏見と利己心に満ちている。

　医学教育に携わるわれわれは，どうしても自分自身のクローンを作ろうとしてしまう。そのためには，医学生を自分の専門分野に勧誘し，「君は○○(外科医，精神科医，家庭医・・・)になるには賢すぎるよ」と，ほかの専門分野をけなすことさえする。

　若者の決断を誤らせるものは，大量に与えられる誤った情報だけではない。以下では，医学生やレジデントが専門分野の選択を誤る場合を5つ挙げる。

- 父親，母親，兄弟姉妹やその他の親戚と同じ専門分野や，親に勧められた専門分野を選択してしまった。家族の影響は明確な形で現れることも微妙な形で現れることもあるが，母親か父親が医師である場合には，絶対になんらかのバイアスがかかる！　けれどももちろん，父親が外科医として成功したという事実は，その子供が偉大な(そして幸せな)神経内科医になれない理由にはならない。

- 尊敬する恩師の専門分野を選択してしまった。その学生が敬愛する教授は放射線科医だった。彼女は聡明で，カリスマ性があり，学生と多くの時間を過ごしてくれる。けれどもその事実は，学生が放射線科医を志す理由にはならない。第一に，放射線科医になれば聡明なカリスマになれるというわけではない。第二に，これは重要なことだが，学生が敬愛する教授や恩師は「例外」である可能性がある。放射線科医の全員が，この教授のような人物であるわけではないのかもしれないということだ。だからこそ，学生やレジデントは，専門分野を選択する前に，その分野の医師とできるだけ多くの時間を過ごす必要がある。そして，その間ずっと，「自分はこの人たちが好きか？」，「これから40年間，一緒に仕事をしたり会合に行ったりしたいか？」と自問自答しなければならない。
- その年のクラスのリーダー格の学生と同じ専門分野を選択してしまった。われわれのメディカルスクールでは，クラスのリーダー格の学生が早い時期に救急医や小児科医などの専門分野を決めてしまうことがある。そうすると，多くのクラスメイトが影響されて，その専門分野を選んでしまうのだ。
- 経済的な理由で専門分野を選択してしまった。Kiker and Zhe の興味深い研究によると，内科とプライマリケアを専門に選んだ学生では収入は選択の理由ではないとする者が多かったのに対して，補助的専門分野[*1]や外科を専門に選んだ学生では収入が選択の理由であるとする者が多かったという[12]。予想収入に基づいて専門分野を選択するのは愚かなことかもしれない。現在高収入の分野も，需要と供給が変動したり医療政策に対する政府の介入が強まったりして，将来はそれほど高収入でなくなるかもしれないからだ。
- 公平なガイダンスやカウンセリングなしで専門分野を選択してしまった。今日では，ほとんどのメディカルスクールに専門分野の選択について客観的な助言を行うプログラムがある。こうした制度を利用せずにキャリアを決定することは，道路地図なしでクロスカントリーレースを始めるようなものだ。それなのに，メディカルスクールが提供するキャリアカウンセリングを利用しない(それどころか避けているようにさえ見える)学生があまりにも多いように思われる。

[*1] 訳注：麻酔科，病理科，放射線科など。

賢明な若い医師は，魅力的に見える専門分野の特徴と価値をよく研究している。もっと重要なのは，専門分野を決める前に医師が自分の性格と価値を理解しようとすることだ。「自分は本当に人と交流することが好きなのだろうか？　それとも，朝から晩まで実験室で静かに仕事をする方が幸せなのだろうか？」，「自分は救命室の興奮が好きなのだろうか？　それとも，患者と継続的に付き合う中で関係を築いていくのが好きなのだろうか？」，「自分は毎回違ったものが見たいのだろうか？　それとも，1つのことを繰り返して，そのスキルを極めたいのだろうか？」若い医師がこうした疑問を自分に向けるようになって初めて，賢明なキャリア選択をする準備ができたと言える。

11 サブスペシャリティを早く決めすぎないように助言しよう

　賢明なキャリア選択をするためには，あまり早い時期にサブスペシャリティを決めないようにすることが大切だ。ある人は，網膜手術をしているときや，自閉症児を治療しているときに運命の仕事を見つけたと思うかもしれない。またある人は，結腸直腸外科医や老年精神科医，あるいは航空宇宙医学や物療医学やリハビリテーション医学の専門家になろうと決心するかもしれない。研修の最初の1年が終わってから専門レジデンシーを変更するのは資金面で難しいので，最初に正しい判断をするのがお勧めだ。専門レジデンシーが始まったらキャリアの変更は難しい。変更は不可能ではないが容易ではなく，研修が1年余分に必要になるかもしれない。

　もちろん，自分の専門は総合医だと決心する人もいるだろう。専門医と総合医は対立する概念だが，長年よく知っている患者を包括的かつ継続的にケアするためには特別な知識と技術が必要であることを考えれば，さほど矛盾はない。William Osler も William Mayo も，総合医の専門性を強く主張していた。Osler は学生に，「日々の暮らしの中の疾患とその治療法を知るオールラウンドな家庭医になること以上に高い野心はない」と言っている[13]。また William J. Mayo(1861～1939)は，「1,000人の患者にとって，1人の最高の総合医は10人の専門医よりも良い仕事をする」と言った(Strauss, p.565)。

12 キャリアの選択肢をあまり早い時期に狭めてしまわないように助言しよう

　アメリカンフットボールでは，フォワードパスを投げたときに起こりうることは3つあり，そのうちの2つは好ましくない（アメフトに興味がない方のために説明しておくと，2つの「好ましくない」こととは，パスがキャッチされない「インコンプリート」と，ディフェンス側にキャッチされてしまう「インターセプション」である）。あなたが医師として持っているスキルや法的権利のどれか1つを手放すと，仕事が楽になって，やりたいことをする時間的余裕ができるなど，すぐに目に見える利益があるかもしれないが，後になって，予想もしなかった「好ましくない」影響が出る可能性がある。

　具体的にお話ししよう。メディカルスクールを卒業し，レジデント研修を終え，医師免許やホスピタル・プリビレッジ（hospital privilege：病院の施設を使用する権利）[*2]を取得すれば，医師としての準備は完了だ。あなたは医師としてなんでもすることができる。けれどもやがて，その特権を手放したくなる時期がくる。以下でお話しするのは，私自身の経験だ。

　研修を終え，米国公衆衛生局病院での2年間の義務勤務も終えた私は，小さい町の家庭医グループの診療所に4人目の医師として加わり，4人体制で診療できる新しいビルに入った。この診療所には小さい問題が1つあった。私は公衆衛生局病院時代に多くの出産を扱っていたのだが，われわれのグループ診療所は病院から田舎道で30 kmも離れたところにあったため，産科に対応していなかったのだ。その結果，私は産科のスキルを失ってしまい，後年，学術医に転向したときに大いに後悔することになった。

[*2] 訳注：米国では基本，かかりつけ医（primary care physician：PCP）が自分のオフィス（外来）で患者を管理している。入院が必要になった場合，かかりつけ医は自分が契約を結んでいる病院に患者を入院させ，自分でその病院に出向いて入院管理を行う。この契約のことをhospital privilegeと呼び，その病院を使用するための，いわば「許可証」である。これはコンサルト医として働くサブスペシャリストであっても同じであり，病院で診療を行うためには，必ず取得する必要がある。なお，現在かかりつけ医はオフィス業務に専念し，病院管理はその道の専門に委託するようになった。これがホスピタリストである。hospital privilegeをとる必要があるのは，ホスピタリストも同様である。

それから数年後，われわれのグループ診療所のリーダーたちが，全員で不作為約款に署名することを決めた。この約款では，グループを離れる医師は，同じ町で競合する診療所を開いたり，競合する診療所に参加したりすることができないとされた。私は後に，自分の法的権利を放棄する約款への署名に抵抗すればよかったと思った。グループを抜けて1人で開業したときに，新しい診療所を町の外の農村地帯で開かなければならず，自宅からも病院からもさらに遠くなってしまったからだ。

　幸い，私は入院患者ケアのスキルは捨てなかった。1978年にウェイクフォレスト大学メディカルスクールの学術医になったとき，私は自分のこの決断に感謝した。入院患者ケアのスキルを持っていることで，入院患者の治療をしながら家庭医学レジデントの指導をすることができたからだ。私は今日，レジデンシーを終えた優秀な総合医たちが外来患者ケアのみの仕事につくことを残念に思う。彼らは自分の患者をホスピタリストに委ね，入院患者ケアから逃れることをなんとも思っていないようだが，入院患者ケアからほんの2, 3年離れるだけで，入院治療の進歩から完全に取り残されてしまうことを分かっているのだろうか？　診療所でしか診療を行わない医師は，病院の医師との非公式だがしばしば有益な交流をすることができない。州政府医師免許委員会や病院の資格認定委員会は，入院患者ケアをしない医師を精査しているし，われわれの学部は，このような医師たちの能力を回復させるためのプログラムに参加している。私自身は，セミリタイアへの一段階として数年前に入院患者ケアをやめているが，入院患者ケアを二度とできなくなることを覚悟した上でのことだった。

　医師には臨床にまったく携わらないキャリアパスもある。病院経営医（physician executive）などは，多くの場合，患者ケアには従事しない。こうした医師たちは，総じて自分の仕事への満足度が高い[14]。しかし，病院経営医は永遠に患者ケアから離れてしまう可能性がある。Hoffによる研究からは，ビジネススクールで学位を取得した病院経営医は特に診療を行わない傾向が高いことが明らかになっている[15]。私は，今は学術医療機関に教育者として雇用されているが，本質的には臨床医だと考えているので，解雇されたらいつでも地元で診療できるように，臨床スキルは低下させないように心がけている。

　次に，専門医資格の更新について考えよう。今日では，すべての専門分野になんらかの更新制度がある。年齢を重ねた医師や，経営や研究をメインに行う

ようになった医師は，定期的な更新をやめたくなる。専門医資格の更新にはかなりの費用がかかるし，コンピュータを使って1日がかりで行う更新試験には苛々させられるが，私は専門医資格を更新することを選んだ。私は以前から，ホスピタル・プリビレッジと州医師免許の更新は，専門医認定の有無によって決まるようになるだろうと考えていた。現在，ホスピタル・プリビレッジについては(少なくともわれわれの組織では)そうなっているし，州医師免許の更新についても，いずれそうなるはずである。私は昨年，7年ごとの更新試験に72歳で合格したことをご報告したい。7年後に更新の時期が来たときには専門医認定をあきらめることになるかもしれないが，その時にならないと分からない。

　最後に州医師免許についてだ。私の父は96歳で死去するときまでペンシルベニア州の運転免許証を持っていたが，地元のドライバーや歩行者にとって幸いなことに，彼は死の数年前から運転しなくなっていた。われわれ医師は，医師免許を返納するべき時期が来たら，それを知ることができるだろうか？　医師免許を更新しないという決断は，医師のキャリアの中で最大の権利放棄である。

13　若いうちから自分の健康を大切にすることを勧めよう

　医師の心身のケア，特に心のケアについて助言をしなかったら，この章は不完全なものになる。医学研修生の燃え尽き，うつ病，薬物乱用はよく見られ，報告されている件数よりもずっと多い。Dahlin and Runesonは，これから臨床研修に入る医学生の面接を行い，燃え尽きと精神疾患の有病率について調べた。その結果，27％の学生に精神医学的診断がついたが，専門家の助けを求めていたのはその約4分の1でしかないことが明らかになった[16]。また，McAuliffeらが504人の医学生について調査を行ったところ，その78％が向精神薬を使用したことがあると報告した[17]。

　今の対処機制と物質使用のパターンは，これからも続く可能性がある。今こそ，診療と日常生活のストレスに健康的に対処する方法を確立するときだ。この問題については，第11章「あなた自身を大切にしよう」でもう一度お話ししたい。

第 9 章 明日の医師を育てる

14 身体診察のスキルを尊重し，磨くように助言しよう

　あなたも「一見（つまり X 線撮影）は百聞に如かず」などの皮肉のきいた警句を耳にしたことがあるかもしれない。昨今では，長い時間をかけて患者を診察する医師は，画像検査や臨床検査のサブスペシャリストから「古風」だと思われることがある。しかし，名医による直接的な患者ケアでは，慎重な身体診察に代わるものはない。彼らは折に触れて身体診察を行い，以前の所見と比較する。

　いくつかの身体検査にはコツがある。身体診察のコツを知る熟練医は，医学生や若い医師にそれを教える必要がある。以下では，昔から知られている身体検査のコツの一部をご紹介しよう。

- 患者がどのように座り，移動し，あなたを見て，あなたの言葉に反応するかを見よう。患者がどのように診察台に乗るか，注意深く観察しよう。主訴が筋痛や骨痛である場合は特によく観察する必要がある。こうした観察はどれも身体診察の一部である。
- 患者に舌を「突き出して」もらって舌圧子を使うと，吐き気をもよおさせてしまうことがあるので避けよう。患者には舌を伸ばしてもらい，伸びた舌に舌圧子をあて，舌圧子ごと舌を口の中に戻してもらうようにしよう。
- 検眼鏡検査を行う場合，患者の左目を診るときには，あなたの左手に検眼鏡を持ち，あなたの左目で調べよう。患者の右目を診るときには，あなたの右手と右目を使おう。そうしないと，あなたの鼻と患者の鼻が触れてしまい，患者に嫌がられるおそれがある。
- 患者の胸にじかに聴診器をあてる前に，手で聴診器を温めよう。寒い日は特にそうしよう。
- 私が患者の心音を聴いたり腹部を診察したりするときには，いつも患者に左を向くように言う。なぜか？　私はいつも，自分は健康だが患者はそうではないと考えているからだ。患者の呼気を吸い込まないようにすることは，私が健康な状態を保つのに役立つ。私は男性患者のヘルニアの診察をするときにも同じ指示を出す。
- 胸部を聴診するときに，患者に何度も深呼吸をさせてはいけない。患者がめまいを起こして診察台から落ちることがあるからだ。私は医学生に，「ふだ

んより少しだけ深く口呼吸をしてください」と言うように指導している。
- 一部の医師は，ヘルニアの検索には，通常用いられる咳よりもバルサルバ手技による強制呼気の方が優れていると考えている．バルサルバ手技では腹腔内圧を数秒間維持することができる上，咳による飛沫が医師にかかるのを避けることができるからだ．
- 胸部打診の際に指ではなく打診槌を用いることで，打診板として用いる指を爪による痣や傷から守ることができる．
- 一般に，足の循環が良好であるかどうかは，足の指の毛を探せば分かる．
- 音叉は，末梢性ニューロパチーを発見するための最良の道具である．Meijerらによると，音叉は 128 Hz のものが良いという．それ以外のものは役に立たないか，まだ有効性が証明されていない[18]．

15 医師にとって頭のよさは長所ではないことを教えよう

　先日，数人の医学生に，どんな医師が最高の医師だと思うかと尋ねてみた．最初に返ってきたのは，「頭のいい（smart）」医師という答えだった．同名の映画にもなった小説『Enron: the Smartest Guys in the Room』[*3] で，かのエンロンの幹部たちがそう評されていた．私の意見は少し違う．

　米国の医師で作家の Oliver Wendell Holmes（1809 ～ 1894）は，「ごく平凡な能力しかなくても，仕事に誠実に打ち込んでいるなら，名医かもしれない」と書いている（Brallier, p.141）．私は長年にわたり学術医をしてきて，数百人の研修医に出会い，彼らの試験の得点を知り，その診療の様子を観察してきた．そこで気づいたことが 1 つある．試験の得点と診療の質が反比例している者がときどきいるのだ．試験では高得点をあげるのに，私が病気になったときに医師に求めるものを持っていない者が多すぎる．私が病気のときには，医師にはそばにいてほしい．そして，私の話に耳を傾け，適切な診断を考え，臨床検査と画像検査の結果を注意深く見て，私の苦しみだけでなく，私の価値や，どこが悪いのかに関する私の意見も尊重してほしい．

　成績優秀な若手医師は，自分の頭のよさのことしか考えておらず，患者にあ

[*3] 訳注：日本では小説は翻訳されていないが，映画は『エンロン：巨大企業はいかにして崩壊したのか？』として 2006 年に公開された．

まり目を向けていないことがある。医師の自信過剰は致命的な欠点だ。そんな医師によって危険にさらされるのは，患者の命だ。

16 科学の道から外れそうになっているのに気付いたら警告しよう

　私はときどき，今日のさまざまな臨床ガイドラインの根拠とされる推定や視野の狭さや利己主義に不平を言うことがあるが，それらを作成した人々は，基本的には確固たる医科学の基礎の上に立ち，エビデンスにもとづく推奨をしようと努力している。

　医学史の中には，今にして思うといささか胡散臭い治療法もいくつかあった。拙著『白衣の物語』の中から，そうした例をいくつかご紹介しよう。

　ミシガン州バトルクリークのバトルクリーク療養所の所長だったJohn Harvey Kellogg(1852～1943)と弟のWillは，1890年代初頭に，コーンフレークのもとになる食品のアイデアを思いついた。きっかけは，調理した小麦を干からびさせてしまったことだった。療養所の予算は限られていたため，兄弟は，それをローラーで薄く伸ばして長いシート状の生地を作ろうとした。しかし，できたものはシートではなくフレーク(薄片)だった。これはこれで大丈夫かもしれないと感じた彼らは，フレークを焼いて患者の食事に出してみた。その味と食感は患者たちに好評だったため，兄弟は1894年にフレークの特許を申請し，ここに米国のシリアル産業が誕生した。

　この成功に満足しておけばよかったのだが，Kelloggはいろいろな治療法に強い興味を持っていた。彼は療養所で機械療法，電気療法，ラジウム治療法を行った。また，腸の健康の重要性を説き，数秒で50Lもの水を腸内に送り込める浣腸機を導入した。一方，マスターベーションは有害であるとして，少年には「麻酔薬を投与せずに」包皮切除術を行い，少女にはクリトリスに石炭酸(フェノール)を塗布することを提唱した[19]。Kelloggの奇妙な治療法に興味のある方は，米国の作家T.C. Boyleによるユーモラスな小説『ケロッグ博士』を読むか，この小説を原作にした1994年の同名の映画を観てほしい(Taylor 2008, pp.222～223)。

　John R. Brinkley(1895～1942)は，複数の怪しげなメディカルスクールで訓練を受けた後，医師免許を取得した。彼の名は今日，1918年に始めたヤギ

の睾丸移植手術によって知られている。彼は「ヤギの睾丸を移植するたった750ドルの手術で，男性のインポテンスや不妊を治療することができる」と主張していたが，1928年に広告を使って患者を集めようとして米国医師会（AMA）に目をつけられた。1930年，彼のカンザス州医師免許は剥奪され，「ヤギ睾丸移植医」として彼のキャリアは終わった。

　しかし，Brinkleyはそのままでは引き下がらなかった。彼は，自分に同情的な人物を州の医師免許審査官に任命できる政治力を持ち，再び医師免許を手にしようとして，1930年，32年，34年の3度にわたりカンザス州知事選挙に出馬したが，いずれも当選できなかった（Taylor 2008, p.224）。

　ノーベル賞を2回単独受賞した唯一の人物である米国の化学者Linus Pauling（1901〜1994）は，ビタミンCの大量摂取でがんを治療できるという理論を広めた。しかし，長年にわたりビタミンCを大量に摂取した彼を待っていたのは皮肉な運命だった。1981年に彼の妻Avaががんで死去し，1994年には彼自身もがんで死去した（Taylor 2008, p.226）。

　レアトリル（laetrile）も忘れてはならない。一時期，米国の一部の医師たちは，がん患者にレアトリルを投与していた。レアトリルは，クヘントウ（苦扁桃），アンズの種，およびその他のナッツや果実に含まれるアミグダリンという物質の商品名だ。この薬物は，がん細胞を選択的に死滅させるがんの治療薬として，1970年代に人気を博した。しかし，信頼できる医師たちがこの薬物について知るようになると，いろいろな問題が指摘されるようになった。なかでも重大だったのは，レアトリルが当初の主張ほどは安全でないことが明らかになったことだ。この薬物は体内で代謝されてベンズアルデヒドとシアン化水素を生じるため，重篤な副作用が報告され，数件の青酸中毒死さえ引き起こしたのだ。

　レアトリルに高い効果があれば，その副作用も許容できたかもしれないが，そうではなかった。米国で行われたレアトリルの多施設試験では，いかなる治療効果も示されなかった（Taylor 2008, pp.225〜226）。米国では現在，きちんとした医師はこの薬物を用いていないが，藁をも掴む思いのがん患者の中には，インターネットでこの薬物を入手する人もいる。グーグルで「レアトリル」を検索してみれば，すぐに分かる。

　私は今日，若い医師たちが「補完代替医療」に魅力を感じているらしいことを，少しだけ心配している。この分野で推奨される薬物のほとんどが，米国食

品医薬品局（FDA）の規制を受けない栄養補助食品として，広く用いられている。2008年の論文によると，米国の成人の73％がなんらかの栄養補助食品を摂取しているという[20]。著者らはこうした栄養補助食品について，「エビデンスに基づく意思決定のためのゴールドスタンダードであるランダム化比較試験のデータはない。その使用のための標準化された指針もなく，裏づけのない主張をしている」と報告する。それにもかかわらず，多くの医師が，瞑想，指圧，深呼吸，エクササイズはもちろんのこと，コンドロイチン，アマニ油，エキナセア，グルコサミン，セントジョンズワート（セイヨウオトギリソウ），ブラックコホシュ，魚油などの栄養補助食品を推奨している。

　サメ軟骨抽出物は，がんの治療薬として喧伝されている。サメはがんにならないというのがその理由らしいが，あまりにも飛躍した理屈である。この物質の摂取によりがんが治癒したという論文はないが，サメの個体数は激減した[21]。

　最近では，医師向けに書かれた代替医療の本やハーブ療法の本もある。ポスドクが統合医療[*4]を研究していることもあるし，名のある医師が診療に補完代替医療を取り入れることもある。今後，ランダム化比較試験によりハーブ療法の効果が裏付けられるようなことがあれば，補完代替医療に魅了される今日の医師たちは，先見の明ある人々として見られるようになるかもしれない。そうでなかったら，間違いを信じて金を無駄にし，適切な治療から患者を遠ざけたとして非難されることになるかもしれない。

17 われわれ医師は不確実性とともに生き，確率の法則に支配されていることを教えよう

　「医学は不確実性の科学であり，確率の術である」というOslerの言葉は，患者の病が日々変化することを強調している（Bean and Bean, p.125）。患者は，わずか1日でどうしてそんなに変わるのかというほど，前日より良くなることもあれば悪くなることもある。また，確率は診断と治療に非常に大きな役割を果たしていて，「医学など数字遊びだ」と言われても反論できないところがある。転移性肺がん患者のほぼ全員が1年以内に死亡するが，生き残る

[*4] 訳注：代替療法とEBMを組み合わせた医療。

患者もいる。喫煙する患者のほとんどが最終的に慢性閉塞性肺疾患（COPD）を発症するが，発症しない患者もいる。糖尿病，高血圧，高コレステロール血症のある人は心臓発作のリスクが高いが，心臓発作を起こさない人もいる。われわれは確率を論じることはできるが，確実なことはめったに言えない。確実さを求める人，少なくとも確実性の幻想が欲しい人は，医師ではなく技術者になるべきだ。

18 よく起こることのカタログを作るように助言しよう

　確率の暴虐と折り合いをつける1つの方法は，どんなことがよく起こり（つまり確率が高く），どんなことがまれであるかを理解することだ。私はここで，若き医師たちに「よく起こること」のリストを作ることをお勧めしたい。さまざまな領域で最もよく起こることを知っていると，徴候や症状の原因について考え，予後を予想するための基礎になる。以下では，順不同で，よく起こることのサンプルをご紹介しよう。

- 米国で最も多い死因は心血管疾患である。
- 米国で最も多いがんは皮膚がんである。
- がん死亡が最も多いのは肺がんである。
- 米国の労災で最も多いのは腰痛である。
- 不慮の死の原因で最も多いのは交通事故である。
- 健康な乳児の死因で最も多いのは乳幼児突然死症候群である。
- 高齢者の失明の原因で最も多いのは加齢黄斑変性である。
- 米国の11の都市で救急部にやってきた患者の皮膚や軟組織の感染症のうち，特定できた原因の中で最も多いのはメチシリン耐性黄色ブドウ球菌（MRSA）である[22]。
- 腹部の外科的緊急事態の中で最も多いのは急性虫垂炎であり，妊娠中の外科的緊急事態の中で最も多いのも急性虫垂炎である。
- 虫垂の新生物で最も多いのはカルチノイド腫瘍である。
- 貧血の最も一般的な原因は，摂取不足，吸収障害，または失血による鉄欠乏である。

　ほかに思いつくことがあったら，このリストに追加してほしい。

第9章 明日の医師を育てる

19 社会から投資してよかったと思われる医師を育てよう

　向上心に燃える若い医師は，本人にとっても，周囲の人々（しばしば配偶者と子どもを含む家族，患者になる可能性のある人々の地域社会，そして医学教育を支える納税者全般）にとっても，将来の大きな成果のために目先の欲求を我慢する「充足の延期（delayed gratification）」を体現する存在だ。皆さんは，自分の教育と研修にかかった費用は，法外な学費によってカバーされていると思っているかもしれないが，それは違う。メディカルスクールは，州と連邦政府から，研究助成金や研修助成金など各種の助成金を受け取っている。連邦法でも，「教育病院では非教育病院より患者ケアのコストが高いことにかんがみ，メディケア法第1886(d)(5)(B)項で，承認を受けた卒後医学教育プログラムを受講するレジデントがいる病院は，メディケア患者の治療に対する定額償還について，追加の償還を受けられる」ことを定めている[23]。2006年には，こうした償還の総額は56億ドルになった。巨額の連邦予算のなかの無視できない金額が，インターンやレジデントが教育カンファレンスに参加したり，勉強のために余分な臨床検査をオーダーしたりできるようにするために使われているのだ。

　このように，新人医師は多くの人々による多額の投資によって養成されるがゆえに，社会的義務を負っている。カナダのオンタリオ州ティミンズの医師James B. McClintonは，1942年に次のように書いている[24]。

> 30歳の医師はごろつきだ。彼のために多額の金が支払われたが，それに値することはまだ何もしていない。彼の朝食のポリッジも，大学の学位も，レンタルするディナージャケットも，初めての恋人にプレゼントするバラも，ウイスキーも，医療伝道のための交通費も，ほかの人が支払ってくれたものだ。ほかの若者が働いている時間に彼が働かずにいられたのも，ほかの人が時間を買ってくれたからだ。経済学者は，この時間を「失われた仕事量」と見る。人々からこれだけ多くの贈り物を受け取った彼が，それに報いることがなかったら，社会的な泥棒である。

　「社会的な泥棒」と決めつけるのは言い過ぎかもしれないが，裕福な患者の手術しかしない外科医や，「忙しくて若手を指導する暇などない」と言う地域の医師や，地域の慈善事業に全然寄付しない医師のことをどう思うだろう？

20 すべての医師は「プロフェッショナル」でなければならない

　研修期間中も診療してからも，あなたは折に触れて「プロフェッショナル（professional）」であれと励まされ，「プロフェッショナリズム（professionalism）」を見せろと言われ続ける。医師を表す「doctor」や「physician」などの語源をたどると言外に豊かな意味合いがあることが明らかになるように，「professional」と，そこから派生した「professionalism」にも，熟考に値する歴史がある。

　私が語源を調べるのに使っている『Online Etymology Dictionary』によると，「profession」という単語は1225年頃から使われるようになり，その語源は，「公に宣言する」という意味のラテン語の「*professionem*」であるという[25]。これが16世紀には「熟練を公言する職業」という意味になった。「profession」に関連した単語「professional」は1747年に使われるようになり，特に市場での売買を意味する「trade（職業）」より高いレベルの活動を意味するようになった[26]。そこから派生した「professionalism」は1856年から使われるようになった。

　今日では，「professional」には多様な意味があり，バスケットボール選手やトークショーの司会者や犬の散歩請負人にも「プロ」がいる。「professionalism」には高尚なニュアンスがある。以下，私が好きなRobert Moserの言葉を引用する。「プロフェッショナリズムは，人道主義や倫理的行動によく似ている。それはかつて『character』と呼ばれたものだ（もちろん，この良き言葉が芝居や漫画の登場人物という意味で使われるようになる前の，徳性という意味においてだ）。この言葉は，法理学，医学，立法，工学など，すべての専門的職業にあてはまる」[27]。彼の言葉は，医学を人類への奉仕として見る本書の精神ともよく一致している。

21 若き医師たちにも教えたい知恵の言葉

- 医師は自然の助手である。[ローマの医師Claudius Galen（129～200）. Porter, p.71, Inglis, p.39にて引用]

  > Galenの理論には賢明なものもあれば見当違いのものもあったが，ギリシャ・ローマ時代からルネサンスまで広く信じられていた（Taylor, pp.8～9）。彼のこ

の言葉は，最新知識で武装し，患者を治すことに熱心な若き医師たちに謙遜を説くのに役立つ．

- 医学は未完成の科学である．[フランスの生理学者 François Magendie(1783〜1855). Strauss, p.297 にて引用]

  マジャンディ孔（第四脳室正中口）の名は，この人物に由来している．彼の言葉は，われわれ全員にチャンスがあることを教えている．

- 医学の歴史は人類の歴史と同じだけ古く，病気を取り除く必要性と同じだけ古い．[医学史家 Heinrich Haeser(1811〜1844). Garrison, p.14 にて引用]

  Haeser は，先史時代の人々が体にコケなどを塗布したり，ひょうたんを一生懸命ガラガラ振ったりしたあとで病気が治ったことに気づいたときに医学が始まったと主張した．

- 医師と公衆衛生当局は，兵士のように，常に前回の戦争を戦う準備をしている．[微生物学者 Rene Dubos(1901〜1982). Brallier, p.142 にて引用]

  ここで Dubos が言っているのは，医学におけるマジノ線のようなもののことである．軍事的には，われわれは常に過去の経験にもとづいて未来に備える．マジノ線は，フランスがドイツによる侵略から国を守るために第一次世界大戦後に築いた国境要塞線だが，第二次世界大戦が始まると，ドイツ軍はこれを迂回してフランス国内に侵入したため，時代遅れで効果がない努力の代名詞になった．同じことは微生物学でも言える．長年細菌に苦しめられてきた人類は強力な抗生物質を開発したが，細菌はたちまち抗生物質に対する耐性を獲得してしまい，人類はその速さに対抗できずにいる．例えば，国際結核肺疾患連合会議の見積もりによると，新規に結核と診断された患者での多剤耐性結核の有病率の中央値が 1.1% であるのに対して，以前に抗結核治療を受けた患者では 7% とかなり高い[28]．医学教育においては，われわれが今日の学生に教え込むのは昨日や今日の医学ばかりで，明日の医学を教えることはめったにない．

- 未来は，苦しむ人類のために最も多くをなした人々のものである．[Louis Pasteur(1822〜1895)]

  Pasteur の 70 歳の誕生日を祝うために 1892 年 12 月 27 日にパリのソルボンヌ大学で開催された夕食会での彼の挨拶の中の言葉である[29]．彼は 1885 年に狂犬病の犬に咬まれた少年を見事に治療しているが，実際には医師ではなく工業化学者であった．それでも，われわれの臨床知識を進め，医学の人道的な側面を広めたことに変わりはない．

- 自分が見たものについては本で調べなければならない。本で読んだことについては自分の目で見なければならない。これが臨床医学を学ぶ唯一の方法である。［インドの医師 T.C. Goel. Meador, No.159 にて引用］

- 医学の目的は人々を高潔にすることではなく，悪徳の結果から彼らを保護し，救い出すことにある。［米国の作家 H.L. Mencken(1880～1956). Strauss, p.302 にて引用］

  > このいくぶんユーモラスな警句の作者である Mencken は，「ecdysiast（ストリッパー）」という言葉を作ったことで知られる。この一文は，彼の『偏見：第三集』から引用したもので，医学の最大の進歩のいくつかが行動の変化という形で現れたことを，彼一流の風刺によって表現している。医学がいかにしてわれわれをタバコ，アルコール，ドラッグ，不特定多数との性行為から遠ざけたか，考えてみるとよい。

- 医学教育は，仕立屋になろうとする者に，羊毛の分子構造や，ワタの育て方や，紡績工場のしくみを教えることに似ている。それが終わったら，彼らは洋服を仕立てるために送り出される。［米国の医師・教育者 Howard M. Spiro[30]］

- リベラルな意味で教育を受けた医師は，より良い医師である。［米国の医師・倫理学者 Edmund D. Pellegrino(1920～2013). Pellegrino, p.5］

参考文献

1. Klass P. *Treatment Kind and Fair: Letters to a Young Doctor*. New York: Basic Books; 2007.
2. Kohut RI. Postural vertigo. Quick relief from the postural vertigo component of vestibular diseases. *Arch Fam Med*. 1996;5(3):172–173.
3. Charles Barkley Quotes. Available at: http://www.brainyquote.com/quotes/authors/c/charles_barkley.html; Accessed 19.4.2009.
4. Quotations on teaching, learning and education. Available at: https://tomprof.stanford.edu/posting/80; Accessed 8.1.2009.
5. Kipling R. *A Book of Words*. New York: Doubleday, Doran; 1928;44–45.
6. Martí-Ibáñez F. To be a doctor. *MD Mag*. 1982;3:11–21.
7. Sobel RK. MSL – medicine as a second language. *N Engl J Med*. 2005;352(19):1945–1946.
8. Shortt SED. History in the medical curriculum. *JAMA*. 1982;248:79–81.
9. Lehman D. Physicians in literature: emotional approaches to patients. *J Med Humanit*. 1991;12:65–72.
10. Moore W. *The Knife Man: The Extraordinary Life and Times of John Hunter, Father of Modern Surgery*. New York: Bantam; 2006.
11. Burack JH, Irby DM, Carline JD, Ambrose DM, Elsberry KE. A study of medical students'

specialty-choice pathways: trying on possible selves. *Acad Med*. 1997;72(6):534–541.
12. Kiker BF, Zeh M. Relative income expectations, expected malpractice premium costs, and other determinants of physician specialty choice. *J Health Soc Behav*. 1998;39(2):152–167.
13. Osler W. *Counsels and Ideals*. London: Oxford University Press; 1905;199.
14. Xu G, Paddock LE, O'Connor JP, Nash DB, Buehler ML, Bard M. Physician executives report high job satisfaction. Summary of findings from a survey of senior physician executives. *Physician Exec*. 2001;27(4):46–47.
15. Hoff TJ. The paradox of legitimacy: physician executives and the practice of medicine. *Health Care Manage Rev*. 1999;24(4):54–64.
16. Dahlin ME, Runeson B. Burnout and psychiatric morbidity among medical students entering clinical training: a three year prospective questionnaire and interview-based study. *BMC Med Educ*. 2007;7:6.
17. McAuliffe WE, Rohman M, Santangelo S, et al. Psychoactive drug use among practicing physicians and medical students. *N Engl J Med*. 1986;315(13):805–810.
18. Meijer JWG, Smit AJ, Lefrandt JD, et al. Back to basics in diagnosing diabetic polyneuropathy with the tuning fork. *Diabetes Care*. 2005;28:2201–2205.
19. Kellogg JH. *Treatment for Self-Abuse and Its Effects, Plain Fact for Old and Young*. Burlington, IA: F. Segner & Co; 1888.
20. Sadovsky R, Collins N, Tighe AP, Brunton SA, Safeer R. Patient use of dietary supplements: a clinician's perspective. *Curr Med Res Opin*. 2008;24(4):1209–1216.
21. Ostrander GK, Cheng KC, Wolf JC, Wolfe MJ. Shark cartilage, cancer and the growing threat of pseudoscience. *Cancer Res*. 2004;64(1):8485–8491.
22. Goran GJ, Krishnadasan A, Gorwitz RJ, et al. Methicillinresistant S. aureus infections among patients in the emergency department. *N Engl J Med*. 2006;355(7):666–674.
23. Centers for Medicare and Medicaid Services – Indirect medical education. Available at: http://www.cms.hhs.gov/acuteinpatientpps/07_ime.asp; Accessed 2.4.2009.
24. McClinton JB. The doctor's own wife. *Can Med Assoc J*. 1942;47:472–476.
25. Online Etymology Dictionary. Available at: http://www.etymonline.com; Accessed 22.8.2005.
26. King L. Medicine – trade or profession? *JAMA*. 1985;253(18):2709–2710.
27. Moser RH. A few thoughts about professionalism. *South Med J*. 2000;93:1132–1133.
28. Sharma SK, Mohan A. Multidrug-resistant tuberculosis: a menace that threatens to destabilize tuberculosis control. *Chest*. 2006;130:261–272.
29. Vallery-Radot R. *The Life of Pasteur*. [translated by Mrs. R. L. Devonshire]. Vol. 2. 1902;297.
30. Kravetz RE. Medical humanism: aphorisms from the bedside teachings and writings of Howard M. Spiro. *J Fam Pract*. 2008;57(10A Suppl):S27.

第10章
あなたの家族とコミュニティーについて

> 医師が帰宅する・・・それが何時であれ，医師は「家族」モードに移行する必要がある。あなたにとって，それは容易な移行だろうか？ あなたの配偶者や子供たちが迎えるのは，最高の状態のあなただろうか？ それとも，ハードで長くストレスの多い一日の残滓のようなあなただろうか？
>
> [Life coach for doctors[1)]]

> 地域生活により恩恵を受けている者は全員，特に医師は，コミュニティーに感謝しなければならない。
>
> [米国の外科医 Charles H. Mayo. Mayo, p.21]

　この章は本書の中で最も長い章ではないが，医師の家族についての考察などは，一部の読者にとって最も有益であるかもしれない。あなたの一生の間には，予約したのに現れない患者や，滅入らせ患者や，難しい患者に大勢遭遇するだろう。あなたの家族は，こうした患者をすべて合わせたよりも多くの悲しみをあなたに負わせるかもしれない。けれども，コインには2つの面がある。あなたの家族は，鮮やかな診断を下すより，お気に入りの医学雑誌に論文が掲載されるより，国家的な賞をもらうよりも大きな喜びをあなたにもたらすこともある。信じられないという方は，最近子供や孫が生まれた同僚に話を聞いてみればよい。

　本章の前提として，診療所と病院の外にも世界があると考えてもらう必要がある。この世界には大勢の人がいて，多くの機会に満ちている。賢明な医師は，人生のこれらの側面に細心の注意を払う。無視されがちな生活領域は，結婚（あるいはその他の人生のパートナーシップ），家族（ただし定義はさまざまだ），コミュニティー（近所づきあいから国との関係まで）の3つである。本章ではこの3つのテーマについてお話しする。まずは，医師の人生のパートナー

シップから始めよう．今日では必ずするものではないが，伝統的には，それは結婚という形をとる．

1 良きパートナーになる

　私は医師の結婚についてたくさんの本を読んだ結果，医師は理想的な結婚相手とは思われていないという結論に達した．以下に引用するのは Alma Swinton の『医師と結婚した私』という回想録の一節である．舞台は1900年代初頭のミシガン州の小さな町で，著者は医師の妻だ．新婚旅行を終えて新居にやって来た夫妻は，こんな調子だった[2]．

> 私は，いかにも素朴そうな小さい村の埃っぽいメインストリートを，ものめずらしい目で見ながら歩いていきました．若い夫は，小さな新しい家を誇らしげに指差しました．家のすぐ隣には商店があり，他方の隣には狭い空き地をはさんで郵便局がありました．花婿は私をせきたてて室内に入らせると（彼は花嫁を抱き上げて家に入るようなロマンティックな人ではありませんでした），往診に出かけていきました．彼はそれから何時間も帰ってきませんでした．典型的な医師の妻の暮らしです！　火事の日，洪水の日，出産の日，誕生日，パーティーの日，記念日，どんな日にも往診がありました．いつだって往診が最優先です．医師の妻としての私の人生が始まりました．

　Swinton医師は，申し分ない町医者であったかもしれないが，人生のパートナーとしては模範的とは言えなかった．今では事情は変わっていて，医師が診療のために配偶者や家族を犠牲にすることはないと思うが，そうしたくなる誘惑は常にある．

2 最も身近な人間関係を育てよう

　人生のパートナーシップに成功するための鍵があるとすれば，それは関係を育てることだ．具体的には，うまくコミュニケーションをとり，共通の関心を持ち，そしてなにより一緒に時間を過ごすことだ．
　そんなのは簡単だと思われるだろうか？　けれども医師が良好な個人的関係を築こうとすると，いくつかの手ごわい問題に直面する[3]．例えば次のような

ものがある。

- 疲労，家族の時間の減少，配偶者や親として十分に機能できないことの便利な言い訳につながる長時間労働。
- 21世紀の医療を特徴づける官僚主義と事務処理の負担により臨床義務が重くなった結果，心の中で燃え尽きそうになっていること。
- Gabbard and Menningerによると，医師の結婚では，現在楽しむことのできる喜びを先送りにして未来の目的のために仕事をする「延期の戦略」がとられることが多く，「外からは見えない夫婦間の深刻な不和」を生じる場合があること[4]。
- 罪悪感に突き動かされた「患者第一主義」。われわれは皆，このモデルの中で配偶者や家族がどこに追いやられるかを知っている。
- 個人的なストレスや人間関係の問題で医師が助けを必要とすること(なんと恐ろしい！)に伴う恥の意識。

医師の結婚についてはここまでにしよう。このテーマについては多くの文献があり，古典的なものとしては以下の3点がある。

- Gabbard GO, Menninger RW. *Medical marriages.* Arlington, Virginia: American Psychiatric Publishing Inc.; 1988.
- Meyers M. *Doctors' marriages: A look at their problems and solutions.* New York: Plenum; 1994.
- Sotile WM, Sotile MO. *The medical marriage: sustaining healthy relationships for physicians and their families.* Chicago: American Medical Association; 2000.

3 家族の面倒をよく見よう

私の同僚の中には，結婚をせず，それ以外の人生のパートナーも持たない人がいる。結婚はしているが，子供は持たない人もいる。離婚して，かつての家族と完全に縁を切ってしまった人もいる。私の偏見かもしれないが，こうした医師は人生で多くの損をしていると思う。

1983年，John Callanは『医師：ストレスを背負うプロフェッショナル』

という本を編集した。私も妻もこのテーマについて文章を書いていたし，われわれ自身が医師の家族であったせいだろうか，われわれはCallanから「結婚，医療，医師の家族」という章の執筆を依頼された。そこでわれわれは，私と妻と2人の子供の共著という形で，この章を執筆した。書き出しは，「ほとんどの人は，医師の夫と，コミュニティーで積極的に活動する妻と，2人の大学生の娘からなるわれわれを，ごく普通の医師の家族だと思うだろう」となっている。私は最近，この章を読み返す機会があったが，当時の暗黙の固定観念は目についたものの，内容の多くは今日も変わらず当てはまると思った[5]。

われわれ一家は，もはや「典型的」ではないかもしれないが，今でも「普通」の医師の家族だと思う。ただ，年はとった。私と妻は，まもなく50回目の結婚記念日を迎える。2人の娘たちはそれぞれ結婚し，すばらしい孫を2人ずつ与えてくれた。われわれは皆，互いに愛し合い，しばしば集まり，だいたい仲良くやっている。そう，われわれはごく「普通」の家族だ。

あなたの感覚が鈍くなり，エネルギーが衰えたときにそばにいてくれるのは，あなたの家族か，家族代わりの親しい友人たちだ。日々の診療のニーズに応えてくれる同僚の医師でも，自分自身の生活や家族のことに忙殺されている同世代の知人でも，餌をくれる人になら誰にでも忠誠を捧げるあなたの飼い犬でもない。年をとって衰えたあなたの世話をし，老人ホームに入ったあなたに会いに来て，あなたの葬式で泣いてくれるのは，あなたの配偶者や子供や孫である。

良き配偶者となり，良き親となり，家族の面倒をよく見ることは，あなたが年をとったときに，家族(特に孫)という形で報われる。将来，この報酬を手にするために，今なすべきことをしよう。

4 仕事と家庭のバランスをうまくとろう

Sotileは，「生涯のパートナーを持つとはどういうことなのか，困難な状況の真っ只中で仕事と家庭の合理的なバランスをとるとはどういうことなのか，われわれには適切で現実的なロードマップがまったくない」と書いている[6]。医師の結婚と家庭生活についての昔からあるガイドラインは，本当に古く，しばしば時代遅れになっている。われわれが1，2世代前に最善だと思ったことは，今日では必ずしも妥当ではない。なぜか？　何が変わったのか？　いくつ

かの理由が考えられる。第一に，私が若かった頃には圧倒的多数の医師が男性だったが，今日では，ほとんどのメディカルスクールで女子の入学者の方が多いので，近い将来，医師の配偶者は男性の方が多くなるはずだ。第二に，21世紀の医師は，看護師や，Oslerが言うところの「そばかすのある娘さん」と結婚することが少なくなり（Oslerは，そばかすのある若い女性は総じて気立てが良いので，医師はそうした若い女性を妻に選ぶべきだと助言していた。Silverman, p.229），医師どうしで結婚することが増えている。医師どうしの結婚では，お互いの話を理解するのは容易になるものの，過酷な仕事のスケジュールをめぐる問題は輪をかけて深刻になる[7]。私が知っているあるレジデントは，別の専門分野のレジデントと結婚したが，生活時間が全然合わないので，冷蔵庫のドアにメモを貼って連絡を取り合っていると言っていた。第三に，今日の若い医師たちは多額の借金[*1]を背負って実地臨床に入るため，始まったばかりの結婚生活や家庭生活を楽しむべき時期に経済的な危機感を感じている。今日の女性医師の多くは，さらなる問題に直面している。彼女たちは，医師として成功すると同時に良き母親になるために奮闘している。

5 家族と過ごすときには「先生」ではなく1人の人間になろう

　目を背けてはいけない。われわれ医師は完璧主義で，断定的で，厳格になりがちだ。これらはいずれも，人生のパートナーとして好まれる特性ではない。さらに悪いことに，われわれはキャリアのごく早い段階から，自分の役割の1つは指示を出すことだと教え込まれている。あなたは診療所や病院で，看護師らに指示を出している。夜になって帰宅した途端にそれをやめることは難しく，「先生」オーラを振り撒きながら玄関のドアを開けてしまう。ここまでの記述に心当たりのある方は，家庭ではあなたは家族の1人にすぎず，配偶者の平等や子供たちのニーズを尊重する必要があり，夕食の調理やゴミ出しも自分の仕事なのかもしれないことを考えるべきだ。

[*1] 訳注：米国では医学部に入る際に学生ローンを組み自分で返済する。

6 家族の時間を早めに確保する習慣を身につけよう

　スケジュールに「家族の時間」を入れるようにしよう。われわれ医師は，どうしても強迫観念や時間に支配されやすい。その性質を逆手にとり，スケジュールを論理的に利用して，配偶者と子供たちのことだけを考えられる家族の時間を持つのである。その際，電話や BlackBerry に気を取られないように注意しよう。

　私は，次のような工夫をすることで，家族との定期的な休暇を持つことができた。休暇中に，次の休暇のスケジュールを決めてしまうのだ。仕事に戻ったら，その時期のスケジュールは埋まっているものとして，絶対に仕事を入れない。そうすれば，休暇の時期に仕事を入れてしまうことはなくなる。

7 子供と触れ合う時間を持とう

　あなたが良い親になれなかった場合，その報いは深刻だが，取り返しのつかない事態になるまで(ティーンエイジャーや成人の娘や息子が，怒り，落ち込み，アルコールにおぼれ，さらに悪いことには，自殺したり，法に触れる行為をしたりするまで)，問題の深刻さに気づかないことが多い。経済的な豊かさや特権は，子供たちが健やかに育つ保証にはならない。そうであったら，ハリウッドスターの子女は美徳の手本になっているはずだ。われわれ医師は子供たちに必要以上の物質的恩恵を与えることができるが，プレゼントを与えたりテニスクラブや私立学校に通わせたりすることは，親子の触れ合いの代わりにはならない。

8 子供たちが勤勉さと自立的思考の価値を学べるようにしよう

　私は 1972 年に『実践医療』という本を書いた。7 ドルの診察料，診察券，同僚の医師やその家族を無料で診察する慣習などについての記述もあるが，私自身は今日もなおこの本に誇りを持っている。さて，1974 年，私がオレゴン州への引っ越しを思い立つより 10 年も前，まだニューヨーク州ニューパルツに住んでいた頃に，オレゴン州ポートランドの Joseph Van der Veer から，E.R. Huckleberry という医師の自叙伝『ハックルベリー医師の冒険』を贈ら

れた。Van der Veer は私の本を読んで気に入ってくれていたようで，贈られた本には「本書を気に入ってくれそうな R.B. Taylor 先生へ」という言葉が添えられていた。

　Huckleberry は 1923 年に開業した一般医で，チーズ作りで名高いオレゴン州ティラムックの海岸沿いの小さな町でキャリアを過ごした。彼がこの仕事についたのは，「X 線による熱傷で数本の指を失った地元の医師が，自分の手として働く人間を必要としていた」からであったという (Huckleberry, p.4)。私はなぜかこの本をずっと持っていて，1984 年にポートランドに引っ越したときにも持っていった。私がこの田舎医者の自叙伝を紹介するのは，われわれの子どもたちに，真っ当に働くことと新しいやり方を工夫することの両方を尊重することを学ばせてくれると思うからだ。少し長くなるが，彼の本から引用しよう (Huckleberry, p.109)。

> 1929 年の大恐慌の時代には多くの人がたいへんな苦労をしていて，われわれもその影響を受けていた。6 軒だか 8 軒だかの家族は，グループを組んで薪を作り，これを売って金を得ようとしていた。彼らは，森のはずれの低木が茂っているところに，割れ目のある木を手で割った材木や樹皮を使って小屋を建てた。機械を買う金がないので，彼らはすべてを人力でやっていた。私はある日，この場所のすぐ近くを，8 歳か 9 歳だった息子と一緒に通った。数日前からひどい天気が続いていた。昼間から暗く，寒く，雨が激しく降っていて，風も強かった。そんな中で，小屋の男女は野外で仕事をしていた。着るものも満足になく，ずぶ濡れで，膝の半分ほどの高さまで泥につかり，みすぼらしい丸太をなんとか売れるものにしようと働いていた。それは一度見たら忘れられない，気が滅入るような光景だった。そんな光景を見てしまった衝撃をやわらげようと，私は心に思い浮かんだことをそのまま口に出してみた。「最悪の事態になったら，お前と私で斧とのこぎりを手に取り，家族のために働けるだろうか？」
> 息子はなにも言わなかった。私は彼が，答える必要もないばかげた問いかけだと考えたのだろうと思った。私自身，自分たちにそんなことができないことはよく分かっていたし，彼もそのことは分かっていると思ったからだ。道を数マイル進んだところで，息子はゆっくりと言った。「僕には分からない。そうする必要があるなら，できるかもしれない。ただ，とても難しいと思う」。そしてまた黙り込むと，次にこう言った。「でも僕たちは，もっといいやり方を見つける。絶対に」私はそれをいかにも米国人らしい姿勢だと思った。どんな問題についても，もっといいやり方がある。われわれはきっとそれを見出すだろう。

9　子供に慈善活動のきっかけを与えよう

　妻と私は，今年，孫たちが十分に成長したらやらせたいと思っていたことをついに始めた。われわれは，いちばん年長の孫娘に 25 ドルの小切手を与えた。受取人欄にはなにも書かれていない。彼女に課せられた任務は，小切手の受取人欄に自分が選んだ慈善団体の名称を記入して，寄付を行うことだ。寄付する相手は，ガールスカウトでも，地元の図書館でも，彼女が通っている教会でも，どこでもよい。われわれは孫娘に，一連の作業を通じてコミュニティーに恩返しすることを学んでほしいと思ったのだ。

　孫娘はどこの慈善団体を選んだか？　彼女は，ためらうことなくメイク・ア・ウィッシュに小切手を寄付することを選んだ。ウェブサイトによれば，メイク・ア・ウィッシュは「難病と闘う子供たちの願いを叶え，その人生経験を希望や強さや喜びによって豊かにする」ボランティア団体だ。

10　ときには配偶者や子供を仕事に巻き込もう

　1970 年代，娘たちが 10 歳前後だった頃，我が家と私の診療所は病院から 30 km 近く離れたところにあった。そのため私は，週末の午前中に，病院に入院させている自分の患者を診察するために，車で病院に行かなければならなかった。あまり長くかからないだろうと思った日には，ときどき娘たちを一緒に連れていった。別になにをするわけでもない。私が患者のところに行っている間，娘たちは病院の待合室で自分の本を読んで待っていた（当時は安全な時代だったので，それでまったく問題なかった）。診察が終わったら車で家に帰るだけだったが，40 年後の今でも，娘たちはあの時間のことを楽しい思い出として記憶している。

　私の小さな町の診療所では，妻も一緒に働いていたし，子供たちもしばしば室内の掃除や備品の管理を手伝ってくれた。この経験は子供たちに良い労働倫理を持たせ，家族経営ビジネスとはどういうものかを実感させるのに役立ったと思う。ついでに言うと，私が子どもたちに支払った給料は家族の税金を下げるのに役立った。子供たちの税率区分は妻や私より低かったからだ。

11 医師が自分の家族の治療に携わるとき

　家族が病気になったときに，とりあえず最初に頼られたことのない医師はいないだろう．私の娘たちが風邪をひいたり腹痛を起こしたときには，いつも私が治療していた．娘たちが大人になった今では，孫たちが喉の痛みを訴えたりインフルエンザになったりしたときに，私に電話で相談してくる．

　この点について書かれた文献は非常に少ないが，2001 年に，オレゴン保健科学大学の 3 人の同僚が，非常に面白い研究の結果を発表している[8]．彼らは 2,014 人の医師にアンケート用紙を送り，自分の家族を治療した経験について尋ねた．1,992 人からの回答によると，ちょっとした薬の処方，ルーチンの小児ケア，身体診察，簡単な外科手術などがよく行われているようだ．複雑さ，重症度，プライバシーの関係で，それ以外のケアはほとんど行われていなかった．なかでも興味深かったのは，医師たちは自分の子供を治療するときが最も気が楽で，孫を治療するときが最も緊張するという発見だった．

　医師であるあなたは，多かれ少なかれ，高齢の家族のケアにもかかわることになるだろう．Chen らは，父親が重い病気になったことがある 8 人の医師に対して詳細なインタビューを行った[9]．インタビューを受けた医師たちは，コミュニケーション不足や断片的なケアなど，父親の医学的管理に伴う問題のために，医療プロセスに介入せざるを得ないと感じたことがあると回答していた．

12 患者と同じコミュニティーで暮らそう

　医師とその家族はなぜ，患者と同じコミュニティーで暮らそうとしないのだろう？　今日では，よほど小さい町以外では，医師と患者は，まったく別のコミュニティーとは言わないまでも，大きく異なる区域に住んでいることが多い．診療所の外では患者と会いたくないという医師が，意図的に距離をとっているのだ．

　私の意見は反対だ．私は，医師と患者が同じコミュニティーの中で暮らすことで，医師の個人としての生活はより豊かになり，医療の質も向上すると信じている．例えば，私はかつて，夜間や週末に激しい頭痛発作のあるティーンエイジャーの治療をしたことがある．いろいろな検査をしても異常は見つからず，思いつくかぎり最良の投薬をしても頭痛を抑えられなかった．全員が困り

果てたところで，原因が明らかになった。診断の鍵は，深刻な家庭問題にあった。患者も両親も，その問題については何も言っていなかったが，一家に関する近所の噂話が，たまたま私の耳に入ったのだ。家庭問題が解決すると，患者の頭痛は嘘のように消えてなくなった。

　良医は地域社会と緊密に関わっている。彼らは地元の食料品店で買い物をし，地元のレストランで食事をし，地元の教会に通う。往診もするし，葬儀にも出る。教育委員会の会合に出席し，高校のスポーツイベントも観に行く。地元の各種委員会の委員にもなる。医師はこれらの活動を通じて，患者たちの生活を知り，いつか健康問題が生じたときに，原因の説明に役立ちそうな手がかりを見つけている。例えば，地元のレストランで食事をしていれば，患者が食べ過ぎていないか，カクテルを飲みすぎていないかを確認することができる。診療所の外で一緒にいる夫婦に会えば，その関係をよりよく理解することができる。ティーンエイジャーのバスケットボールの試合や演劇を観に行けば，その若者の気質を知ることができる。こうして得た知識の1つ1つが，われわれをより有能な医師にしてくれる。

13 コミュニティーのために奉仕しよう

　コミュニティーは，診療所や病院の外でも医師がリーダーシップを果たすことを期待しているが，医師はその期待に十分に応えられていない。理由はいくつか考えられる。まず，ほとんどの医師は開業のために多額の借金を背負い，その返済に必死になっている。また，医師の研修期間は長いため，ほかの職業の人より年をとってからコミュニティーに参加している。さらに，有能な医師なら，開業から短期間で診療所が繁盛するようになるので，多忙をきわめている。最後に，医師は自分が負っている社会的責任について，あまり理解していないことが多い。Howe はその理由を，「医師の研修が世間から隔絶したところで行われている」せいではないかと推測している(Garland, p.19)。

　こうした状況に配慮し，今日のメディカルスクールは社会奉仕活動を推奨し，なかには必修としているところもある。実際，われらがオレゴン保健科学大学の医学生の多くは，ポートランドのホームレスのための診療所を手伝うボランティアをしている。最近の若者の社会的弱者への共感が強くなったのか，メディカルスクールへの入学やレジデンシー・マッチを有利にするためかは分か

らないが，人々に手を差し伸べる気持ちをいつまでも持ち続けてほしいものだ。

　研修を終えたばかりで，その地域に来たばかりであったとしても，医師はその町で最も高度な教育を受けている人物の1人である。ほとんどのコミュニティーでは，医師以上に長く学び，高い学位を得ている人はいないだろう。この教育という財産には義務が伴う。私にとってその義務は，小さい町で開業してほんの2，3年で地元の麻薬指導協議会に招かれるという形でやってきた（当時は1960年代で，ニューヨーク市のすぐ北に位置する田舎町も薬物問題を抱えていたのだ）。ある町議員からのこの招待の背景には，「君はこのコミュニティーのメンバーとして尊敬されている。診療所の評判も上々だ。そろそろ社会的責任を引き受ける時期だ」という評価があるのだ。私にノーと言えただろうか？

　医師が地元でリーダー的な役割を果たせる場面はいろいろある。私は本書の第7章で，サービス指向を備えた従業員を採用することに関して，『アップルビー・アメリカ：政界，ビジネス界，宗教界の成功者たちは新しい米国社会といかにして心を通じ合わせるか』という本を紹介した。著者のSosnikらは，大きな成功をおさめている企業が，コミュニティーのためにどれだけ多くの時間（と金銭）を投資しているかを説明して，コミュニティーと深く関わることの重要性を説いている（Sosnik et al, p.179）。Sosnikらが念頭に置いているのはレストランチェーンなどの大企業だが，その教訓は，医師として生計を立てるわれわれにとっても有益だ。地元の学校でのボランティア指導，PTA活動，ボーイスカウトやガールスカウトの指導者，リトルリーグのコーチのほか，公職への立候補など，医師がコミュニティーに奉仕する機会はいくらでもある。

　コミュニティーのメンバーと一緒に活動に参加する際に，そのうちの誰かと友人になるのはまったく問題ない。それどころか，仕事とは関係ないところで，医師以外の友人を持つことを強くお勧めする。私は，自分が住んでいる町のオフィスビルや商業施設を訪れるたびに，この町には何千人，何万人という人がいて，自分とは全く異なるキャリアを歩んでいるのだと思うと，感概にとらわれることがある。そのうちのごく一部と友人になるだけで，あなたの人生は大いに豊かになる。なかにはあなたの患者になる人もいるかもしれないが，そうでない人もいる。「患者になるかもしれない人と友人になるのはちょっと・・・」などと躊躇するのはもったいない。

14 家族やコミュニティーに関する知恵の言葉

　家族やコミュニティーに関するアフォリズムの中で，今日と明日の医師たちにとりわけよくあてはまりそうなものを探してみた．なお，性差別的に見える項目もあるが，ほんの 2 世代前までは医師と言えば男性だったという歴史的背景にかんがみ，ご容赦願いたい．

- 文化的で科学的で高い技術を持ち，良識があり知的な内科医や外科医は，コミュニティーにとって大いに価値ある人材であり，メディカルスクールや病院で大金をかけて育成するだけの価値がある．[Sir William Osler(1849～1919). Osler, p.186]
  > 学術医療機関への多額の支援をこれ以上論理的に正当化する言葉があるだろうか？　最近，自分の出身校に寄付していないという人は，今がその時かもしれない．

- 医師とその妻(または夫)の知的レベルが同等であれば，幸福は長続きする．[J.B. McClinton(1922～1985)[10]]
  > 今日の医師の性別分布を正しく反映させるため，カッコを追加しておいた．

- 医師がほかの男性と違っているのと同じくらい，医師の妻もほかの女性と違っていなければならない．[カナダの脳神経外科医 Wilder Penfield(1891～1976)[11]]
  > この言葉はさまざまな意味に解釈できる．医師の配偶者が特別な癒しの術を持っているという誤った思い込みも，その 1 つだ．医師が配偶者にすべてを伝えているというのも誤解である．私の患者の多くが，診察室で私に打ち明けた私生活上の出来事は私の妻も当然知っていると思っているが，そんなことはない．

- ハトやヤマウズラと同じように，人類の大多数は遊びと乱交の時代を経て成熟し，永続的で実りの多い配偶関係に入る．それが結婚だ．[米国の遺伝学者 C.D. Darlington[12]]
  > けれどもときどき，中年になってから遊びと乱交への衝動が一時的に戻ってくることがある．それが「エアポケットに入る」と呼ばれる状態で，婚姻関係を破綻させることもある．

- 結婚は，われわれが成長するための最後で最高のチャンスである。［米国の牧師 Joseph Barth(1932〜1983)[13]］
  > 実際，医師にもそれ以外の人にも，結婚後にようやく成熟して責任ある大人になる人がいる。

- 医師がほかの医師について思っていることをそのまま言える相手は妻だけだ。だから，ほとんどすべての医師が結婚しているのだ。［米国の作家 Joyce Dennys(1893〜1991). Strauss, p.658 にて引用］
  > 妻や夫や個人的なパートナーは，いまだに医師にとって最も信頼できる友であり，同僚について意見を述べるときには，おそらく最も慎重になるべき人物である。

- 結婚している2人が毎日一緒に暮らすことは，紛れもなくバチカンが見落としている奇跡である。［米国のコメディアン Bill Cosby(1937〜)[14]］

- 家族が必要とするものを与えるのは男の義務だが，それ以上与えることは子供をだめにするおそれがある。［米国の外科医 William J. Mayo(1861〜1939). Mayo and Mayo, p.52］
  > 賢明な医師は家族に金を与える以上に深く関わり合う。それは金よりも貴重である。

- 家族がうまくいかなかった場合にはコミュニティーがある。コミュニティーがうまくいかなかった場合には家族がいる。［作者不詳[15]］
  > 医師の家族でさえ，うまくいかなくなることがある。そんなときこそコミュニティーに奉仕した経験に助けられる。

参考文献

1. Life coach for doctors. Available at: http://www.invinciblemd.com/blog/2006/11/doctors-wife.html; Accessed 2.12.2007.
2. Swinton AW. *I Married a Doctor.* 2nd ed. Ann Arbor, MI: Edwards Brothers Inc.; 1965:4.
3. Meyers MF. Medical marriages and other intimate relationships. *Med J Aust.* 2004;181(7):392–394.
4. Gabbard GO, Menninger RW. The psychology of postponement in the medical marriage. *JAMA.* 1989;261(16):2378–2381.
5. Taylor AD, Taylor RB, Taylor DM, Taylor SJ. Marriage, medicine, and the medical family. In: Callan JP, ed. *The Physician: A Professional under Stress.* Norwalk, CT: Appleton-Century-Crofts; 1983:5–27.
6. Sotile WM, Sotile MA. Success in medical marriage. Available at: http://www.sotile.com/tips_

success.htm; Accessed 2.12.2007.
7. Hall A. Medical marriage: no bed of roses. *BMJ*. 1998; 296(6616):152–153.
8. Reagan B, Reagan P, Sinclair A. Common sense and a thick hide: physicians providing care to their own family members. *Arch Fam Med*. 1994;3(7):599–604.
9. Chen FM, Rhodes LA, Green LA. Family physicians' personal experiences of their fathers' health care. *J Fam Pract*. 2001;50(11):995–996.
10. McClinton JB. The doctor's own wife. *Can Med Assoc J*. 1942;47:472–476.
11. Penfield W. *The Torch*. Boston: Little, Brown and Co; 1960:101.
12. Darlington DC. *Genetics and Man*. New York: Macmillan; 1964. Chapter 16.
13. Barth J. Quoted in Ladies Home Journal April, 1961.
14. Wisdom quotes/Bill Cosby. Available at: http://www.wisdomquotes.com/quote/bill-cosby-1.html; Accessed 7.12.2007.
15. Aphorisms by Rob Montone. Available at: http://www.jamesgeary.com/blog/?p=111; Accessed 7.12.2007.

第 11 章
あなた自身を大切にしよう

　世間の人々はずっと前に，あなたには尊重するべき勤務時間などないと決めてしまった。あなた自身がよほど重病でないかぎり，夜でも昼でも時刻を問わず，あなたの助けを必要とする人の診察を拒否することは許されない。就寝中であろうと，入浴中であろうと，観劇中であろうと，誰も気にしない。子供がどこかが痛いと言ったり怪我をしたりすれば，父親はすぐにあなたを呼びに来る。あなたが余暇に少しだけ蓄えることができた活力は，たちまち枯渇してしまう。
　　　　　　　[英国の作家 Rudyard Kipling(1865〜1936)のエッセイ
　　　　　　　　　　　　　　　　　　『医師の仕事について』より[1])]

　パイナレテはうなずき，ダフネの手に骨ばった手を重ねた。彼女は「彼(ヒポクラテス)に花を摘むことを教えなさい」とつぶやき，それから強い声で言った。「私はアスクレピアダイ[*1]のことをよく知っています。私はその1人の妻になり，1人の母になったからです。私が彼の祖父にあたる人と結婚してからずっと，彼らは家の中でも外でも師匠と弟子のままでした。『今日は仕事をし，幸せになるのは明日でよい』というのが医師の人生のルールなのです」
　　　　　[カナダの脳神経外科医・作家 Wilder G. Penfield(1891〜1976). 古代ギリシャを
　　　　　　　舞台に Hippocrates の生涯を描いた小説『たいまつ』より(Penfield, p.136)]

　Hippocrates の祖母は，孫の花嫁である Daphne が「幸せに生きることを孫に教えてくれる」ことを期待した。もしかすると，孫の健康と長寿も願ったかもしれない。
　さて，われわれが飛行機に乗って座席につくと，安全に関するいつもの録音アナウンスが始まる。その中に，「緊急事態の際には，天井から降りてくる酸

[*1] 訳注：医学の神アスクレピオスの子孫と称し，コス島で治療を行っていた医師の集団。

素マスクをご使用ください。先にご自分のマスクを装着してから，ほかの方の装着を手伝ってください」という一節がある。これは，航空会社の酸素マスクのパラドックスだが，医師であるあなたも似たような状況にある。まずは自分が健康で注意力のある状態でいなければ，医師として患者を助けることはできないのだ。医師が自分を大切にするのは利己的なことではない。ここで，私の個人的な経験をご紹介しよう。

　1968年，私が妻と2人の幼い娘を連れて，小さな町で1人で開業したばかりの頃のことだ。私は数々の不安を抱えていた。自分は患者のかかりつけ医になれるだろうか？ 診療所は繁盛するだろうか？ 買ったばかりの診療所の備品の支払いはできるだろうか？ そんなある日，私はインフルエンザにかかった。発熱，筋痛，頭痛，それに圧倒的な疲労。症状が最もひどかったとき，自宅に電話がかかってきた。まだ数人しかいなかった患者の1人が，咳と微熱があると言って，往診を依頼してきたのだ。自分がなんと返事をしたのか，正確には覚えていないが，「私は今，インフルエンザで自宅で寝ていて，本当に具合が悪いのです！ 自分よりはるかに悪い患者さんのためでないと，ベッドから出られません」というようなことを言ったと思う。幸い，患者は事情を理解してくれ，私の具合がよくなる数日後まで待ってくれた。そのとき私は，自分の家族や患者とできるだけ長く幸せな時間を過ごすために，自分を大切にしようと決意した。

　ちなみに，往診を待ってくれた患者と家族は，それから10年以上にわたり私の患者だった。

1　ときには自分の脈をとろう

　つまり，ときどきあなたの幸福度や健康や1人の人間としての生活を見直す「棚卸し」をしようということだ。George Bernard Shawはかつて，世界でいちばん悲惨なことは医者が病気になることだと言った(Brallier, p.155)。けれども，幸福度を評価する際には，肉体の健康状態以外の要素にも目を向ける必要がある。あなたは診療所の外での暮らしを楽しんでいるだろうか？ あなたの家庭生活は，家族にとってもあなた自身にとっても「充実した時間」になっているか？ 最近，娯楽のための旅行はしただろうか？ あなたが最後に読んだ良い本はなんだったか？ 最近，映画館や劇場に行ったか？ ときには

自分の人生に思いをめぐらせるための静かな時間を持っているか？

2 仕事だけが人生ではない

1962年，インターンをしていた私は，ヴァージニア州ポーツマスの海軍病院で産科ローテーションの2カ月を過ごし，120件以上の出産を手伝った。つまり，米国のどこかに，私が取り上げた40代後半の人が120人以上いるのだ。産科ローテーションでは，われわれインターンは平日は一晩おき，週末は一週間おきに夜勤をした（海軍用語ではこうした勤務体制を「port and starboard（左舷と右舷）」と呼ぶ）。当直中，われわれはほとんど眠れなかった。陣痛が始まった母親が次々に来るので，われわれは分娩室や陣痛室で，ときには廊下で，一度などはエレベーターの中で赤ちゃんを取り上げた。当時，私が所属していたのはノーフォークの米国公衆衛生局病院だったが，産科ローテーションを終えたときに指導医のZinn先生にかけられた言葉は今でも強く印象に残っている。「君が今終えてきたことが，君の人生で最もたいへんな仕事になることを願っているよ。将来，あんなに働かなければならないような状況を自分で作り出さないように注意しなさい」

3 燃え尽きないようにしよう

米国の医師でエッセイストのOliver Wendell Holmes, Sr.（1809〜1894）は，次のように書いている。「長く生きるほど，私は2つのことを確信するようになった。1つは，真の生活はローズカットのダイヤモンドのように，世界の多面性を反映した多くの切子面からできているということだ。もう1つは，社会は常にあの手この手でわれわれを削り，消耗させようとしているということだ。この研削作用に負けないためにはたいへんな努力が必要である」[2]

メンテナンスせずに車を走らせ続けると，やがてオイルが切れ，エンジンに異常をきたして動かなくなる。医師は自分自身をこんなふうに酷使してしまうことがある。患者や世間は，あなたの献身をこぞって賞賛するだろう。あなたは浴びるほどお世辞をもらえるが，それは長くは続かない。若いうちに消耗して仕事をやめざるをえなくなるからだ。

第二次世界大戦中に登場した「Illegitimi non carborundum」というラテ

ン語もどきの格言がある。これを英語に「翻訳」すると，「Don't let you let the bastards grind you down（あいつらのために消耗するな）」になるとされている。この「格言」は第二次世界大戦中に英国人が作り出し，中国・ビルマ・インド戦線で活躍した米国の軍人 Joseph W. Stilwell（1883～1946）（ニックネームは Vinegar Joe）によって広められた。もちろん，皆さんの患者は「あいつら」ではないが，気を付けないとあなたの時間と幸福が削られてしまう点については正しい。

読者諸氏の雑学知識を増やすための余談になるが，ここに登場するラテン語もどきの「carborundum（カーボランダム）」の正体は炭化ケイ素結晶に由来する研磨材で，私の故郷であるペンシルベニア州モノンガヒーラで 1892 年に Edward F. Acheson によって開発され，商標登録された。

Keeton らは，米国中からランダムに選んだ 2,000 人の医師に質問票を送り，キャリアの満足度と燃え尽きについて調べた[3]。回答率は 48％で，その結論は，「医師はワーク・ライフ・バランスをとるのが困難でも，自分のキャリアには非常に満足していることがある。燃え尽きはキャリア満足の重要な予測因子であり，スケジュールと仕事時間のコントロールは，ワーク・ライフ・バランスと燃え尽きの最も重要な予測因子である」だった。

4 不可欠妄想を捨てよう

あなたがどんなに良い医師であったとしても，患者はあなたが少しぐらいいなくても生きていける。よくなることさえあるかもしれない。あなたの不在中にカバーに入る医師は，あなたが考えていなかった診断をつけるかもしれない。

外科手術の前の手洗い消毒は，考え事をするのにうってつけの時間である（手洗いだけに集中する必要はないからだ）。あるとき私は，悩める外科看護師がスクラブシンクの上に貼った短い詩を見つけた。詩そのものを思い出すことはできないが，次のような趣旨のものだった。自分がどれだけ重要な人間であるかを確かめるには，バケツ一杯の水を用意し，手と腕をひたして力いっぱいかき混ぜてみればよい。自分が生じさせた動きを見たら，今度はバケツから手を抜いて，自分が作り出した変化が永遠に続くものかどうか見てみよう。

5 個人生活と職業生活のバランスをとろう

　燃え尽きを予防する方法の1つは，あなたと家族に合った形で個人生活と職業生活のバランスをとることだ。私が知っている数組のカップル（共働きが多い）は，職場と家庭の間にファイアウォールを築いている。彼らの間には明示的あるいは暗黙の合意があって，自宅では仕事の話は一切しない。参考までに言っておくと，私の家族は常に職業生活と家庭生活をミックスしてきた。私の妻はずっと医療関係の仕事をしている。私が開業したときには私の診療所で働いていたし，今はメディカルスクールで教育に従事している。妻も私も書き物をし，週末に自宅で執筆することもある。子供たちも，できる範囲で手伝いをしてくれた。われわれがいつ仕事をし，いつ遊んでいたかを言うのは難しい。私たちは，「仕事を遊びにし，一生懸命遊ぶ」という暮らしをしてきたのだ。

　こんなことを書くと，仕事を家庭に持ち込まないために努力している多くの医師を怒らせてしまうかもしれない。けれども，賢い医師とその配偶者で，個人生活と職業生活をミックスすることを選んだ人は意外に多いのではないだろうか。そういう方がいたら，私に手紙で教えてほしい。

6 アルコールの乱用や自己処方した薬物の服用はしないようにしよう

　何年も前に，郡医師会の会合に出席したときのことだ。夜のプログラムは，懇親会，夕食，講演という，いつもの流れになっていた。その日は夕食になるのが遅かったが，バーは開いていたので，講演者を含む全員が酒を飲みながら楽しく待っていた。やがて夕食が終わり，講演の時間になったとき，講演者がハッピーアワーに飲みすぎてしまっていたことが明らかになった。彼はろれつの回らない状態でとりとめのない発表をして大恥をかき，講演は飲酒や夕食の前に行うべきである理由を提供した。

　Oslerは医師に「なによりも大切なのは，節度を厳しく守ることだ」と助言している（Silverman, p.160）。第12章では，医師の倫理的問題として薬物の自己処方について考察する。ここでは，米国の医師にとって深刻な問題になっているアルコールに焦点を当てる。医師によるアルコールの使用については，

Baldisseri が，「医療従事者全体の約 10 〜 15％が，キャリアのどこかの時点で，薬物やアルコールを乱用していると推定される」と述べている[4]。また Ruben は，「医師は総じて自分自身や医師仲間にアルコール依存症の診断を下したがらない傾向があるようだが，米国医師会の最近の研究により，毎年 400 人の医師が飲酒問題により失われていることが示された」と書いている（Callen, p.224）。Callen は，米国医師会によるこの研究について具体的に述べておらず，数字は少々古くなっているが，この問題が注目されるきっかけを作った。われわれが知るかぎり，事態は当時より悪化している。

　アルコール依存症により毎年 400 人の医師が失われているという事実は，どのように受け止めればよいのだろうか？　聞くところによると，毎日 1,000 人の米国人が喫煙の影響により死亡しているという。これは，旅客機が毎日 3 機ずつ墜落しているような人数だ。米国には 129 校のメディカルスクールがあり，毎年 1 校あたり平均 120 人が卒業していることを考えると（オレゴン保健科学大学の卒業生の人数もそのくらいだ），毎年 3 校分の卒業生がアルコール依存症により失われていることになる。

　第 12 章では，倫理的な行動と医師としての品位を損なうような行為に関して，もう一度アルコールと薬物の問題を考察する。

7　なるべく患者にならないようにしよう

　患者の視点から医療について考えることができるように，医師は全員，ときどき患者になってみるべきだと主張する人々がいる。彼らの言いたいことはよく分かるし，新人のインターンを匿名で入院させ，人格を認められず，尊厳を傷つけられることも含めた「患者体験」をさせるレジデント研修プログラムがあることも知っているが，私自身はその必要はないと思っている。

　われわれはいつかは必ず患者になる。大昔に私が聞いた忘れがたい助言の 1 つを皆さんにご紹介しよう。それは，私がメディカルスクールを卒業したときに，親愛なる感染症専門医で，特に結核に強い関心を持っていた先生が祝辞の締めくくりに言った「皆さんが，興味深い症例になることがありませんように」という言葉である。式服を着てセレモニーに参加していた私は，この言葉を気のきいた挨拶ぐらいにしか思っていなかったが，今から約 20 年前に消耗性・進行性の肺疾患を発症して肺分画症と診断されたときに，その意味を初め

て理解した。私は右下葉切除術を受けて右胸に大きな傷跡を持つことになり，外科症例検討会で同僚に自分の外科標本を検討されるという得難い経験をした。私は「興味深い症例」になってしまったのだ。

8 定期的に運動しよう

　定期的な運動が，多くの疾患の予防や治療に役立つだけでなく，活力を高め，幸福感を増すことは誰もが知っている。しかし，定期的に運動している医師はあまりにも少ない。この点についてはさまざまな言い訳が聞かれるが，忙しくて運動している時間がないと言う医師が多い。米国の心臓専門医 Paul Dudley White（1886～1973）はかつて，「医師の処方箋がない人はゴルフ場でカートを利用できないようにするべきだ」と言った（Brallier, p.97）。

　自分を大切にすることには，運動する時間を見つけることも含まれている。短い距離なら車に乗らずに歩き，エレベーターを使わずに階段を上がり，時間が空いたら屋外で過ごすようにしよう。

　運動は，あなたの健康状態を改善するだけでなく，あなたをより良い医師にしてくれるかもしれない。Abramson らは 298 人のプライマリケア医を対象に，自分で運動をしているかどうかと，患者に運動を勧めているかどうかの調査を行った[5]。その結果，自分で運動をしている医師の方が，患者に運動を勧めることが明らかになった。

9 生き生きした心を保とう

　自分を大切にすることには，生き生きした心を保つことも含まれている。幸い，どんなベテラン医師にも，新たに学ぶべきことは常にある。肉眼解剖学者なら，そうはいかない。肉眼解剖学は「終わった科学」とされていて，新たに特定して名前をつけるべき部位がないため，今日の解剖学者たちは「細胞生物学者」に転身しようと大忙しだ。これに対して臨床医学では，文字通り毎日のように新しい発見が報告されている。

　われわれ医師は，12 世紀の医師であり哲学者でもあった Moses Maimonides のものとされる『医師の日々の祈り』に慰められる。「自分は十分知っていると，私に思わせないでください。知識を広げ，もっと多くのことを

成し遂げるための強さと余暇と情熱を与えてください。医術は偉大で，人間の心は永遠に前進しつづけます」[6]

10 新しい技術，手技，視点を学ぼう

日々の診療が退屈に感じられるときには，医学への興味を再び燃え上がらせるために何ができるだろうか？ いくつか例を挙げてみよう。

- 診療所で学生を指導する。
- 興味深い症例の報告など医学論文を執筆する。
- 鼻咽頭鏡，膣鏡，医療催眠など，新しい技術を学ぶためのワークショップに参加する。
- 労働衛生や旅行医学など，サブスペシャリティを持つ。
- 近くのレジデント研修プログラムで指導医のボランティアをする。
- 1週間に一度，地元の診療所で夜間に困窮者の治療をする。
- 発展途上国で活動する医療チームに参加する。

11 医学とは関係のない本を毎日読もう

医師が診断を下す作業は，謎の答えにつながる可能性のある手がかりを組み立てて解釈する点で，探偵の仕事によく似ている[7]。フィクションにおける探偵の原型とも言えるシャーロック・ホームズを作り上げた作家が医師でもあったことは，単なる偶然とは思えない。医師が探偵小説を好む理由もここにありそうだ。また，医学にはきわめて豊かな歴史があるため，医師は「価値のある」読み物を求める傾向がある。

Sir William Osler の講演集『平静の心』の終わりには「医学生のためのベッドサイド・ライブラリー」というページがあり，次のように書かれている。

> 人文教育の修得はわずかな時間と費用があればできる。日々の生活が決められた仕事でどんなに詰まっていようとも，皆さん方の一つあるいは十の能力を最大限に活かすためには，医学の実地教育だけで満足してはならない。学者に相応しい教育とは言わないまでも，少なくとも紳士たるに相応しい教育を受ける

よう努力していただきたい。就寝前の三十分間本を読み，朝目覚めたときベッドサイドのテーブルの上に本が広げたままであってほしいと思う。一年のうちに読書量がどれほどになるかを知って驚かれることであろう。皆さんの親しい友となれるような本を十冊選んでそれを次に挙げておいた。ほかにも沢山あるが，学生時代にじっくり学んでおけば，これらの書物は私の申し上げる精神の教育に役立つと思う。

[『平静の心：オスラー博士講演集』日野原重明ほか訳, 医学書院, 2003, p.583 より]

  I. 旧約聖書・新約聖書
  II. Shakespeare の著作
  III. Michel de Montaigne『エセー』
  IV. Plutarch『英雄伝』, 『倫理論集』
  V. Marcus Aurelius『自省録』
  VI. Epictetus『要録』
  VII. Sir Thomas Browne『医師の信仰』
  VIII. Miguel de Cervantes Saavedra『ドン・キホーテ』
  IX. Ralph Waldo Emerson『エマソン選集』
  X. Oliver Wendell Holmes『朝の食卓』シリーズ

 1985 年，ニュージャージー医科歯科大学の学部長で『医術について』の共編者である Richard C. Reynolds は，医学生のためのベッドサイドライブラリーを更新した[8]。彼は同僚の 17 人の医学教育者の意見を聞いて，以下の作品を推奨した。

- 『The Way of All Flesh』(1903) Samuel Butler(『万人の道』北川悌二訳)
- 『Fifth Business』(1970) Robertson Davies(『五番目の男』行方昭夫訳)
- 『Middlemarch』(1871) George Eliot(『ミドルマーチ』工藤好美ほか訳)
- 『Self-Renewal』(1964) John W. Gardner(『自己革新［新訳］：成長しつづけるための考え方』矢野陽一郎訳)
- 『One Flew Over the Cuckoo's Nest』(1963) Ken Kesey(『カッコーの巣の上で』岩元巌訳)
- 『Heartsounds』(1979) Martha Weinman Lear
- 『The Magic Mountain』(1924) Thomas Mann(『魔の山』高橋義孝訳)

- 『Quartet in Autumn』(1977) Barbara Pym(『秋の四重奏』小野寺健訳)
- 『Staying On』(1977) Paul Scott
- 『Cancer Ward』(1966) Aleksandr Solzhenitsyn(『ガン病棟』小笠原豊樹訳)
- 『The Death of Ivan Ilyich』(1886) Leo Tolstoy(『イワン・イリッチの死』米川正夫訳)
- 『The Norton Anthology of Poetry』(1970) Arthur M. Eastman

　Oslerのリストは1世紀以上前に作成されたもので，Reynoldsのリストは1980年代半ばのものだ。あなたが今日こうしたリストを作成するなら，どのようなトップ10になるだろうか？

12 偉大な医師作家の著作を読もう

　きわめて優秀な人の多くが医学に惹きつけられることを考えると，医師作家が多いのは特に意外なことではない。一部の医師が，日々の仕事に疲れた心のバランスを取り戻すための趣味として書き物を選んだおかげで，多くの優れた文学が生まれた。作家の前職としては，ほかのどの職業よりも医師が多いのではないだろうか。以下では，私がお勧めする医師作家の一部をご紹介しよう。

- François Rablais(フランソワ・ラブレー，1494～1553)：フランス・ルネサンスの医師作家。『ガルガンチュワとパンタグリュエル』シリーズで知られる。
- Oliver Wendell Holmes, Sr.(1809～1894)：上記のOslerのリストでも推奨されている。最初はダートマス大学，のちにハーバード大学で解剖学と生理学の教授をつとめたが，その名声は文筆業によるものだ。代表作は，機知に富んだエッセイシリーズ『朝の食卓の独裁者』，『朝の食卓の教授』，『朝の食卓の詩人』である。米国南北戦争(1861～1865)を謳ったものなど，多くの詩も書いている。
- Santiago Ramón y Cajal(1852～1934)：スペインの医師・科学者で，ノーベル賞を受賞している。多数の科学論文を執筆しただけでなく，1905年に「細菌博士」という偽名で，戦争用の生物兵器の開発を予見したSF作品集

『休暇物語』を発表した。「真の老いは，地震のように，震えやどもりとしてその訪れを告げる」という名言も残した(Brallier, p.120)。その業績を記念して，彼の名を冠した小惑星 117413 Ramonycajal がある。

- Sir Arthur Conan Doyle(1859 ～ 1930)：スコットランドで生まれ，作品には，ノンフィクション，詩，演劇，歴史小説，犯罪小説があるが，今日では主としてシャーロック・ホームズの物語により知られている。Kittle は，「Doyle にとって，メディカルスクールで学んだことと医師としての経験は大いに役に立つもので，彼の小説，特にシャーロック・ホームズ・シリーズの医学に関する記述に反映されている。彼は，ほかのどの作者よりも医療フィクションというジャンルの確立と普及に貢献し，Poe とともに短編を文学として認めさせた」と記している[9]。シャーロック・ホームズの姓が Oliver Wendell Holmes に由来していることは歴史的に興味深い(Reynolds and Stone, p.34)。

- Anton Chekhov(アントン・チェーホフ，1860 ～ 1904)：Schwartz によれば，Chekhov は「ロシアで最も有名な医師」と呼ばれていたそうだ[10]。また，「Chekhov の人生は医学に捧げられ，文学によって消耗した」という。Chekhov 自身，友人への手紙の中で「医学が私の正妻で，文学は愛人です」と書いている。彼は数百本の短編を書き，『かもめ』など数本の戯曲を書いた。

- William Somerset Maugham(ウィリアム・サマセット・モーム，1874 ～ 1965)：Maugham は医学の学位は取得したが医師にはならず，作家として生涯を送った。『人間の絆』の主人公は，どこか悲しげな内反足の青年医師だ。『月と六ペンス』は，画家 Paul Gauguin(ポール・ゴーギャン)の生涯を題材にしている。『かみそりの刃』は，戦闘機のパイロットだった主人公が人生の意味を探し求める物語だ。

- William Carlos Williams(1883 ～ 1963)：1910 ～ 1951 年までニュージャージー州ラザフォードで開業していた総合医の Williams は，詩人でもあった。彼が霊感を受けて短時間で書き上げた詩の中で最も有名なのは，「so much/depends/upon/a red wheel/barrow...(あんまり沢山/のっかっている/赤い手押し/車の/上に・・・)」という言葉から始まる「赤い手押し車」だ(Reynolds and Stone, p.68)。彼はまた，「医師に本当の満足をもたらすのは，来る日も来る日も続く単調な仕事である。40 年間，平日も

休日も往診してきた，のべ150万人の患者である」という言葉も残している（Strauss, p.445）。

- A.J. Cronin（1896〜1981）：10年間の医師生活を経て作家に転身し，小説『城砦』や『天国の鍵』のほか，自伝的な作品『人生の途上にて』などを執筆した。
- Ferrol Sams（1922〜2013）：優れた語り手であるFerrol Samsは，ノースカロライナ州フェイエットヴィルで開業していたが，高齢になってから書き物を始めた。その目的は，子孫に回想録を残すことと，一家の収入を増やすことだった。初期の作品には自伝的なものが多い。優れた小説に贈られるタウンゼント賞を受賞した小説『世界が若かった頃』は，第二次世界大戦中の若き手術技師を主人公にしている。
- Richard Selzer（1928〜2016）：イェール大学外科臨床助教授だった頃から執筆を始め，退職後は作家として多くの著作を残した。彼がよく知っていること，すなわち人体と外科手術についての著書が多い。現在入手可能なものには，『からだの宇宙誌：外科医による死のレッスン』，『メスの告白』や『若き医師への手紙』がある。医師，特に外科医を志す人は絶対に読んでおくべきだ。
- Robert Coles（1929〜）：児童精神科医である彼には，『子どもの神秘生活：生と死，神・宇宙をめぐる証言』，『実例に見る道徳的リーダーシップ』など40冊以上の著書があり，いずれも高く評価されている。
- Oliver Sacks（1933〜2015）：Sacksは神経内科医で，両親も医師だった。彼の著作の多くが神経疾患の患者を題材にしている。例えば，『妻を帽子とまちがえた男』では，視覚失認の患者が登場する。最も有名な著作は，嗜眠性脳炎患者へのレボドパ投与の効果をテーマとする『レナードの朝』で，Robin WilliamsとRobert De Niroの主演で映画化された。
- Michael Crichton（マイケル・クライトン，1942〜2008）：ハーバード大学メディカルスクールを卒業し，医師の資格を持つベストセラー作家で，映画監督も務めている。Jeffrey HudsonやJohn Langeのペンネームも持つ。科学技術に立脚したスリラーが多い。どこの書店でも，『ネクスト』，『恐怖の存在』，『プレイ』，『ロスト・ワールド』，『ライジング・サン』，『ジュラシック・パーク』など，彼の著作が書棚にずらりと並んでいるのが見られる。

13 日記をつけよう

　私が大学生だった頃，英文学の教授は学生に日記をつける習慣をつけさせようとして，それを単位取得の必要条件としていた。そのため私は，この課程が終わるまでは日記をつけていた。その後も，自分の考えや出来事や発見などを記録しようと努力はしたが，多忙になるにつれ忘れてしまい，今では私の日記は長いこと空白になっている。おそらく私にとっては，本を執筆して自分の考えを述べることが，日記をつける代わりになっているのだと思う。

　日記には，あなたの人生に起きた重要な出来事や，印象に残った言葉や，勉強になる症例や，あなた自身の考えが記録される。あなたが毎日日記をつける努力をすれば，将来のあなた自身からもあなたの子孫からも感謝されることになるだろう。

14 何かを作り出そう

　何かを作り出すことについて考えるとき，私はいつも Einstein の「想像力は知識よりも重要だ」という言葉を思い出す。われわれ医師の頭には知識がぎっしり詰まっているが，ここに想像の余地を作る必要がある。そのためには，今はこの世に存在していないが，自分で作り出すことのできるものについて考え，その想像を現実にすればよい。私にとって，それは新しい本を書くことだが，人によっては，庭に木を植えることであったり，絵を描くことであったり，家具づくりであったりする。何を作り出すかは，自分で好きなように決めればよい。重要なのは，今は存在していないものを想像して，それを実現することだ。

15 医学史の中で面白そうだと思ったことを少し調べてみよう

　以下に挙げるのは，医学史を彩る奇妙な逸話のごく一部だ。この手の逸話がお好きな方は，拙著『白衣の物語』を読んでほしい。

- 朝鮮人蔘は，その薬効成分のため古くからアジアで珍重され，今日では「栄養機能食品」として用いられている。意外にも，朝鮮人蔘は米国の歴史にも

関係がある。George Washington の日記には朝鮮人蔘の収穫についての記述があるし，Daniel Boone は 1780 年代に朝鮮人蔘の交易をしていた。米国からアジアへの朝鮮人蔘の輸出は，後に中国との貿易をひらくのに役立った[11]。

- ドイツの医師 Robert Koch（1843 〜 1910）は結核菌を発見したことで知られるが，この発見には，彼が考案した新しい寒天培地が大きな役割を果たしていた。ジャム作りに寒天が使われていることを知り，血液を寒天で固めることを思いついたのが，その始まりだった（Taylor 2008, p.222）。
- ドイツの物理学者 Wilhelm Roentgen が X 線を発見すると，人々は，X 線を悪用して女性の衣服の下を見ようとする不埒者が出てくるのではないかと心配しはじめた。この不安に乗じて，ある会社は「防 X 線ニッカーズ」という婦人用の下ばきを売り出した（Porter, p.606）。
- Sir William Osler（1849 〜 1919）は，1892 年に内科学の大著を出版したことで知られる。しかし，彼が屈折したユーモアのセンスの持ち主で，Egerton Yorrick Davis というペンネームで文章を書いていたことはあまり知られていない。この「Davis 博士」の論文には，ある同僚が書いた偉そうな論説を皮肉るために，ほぼ確実に存在しない「捕捉陰茎（penis captivus）」の症例について嘘の報告をしたものがある[12]。

Osler の逸話をもう 1 つご紹介しよう。あの有名な教科書を執筆している間，彼は編集助手の Grace Revere Gross と婚約した。けれども彼女は立派な女性で，本が完成するまでは結婚しないと言ったようだ。Dalrymple-Champneys によると，「1892 年 2 月 24 日に本が出版されたとき，Osler はその 1 冊を抱えて，Grace が滞在しているボルティモアの共通の友人の家に行き，本を彼女の膝に投げ出して，『さあ，いまいましい本ができたぞ！それで君は，僕と何をするんだっけ？』と叫んだ」という[13]。

- 米国の外科医 William Halsted（1852 〜 1922）は，今日の手術用手袋のプロトタイプを開発した人物とされている。けれども彼は，Joseph Lister が考案した石炭酸を使った消毒法を支持していた（Porter, p.373）。Halsted が手術用手袋を考案したのは，外科手術看護婦で婚約者でもあった Caroline Hampton のためだった。彼は，消毒薬のせいでひどい皮膚炎になっていた婚約者の手を保護しようとしたのだ。彼自身が手袋を使うようになったのは，その後のことだ。

- 1950年，米国陸軍士官学校の医官だったRobert J. Hoagland大佐は，士官候補生たちが休暇でデートをしてきた数日後に伝染性単核球症を発症することに気づいた。彼らはデート中に熱烈なキスをしていたようだ。Hoaglandの報告以降，伝染性単核球症は俗に「キス病（kissing disease）」と呼ばれるようになった[14]。
- 抗生物質のリファンピシン（rifampicin）は，もとになる物質を産生する細菌が，映画『Rififi（男の争い）』が撮影されたイタリアの森林の土壌から発見されたことから命名されたと言われている。信憑性はともあれ，薬物名の背景にはさまざまな物語がある（Haubrich, p.194）。

16 集中して考え事をする時間を持とう

あなたの1日の中には，静かで，気が散らず，アイデアがひらめきやすい時間があるだろうか？ 人によっては，朝の歯磨きの時間がそれにあたる。仕事への行き帰りの時間がそうだと言う人もいるだろう。もしかすると，眠りに落ちる寸前の，意識が仄暗くなってくるわずかな時間が，そのときかもしれない。

こうした時間に，意識の奥底に埋もれていて，仕事中には思いつかないような概念が，瞬間的に意識にのぼってくるのを捉えられることがある。それは，仕事や家事を合理化する方法や，手順を改良する方法や，新しい論文のアイデアかもしれない。あるいは，これまで気づかなかった新しい問題への気づきかもしれない。

17 成功を味わおう

医師のキャリアは傍目には華々しく見えるかもしれないが，その正体は，小さな成功と時折の失敗の40年間の積み重ねだ。建築家とは違い，自分が設計したビルのグランドオープンの日が来るわけではない。弁護士とも違い，歴史的な訴訟に関わることもない。政治家とも違い，選挙で地滑り的な勝利をおさめることもない。あなたが医師として味わう成功は，患者一人一人の健康状態の改善だ。さらに捉えどころのない成功は，患者の病気を予防できることだ。問題は，予防できた病気が実際には存在していないことだ。自分がどんな病気を予防することができたのか，あなたは絶対に知ることができない。専門家と

しての成功とは異なり，個人としての成功は誰しも似たり寄ったりで，人間関係，初めて購入した住宅，退職後の生活に備えた貯蓄などだ(と思う)。

医師としての成功や個人としての成功に目を向け，その一つひとつをよく味わおう。さきほど日記をつけることをお勧めしたが，あなたの成功を日記に記録しよう。あなたが味わった成功は，まれではあるが絶対に避けることができない失敗の衝撃からあなたを守ってくれるだろう。

18 ユーモアのセンス，あなたの「内なる子ども」を育てよう

　医学のユーモラスな側面を笑えるようになろう。どんな医師にも滑稽な逸話がいくつかあるものだ。例えば，私が1960年代初頭にバージニア州ノーフォークの米国公衆衛生局病院で働いていたとき，天然痘を発症した船員を乗せたリベリアの貨物船がこちらに向かっているという連絡が来たことがある。当時はありえない話ではなかったし，この船員から病院の患者やスタッフへ，さらにはコミュニティーへと感染が広がれば，壊滅的な被害が生じるおそれがあった。われわれはすぐに準備にとりかかった。病院の1つの翼をあけ，隔離して患者の到着を待った。天然痘ワクチンの有効期間が切れていないスタッフが患者の治療にあたることを志願し，それ以外のスタッフも緊急に追加接種を受けた。1人の勇敢な若手医師が患者を迎えるために船に向かい，われわれは全員，ひどく心配しながら彼の帰りを待った。緊張の数時間の後，医師は問題の船員を連れて救急車で帰ってきた。船員は典型的な水疱瘡だった。

　次も米国公衆衛生局病院時代の話だ。病院は，ディズマル・スワンプという広大な湿地からそう遠くないところにあった。ある晩，救急室で当直をしていた私のもとに，ガラガラヘビに手を噛まれたという男性がやって来た。「どうしてそんなことに？」と私が尋ねると，彼は「まあ先生，聞いてくださいよ」と言って話しはじめた。「真っ暗な中，トラックで湿地の中を走っていたら，何かをひいた感じがしたんです。多分ガラガラヘビだろうと思ったので，車をバックさせてヘッドライトで照らしてみると，やっぱり大きいヘビでした。そこで，トラックを何回か前後させて息の根をとめてやり，確認のために手元にあったタイヤ着脱用の梃子をつかんで車外に出たら，そいつに手を噛まれたんです」

　その数年後，私が医師グループの診療所で働いていたときのことだ。診療所

のビルにはいくつもの診察室が並んでいた。それぞれの診察室には両側にドアがあり，平行に走る2本の廊下に出ることができた。ある夏の日，われわれは忙しい午後の診療を終えて帰宅したが，2人の患者を診察室に残したままビルの出入り口に施錠してしまった。この患者たちは別々の廊下にいたが，診察室の中の様子が気になったので，それぞれドアを開けて中を覗いてみたという。それがほとんど同じタイミングだったので，彼らは同じ診療室をはさんでお互いの顔を見ることになった。そのときようやく，自分たちが，施錠され，静まり返った建物の中に置き去りにされていることに気づいたという。

　子供はどきどき面白いことを言うが，患者もそうだ。私が聞いたものの中で特に印象的だったのは，以下の3つだ。

> 「いっそ死んだ方がましだと思うくらい辛いのですが，部屋で死んだら下宿のおかみさんに迷惑をかけてしまうし・・・」
> 「マンモグラフィーがどのくらい痛いかって，おっぱいを出して道に寝転がっていたところをトラクター式芝刈り機に轢かれたぐらいの痛さですよ」
> 「低コレステロール食は死への恐怖を和らげますね」

医師であっても，ときには医学ジョークを楽しんでかまわない。次にご紹介するのは，数年前にある患者に教えてもらったものだ。

> ある中年男性が重い心臓発作を起こして入院していたが，なんとか退院できることになった。退院当日，主治医は男性の妻だけを呼んでこう言った。「ご主人の心臓発作は非常に重いものでした。今後は，ご主人のストレスを減らすため，あなたはあらゆる努力をしなければなりません。毎日早起きをして健康的な朝食を作り，家事をしろと小言を言わず，週末ごとに友人とゴルフに行かせ，ご主人が望むときにはいつでもセックスをしてください。さもないとご主人はストレスで死んでしまうかもしれません」
> 車で帰宅する途中，夫は妻に「先生はなんて言ってた？」と尋ねた。
> 彼女は「あなたは死んじゃうんですって！」と答えた。

このようなユーモアは誰のことも傷つけず，医学にも人間的な側面があることを示すものだ。

19 医学におけるマーフィーの法則

　マーフィーの法則の基本形は，「失敗する可能性があることは，必ず失敗する」だ．文献によれば，エドワーズ空軍基地で働いていた技術者 Edward A. Murphy 大尉の 1949 年の言葉がもとになっているという．ある技術者が，急減速の影響をテストするための装置の配線を間違えていた．このことに気づいた Murphy 大尉が，「これを間違える方法があったら，彼が発見するだろう！」と叫んだのが始まりであるという[15]．以下では「医学におけるマーフィーの法則」をご紹介したい．長い 1 日の終わりにニヤリとしてほしい．

- 患者は診療予約を入れた直後に回復する．
- 妊婦が陣痛分娩室に入った途端，子宮の収縮が止まる．
- 医師の家族はわけのわからない病気になる．
- 娘のピアノの発表会に行くと必ず途中で呼び出される．
- 肝心な診療記録はいつもない．
- いちばん具合が悪い患者とは言葉が通じない．
- 発熱があり咳が出るという患者に特に治療をせずに自宅で安静にしているようにと助言すると，後日，抗生物質を投与する必要のある肺炎だったことが明らかになる．
- 手術適応が少ない症例ほど，合併症は大きい．
- 審美的な理由から皮膚病変を切除すると，必ずケロイドを形成する．
- 患者に新しい薬物を処方すると，説明していなかった副作用が出る．
- 往診のために患者の家への行き方を尋ねたときに「すぐに分かりますよ」と言われた家は，いつだって見つからない．

20 人を傷つけるようなユーモアは相手にしないようにしよう

　長時間にわたりストレスの多い仕事をしているレジデントは，よくふざけたことを言う．こういう働き方をしていると，患者の苦しみに鈍感になり，患者を非人間的に扱うようになる．人を傷つけるようなユーモアの典型的な例は，Samuel Shem の 1978 年の小説『ハウス・オブ・ゴッド』に見ることができる．Samuel Shem というのはペンネームで，その正体は精神科医の Stephen

Bergmanだ[16]。ShemはGOMER(ゴーマー)という言葉を有名にした。これは，「Get Outta My Emergency Room(私の救急室から出ていけ)」の頭字語で，「加齢などにより人間らしさを失った人間」をさすという。小説に登場する「ハウス・オブ・ゴッドの法」の1つは「GOMERは死なない」だ(p.420)。成熟した賢明な医師は，人を傷つけるような子供っぽいユーモアには見向きもしない。

21 良い判断がたまたま悪い結果になったときに自分を責めてはならない

あなたは医師だが，患者の疾患の転帰を思いのままに管理できるわけではないし，処方する薬物の効果を確実に予測することも，処置の合併症を予見することもできないし，遅かれ早かれすべての患者が死亡する。われわれの日々の目標は，疾患の転帰に影響を及ぼし，できるだけ患者に害を及ぼさないようにし，患者が死ぬときに自分が原因にならないようにすることだけだ。

皆さんもご存じのように，医師がすることの大半は統計を基礎にしている。ある意味，それは「賭け」なのだ。われわれは自信を持って「禁煙した人は，タバコを吸い続ける人に比べて肺がんになる可能性が小さい」と助言することができる。肺炎を治療するために抗生物質を投与された患者が快方に向かう確率は，薬物に対するアナフィラキシー反応を起こす確率よりも高い。虫垂炎の子供が外科手術により回復する確率は，合併症を起こす確率よりも高い。ほとんどの臨床現場で，われわれは最善を尽くし，治療の成功を祈るが，ときに確率の法則に裏切られることがある。そんなときには，あまり気に病んではいけない。

22 充実した人生を送ろう

生化学者で，SF作家で，500冊以上の書籍を編集・執筆したIsaac Asimov(1920〜1992)は，あと6分しか生きられないと言われたら何をするかと質問されたときに，「余計なことは考えず，いつもより速くタイピングをします」と答えたという[17]。Asimovは仕事を愛し，充実した人生を送った。読者諸氏が彼と同じ喜びを感じることを願ってやまない。

23 あなた自身を大切にすることに関する知恵の言葉

- 急いでいる？　急いてはいけない。急いては事を仕損じる。病に殺される人よりも焦りに殺される人の方が多いのだ。[Sir William Osler(1849〜1919). Silverman, p.114 にて引用]

  > 医師は常に過剰な仕事を引き受け，朝から晩まで働くことで，それらをなんとか片付けている。1週間に1〜2時間だけ仕事を減らしてみてはどうだろう？　家族と過ごす時間を増やし，趣味やスポーツを楽しみ，体を休め，所得税額を減らすことができるだろう。臨床コミュニケーションや診断の腕前も上がり，オールラウンドな医師になれるだろう。

- 頭を使う仕事をするときに脳内にアルコールがあってはいけない。
  [J.A. Lindsay. Lindsay, p.152]

  > 医師は，いつ何時，緊急に医学的判断を求められるかもしれない。だから，呼び出しの電話がかかってくる可能性があったり，医師として頼りにされる可能性がある場合には，アルコールを摂取するべきではない。

- あれこれ計画しているときにたまたま降りかかってくることが君の人生なんだ。[英国のミュージシャン John Lennon(1940〜1980)]

  > ほとんどの医師は，「充足の延期」の権威である。これが身についていなければ，同年代の人々が人生にのりだすのを尻目に，メディカルスクールやレジデンシーの長く辛い訓練の日々を過ごすことなどできない。われわれは呪文のように，「私には明日の偉大な計画があるから，今の楽しみを延期するのだ」と言う。けれどもわれわれが今日の楽しみを味わうことなく明日の計画を練っている間にも，人生は進んでゆく。

- めずらしい疾患の診断をしたことがない医師でも，十分に長生きすれば，そうした病気になることができる。[H.J. Bennett[18]]

  > それが本当なら，医師やその家族が珍しくて面白い病気になる確率は，一般の人に比べて高いのだろうか？

- 鉢植えが枯れている診療所には行くな。[米国のコメディアン Erma Bombeck(1927〜1996). Brallier, p.261 にて引用]

- 死の床で，もっと長く仕事場で過ごせばよかったと後悔する者はいない。
  [作者不詳]

参考文献

1. Kipling R. *A Book of Words.* New York: Doubleday, Doran and Co; 1928:44–55.
2. Holmes OW. *The Professor at the Breakfast Table.* Boston: Houghton, Mifflin and Co; 1882:41.
3. Keeton K, Fenner DE, Johnson TR, Hayward RA. Predictors of physician career satisfaction, work-life balance, and burnout. *Obstet Gynecol.* 2007;109(4):949–955.
4. Baldisseri MR. Impaired healthcare professional. *Crit Care Med.* 2007;35(2 Suppl):S106–S116.
5. Abramson S, Stein J, Schauffler M, Frates E, Rogan S. Personal exercise habits and counseling practices of primary care physicians: a national survey. *Clin J Sport Med.* 2000;10(1):40–48.
6. Bogen E. The daily prayer of a physician. *JAMA.* 1929; 92:2128.
7. Nelson W, ed. *Nelson Textbook of Pediatrics.* First published as Mitchell-Nelson Textbook of Pediatrics. Philadelphia: Saunders; 1945.
8. Reynolds RC. Osler's bedside library revisited. *Pharos Alpha Omega Alpha Honor Med Soc.* 1985; 48(2):34–36.
9. Kittle GF. There's more to Doyle than Holmes. *Pharos Alpha Omega Alpha Honor Med Soc.* 1997; 60(1):17–20.
10. Schwartz RS. "Medicine is my lawful wife" – Anton Chekhov, 1860–1904. *N Engl J Med.* 2004; 351(3):213–215.
11. Slazinski L. History of ginseng. *JAMA.* 1979;242:616.
12. Altaffer LF 3rd. Penis captivus and the mischievous Sir William Osler. *South Med J.* 1983;76(5): 637–641.
13. Dalrymple-Champneys W. Wives of some famous doctors. *Proc R Soc Med.* 1959;52(11):937–946.
14. Moser RH. How "mono" made the team. *Med Opin.* 1971; 74–78.
15. Murphy Laws Site – Origin. Available at: http://www.murphyslaws.com/Murphy/Murphy-true.html; Accessed 12.1.2008.
16. Shem S. *The House of God.* New York: Dell; 1978.
17. Night falls for the good doctor. The Washington Science Fiction Association Journal May, 1992. Available at: http://www.wsfa.org/journal/j92/5/; Accessed 12.1.2008.
18. Bennett HJ. Humor in medicine. *J Fam Pract.* 1994;39(5):421–422.

第 12 章
倫理，信用，信頼

> 医師と患者との関係など，医学における倫理的価値観は永遠に変わることがない。社会が患者をどのような存在として見るかは，時代や場所によって大きく異なる。例えば，古代バビロニアの概念では病人は罪人だったが，原始キリスト教の概念では病人は潜在的な聖人だった。そんな中にあっても，医学の基本原理は変わらないのだ。
>
> ［スペイン生まれの米国の医師・教育者
> Félix Martí-Ibáñez. Martí-Ibáñez 1958, p.70］

　私は第 9 章で，われわれ医師が人々から受ける尊敬は，われわれ自身の力で勝ち得たものではなく，何世代にもわたり人々から信頼されてきた立派な先達から受け継いだものだと言った。われわれは倫理的に診療を行い，人々から信頼されることにより，自分が受け継いだ遺産を未来の医師に受け渡さなければならない。

　誰が誰に何を言えるか，特定の手技(中絶，クローン人間の作成など)の可否，生命が始まる時期の指定，死の医学的定義など，今日では，医療倫理に関する問題の多くが法律問題に近づいてしまい，その論争は行き詰まっている。それだけではない。臨床医術の主要な要素である医療倫理，信用，信頼は，人々とその価値観に関わってくる。この 3 つの概念は本質的に絡まり合っているので，本章でまとめて考察したい。まずは，2500 年前のエーゲ海のコス島という小さな島のお話から始めよう。ここは，多くの人が「医学の父」と呼ぶ Hippocrates の故郷である。

1 今日の医師の倫理規定は「ヒポクラテスの誓い」に基づいている

「ヒポクラテスの誓い」は，長い歳月の間に少しずつ形を変えてきたが，その根底にある原則は変わらない。たしかに，Hippocrates のものとされるアフォリズムやその他の作品と同様に，「ヒポクラテスの誓い」も，師の教えに基づいて弟子の誰かが書いたものであるかもしれない。しかし，実際に書いたのが誰であるかはほとんど問題にならない。Rapport and Wright によれば，「『ヒポクラテスの誓い』の最大の意義は，尊敬される医師なら決して逸脱することのない倫理的基準や道徳規定を確立した点にある。この宣誓は医師たちを奮い立たせ，医師たちのそうした姿勢は人々を感動させてきた。人類の福祉への献身につき，これほど長い歴史を持つ職業はほかにない」（Rapport and Wright, 1952）。

それでは，古いバージョンの「ヒポクラテスの誓い」をご紹介しよう。

> 私は，自分の能力と判断に従い，この誓いと約束を守ることを，医術の神アポロン，アスクレピオス，ヒュギエイア，パナケイア，そしてすべての神々と女神にかけて誓う。
> - 私にこの術を教えた師を自分の親と同じように敬愛し，師と協力して人生を歩み，師が金を必要とするときには自分の金を分け与える。師の子や孫を自分の兄弟と同じように考え，彼らがこの術を学びたがるときには料金をとらず無条件に教える。私はこの術の知識を，指示，講義，およびその他のあらゆる教育法を用いて，自分の息子，師の息子，そして医学の法にもとづく契約と誓いによって結ばれた弟子に教え，それ以外の者には教えない。
> - 私は，自分の能力と判断にもとづいて患者の利益となると考える養生法の体系に従い，患者を傷つけたり害をなしたりすることはしない。
> - 私は誰かに頼まれても命を奪う薬を与えず，そのような助言もしない。同様に，私は流産を誘発するための道具を女性に与えない。
> - 私は清廉かつ高潔に生き，医術を行う。
> - 私は結石に苦しむ人の手術はせず，この仕事を営む者に任せる。
> - 私が他人の家を訪れるのは病人を助けるためであり，いかなる有害な行為も堕落した行為もしない。女性や男性や自由人や奴隷からの誘惑は遠ざける。
> - 私の職業との関係で，あるいはそれとは関係のないことで，口外すべきでな

いことは口外せず，秘密を守る。
- 願わくは，私がこの誓いを誠実に守るかぎり，常に人生とこの術の実践を楽しみ，すべての人から尊敬されんことを。私がそれに背き，誓いを破るときには，その逆の運命が訪れんことを。

2500年の間に物事は変化し，古いバージョンの「ヒポクラテスの誓い」のフレーズのあちこちが時代に合わなくなっていった。今日の医学教育や医療にあてはまらないのは，次のような点である。

- 医師が男性であることを前提としている点。今日では，医学生の約半数は女性である。
- 師が必要とするときには経済的な援助をするとしている点。たしかに今日の医学教育も有料だが，それはメディカルスクールの授業料という形になっていて，教授たちは大学から給料を支払われている。
- 師の子孫には無償で医術を教えるとしている点。今日で言うなら，メディカルスクールの一部の志願者を優遇するようなことだろうか？
- 医師以外には医学知識を教えないとしている点。今では一般向けの本を書く医師作家はめずらしくないし，テレビのトークショーには多くの医療専門家が出演している。
- 命を奪う薬を要求されても与えないとしている点。この項目は，「尊厳死」をめぐる論争との関係で問題になる。私が住むオレゴン州では，厳格なセーフガードの下で，末期疾患に苦しむ人が致死性の薬物を医師に処方してもらい，それを自分自身で摂取するという形の自殺は合法とされている。
- 妊婦を流産させないとしている点。現在米国では，外科的手技としての中絶は合法だ。
- 結石を除去する手術を行わないとしている点。かつて，患者の命を救える薬物がなかった時代には，医師の仕事の中心は食事療法やハーブ療法などの健康増進活動だった。外科的処置を行う人は，医師に比べて低く評価されていた。もちろん今日ではそんなことはない。
- 患者の秘密は厳守するとしている点。以下で述べるように，今日では患者情報は広く共有されていて，その秘密は各種の巧妙な方法で流出している。

医師としてのキャリアを歩みはじめるときに宣誓を行う伝統を残しつつ，「ヒポクラテスの誓い」の時代錯誤なところをなくすため，世界医師会は1948

年の総会で「ジュネーブ宣言」を採択した。その後も小さな改訂を重ね，2006年に最新版が定められた。独自の宣誓文を持つメディカルスクールもいくつかあるが，米国のほとんどのメディカルスクールの学生が卒業式で「ジュネーブ宣言」を暗唱している。

最新版の「ジュネーブ宣言」は次のとおりだ。

> 医師の一人として参加するに際し，
> - 私は，人類への奉仕に自分の人生を捧げることを厳粛に誓う。
> - 私は，私の教師に，当然受けるべきである尊敬と感謝の念を捧げる。
> - 私は，良心と尊厳をもって私の専門職を実践する。
> - 私の患者の健康を私の第一の関心事とする。
> - 私は，私への信頼のゆえに知り得た患者の秘密を，たとえその死後においても尊重する。
> - 私は，全力を尽くして医師専門職の名誉と高貴なる伝統を保持する。
> - 私の同僚は，私の兄弟姉妹である。
> - 私は，私の医師としての職責と患者との間に，年齢，疾病もしくは障害，信条，民族的起源，ジェンダー，国籍，所属政治団体，人種，性的志向，社会的地位あるいはその他いかなる要因でも，そのようなことに対する配慮が介在することを容認しない。
> - 私は，人命を最大限に尊重し続ける。
> - 私は，たとえ脅迫の下てあっても，人権や国民の自由を犯すために，自分の医学的知識を利用することはしない。
> - 私は，自由と名誉にかけてこれらのことを厳粛に誓う。
>
> [『WMA 医の倫理マニュアル』樋口範雄訳，日本医事新報社，2016，p.18 より]

この誓約が「宣言」であり「誓い」ではないことに注意されたい。「兄弟姉妹」というフレーズがあることから，医師には女性も含まれていることが分かる。結石の除去手術も禁止されていないので，外科医も仲間として歓迎されているようだ。中絶については何も言っていない。「ヒポクラテスの誓い」では次世代の医師に医術を教えることを重視していたが，この要請がなくなっているのも興味深い。

これらの誓約は倫理的な医療の基礎となるもので，医師は他に類のない誓約をすることにより，どの職業とも違ったものになる。第9章の，「profession（職業）」という単語が「*professionem*（公に宣言する）」というラテン語に由来

しているという箇所を思い出してほしい。中世には，この単語は宗教騎士団に入団する際に立てる誓いを意味していた。「ヒポクラテスの誓い」と「ジュネーブ宣言」の道徳的義務には，宗教的(つまり道徳的)な基礎がある。あなたがオリジナルの「ヒポクラテスの誓い」を支持するにせよ，より新しく，より政治的に正しい「ジュネーブ宣言」を支持するにせよ，どちらも今日の倫理的ジレンマについて考える際の指針となるという認識を持つことが重要だ。あとはただ，問題が助言と同じくらい明確であればよいのだが。

2 今日の医療倫理の基礎となる価値観

倫理とは，分別のある人なら誰でも支持すると思われる道徳的な原則のことであり，価値観にかかわるものだ。以下では，われわれ医師がときどき直面する主な価値観について考察したい。

善を行う(beneficence)

「beneficence」という単語は，「*bene facere*(善を行う)」というラテン語に由来している。医療の核心にあるのは患者と医師との取引だ。車の売買などのふつうの取引と違っているのは，車のセールスマンが客に車を売ることを基本的な目標とし，どんな車でも今日売れればそれでよいと思っているのに対して，医師は患者に「善を行う」ことを(理想的には)主要な関心事としている点だ。とはいえ，第1章で述べたように，近年は医学の商業化が著しく，医療の倫理が商売の規約に取って代わろうとしているように思われる。

害を与えない(non-malfeasance)

「Primum non nocere(First, do no harm / まず害を与えないこと)」という思想は，しばしば Hippocrates によるものとされている。この言葉は彼の著書『流行病』(第1巻，第 XI 項)に見られるので，あながち間違いではないかもしれない。害を与えないという思想は，「ヒポクラテスの誓い」の中の，命を奪う薬を与えないという項目や，堕落した行為をしないという項目にも反映されている。実は，このフレーズは，「ヒポクラテスの誓い」よりもさらに 1000 年も前の古代ヒンズー医学の医師の誓いにも登場する(Strauss, p.325)。原典がなんであれ，害を与えないという思想は倫理的な医療の基本的な教えで

あり続けている。

自律

外部の影響や制御からの自由としてゆるやかに定義される自律は，医師と患者の両方が大切にする倫理的な価値である。しかし，副作用を引き起こす可能性のある降圧薬を服用するべきかどうか，腰椎椎間板の痛みを取り除くために手術を受けるべきかどうか，事前指示書に署名するべきどうかについて，患者が医師の公正な助言を求めるときには，この自律が少々問題になる。組織や政府の規則や規制の下で働いている医師が，本当に自律的であることなどできるのだろうか？ 患者は，知識の点でも力の点でも明らかに優位に立つ医師の前で，本当に自律性を持つことができるのだろうか？ 患者の自律性とパターナリズム（父親的温情主義）に関する質的研究を行った Woodward は，「患者の自主性の尊重は，個別的で，患者中心的で，倫理的な医療にとって必要不可欠な要素であるとされているが，逆に，患者の自主性を過度に強調すると，患者のためになる介入を混乱させ，抑制してしまうおそれがあることが示唆される」と述べている[1]。

秘密を守る

医師が診察室で患者から打ち明けられたことは，2人だけの秘密にしなければならない。ただし，受付係，ケース・マネジャー，コンサルタント，看護師，理学療法士，医学生，レジデント，保険事務員，請求書作成係など診療録へのアクセス権を持つ人々は例外だ。私は最近，自宅のコンピュータから電子カルテにアクセスできるようになったが，こうしたシステムは守秘義務との関係で問題にならないのだろうか？ 私は，患者から打ち明けられた秘密を復唱してはならないとする最近のやり方には懐疑的だが，今日の医師のほとんどが，患者に関する情報をどこまで秘密にするかや，患者の秘密を開示する相手については，慎重にふるまっていると思う。医療情報システムについては，また別の話だ。

真実を告げる

私の母はよく「いつも本当のことを言いなさい。そうすれば，誰に何を言ったかいちいち覚えている必要がなくなるから」と言っていた。もちろん，患者

を診察するたびに，分かっていることをすべて告げる必要はない。そんなのは，覚えたての知識をひけらかしたくて仕方がない，メディカルスクールの3年生によく見られる「病気」だ。私は昔，患者には常に真実を告げなければならないが，患者がどこまで聞く準備ができているかによって，ときには手加減をする必要があると教えられた。例えば，私がニューヨーク州北部の田舎町で開業していた頃に，中年男性の雇用前健康診断を行ったことがある。診療所にはX線装置があったので，将来の雇用主からの求めに応じて胸部X線撮影も行った。現像後すぐに読影したところ，大きな腫瘍が見えた。おそらく進行した肺がんで，死期の告知をすることになるだろう。男性は長年にわたる喫煙者で，タバコを吸う人に多い咳はあるものの，それ以外の点では健康だと思い込んでいた。私は，この新しい情報や個人的な推測を男性には言わず，肺に腫瘍があるようだが，どんなものか分からないのですぐに診断をつける必要があるとして，答えを得るために必要な診断検査とコンサルテーションの手配をした。私はここで，自分が考えていることをすべては言わなかったが，医療倫理に反していただろうか？

正義

医学における正義は，患者を公平に扱おうとするときに問題になる。例えば，腎臓が1個だけ提供され，腎臓移植を必要とする患者が2人いたとき，保険に入っているというだけの理由で一方の患者をレシピエントに選ぶことは公平だろうか？　患者の年齢は考慮するべきだろうか？　社会への貢献は考慮するべきだろうか？　あるいは，何も考えずにコイン投げで生死を決める方が公平なのだろうか？

3 医療倫理をめぐる意見の対立

2つの価値のうちどちらを優先するべきかをめぐって，倫理をめぐる意見の対立が生じることがある。両方に価値があることを認めていても，優先順位をつけなければならない場合があるからだ。例えば，極端に肥満した患者のための減量手術(bariatric surgery)の費用だ。減量手術は患者の人生を変え，命さえ救うかもしれない。けれどもその手術と同じ金額で，数十人の妊婦が健診を受けることができ，あるいは，数百人の子どもが予防接種を受けることができ

る。限られたヘルスケア予算の中でわれわれが優先するべき価値は，肥満患者の「自律」や減量手術により生命を救うという「善行」だろうか，それとも，妊婦健診や予防接種により多くの人々を助けるという「公平」だろうか？　また，減量手術を必要とする人が，メディケイド患者か，高額保険加入者か，裕福な自己負担患者かによって，結論は違ってくるのだろうか？

　倫理をめぐるジレンマをもう1つ考えてみよう。瀕死の患者に繰り返し輸血を行えば，しばらくの間は生きのびさせることができるが，そうすると血液銀行のRhマイナスの血液の在庫がなくなってしまうという状況だ。ある人は，希少な血液の在庫は命を救える可能性のある患者のためにとっておくべきだと考え，またある人は，その考えに反対した。さて，われわれは瀕死の患者に輸血を行うべきだろうか？　いつかこの血液を必要とするかもしれない患者のために，目の前の患者への輸血を拒んで死なせるべきなのだろうか？　その場合，患者に害を与えないという価値観はどうなるのだろうか？

　こうした事例を考えると，医師が好むと好まざるとにかかわらず，個人と社会の両方の利益を守る「二重スパイ」のような役割を果たしていることがよく分かる。ハーバード神学校の学長 Willard R. Sperry（1882〜1954）は，若い医師たちの質問に答えて，1950年に医療倫理に関する本を執筆した[2]。彼はその第8章で，「自分の患者の要求を，社会全体の抽象的な要求や別の患者の仮定的な要求よりも下に置く医師は，もはや医師ではない」と断じている。けれども，それから半世紀が経過し，希少な資源の公平な利用に敏感な時代を生きるわれわれは，Sperryの意見に賛成することができるだろうか？　われわれは，1人の患者のために善を行うことと，ほかの患者に害を与えないことという両方の倫理的価値を守りたくても，どちらかを選ばざるをえないのだ。

4　日々の診療における倫理的問題

　倫理的な問題は，公共政策をめぐる議論や病院の集中治療室の中だけで生じるものではない。われわれは日々，臨床検査のオーダーをするべきか，値上がりする薬物を処方するべきか，請求コードを決める一次診断を何にするか，自分の本当の意見を患者に告げるべきかを決めるたびに，小さな倫理的ジレンマに直面している。

　そうした判断の中には難しいものもある。以下では，私がこの40年間に直

面した難しい事例をいくつかご紹介して，その判断が倫理的に難しい理由を考察したい。

誰に何を知らせるかの判断

　患者は，うっ血性心不全の91歳の女性。臨床検査から，過去に梅毒に感染したことが分かっている。精神状態はやや混濁していて，事前指示書(advance directive)はない。私は彼女のかかりつけ医だが，誰に何を知らせるべきか彼女と話し合ったことはなかった。家族の代表は59歳の息子だ。彼は聡明で，母親の健康状態を非常に心配して，現在の状態をすべて教えてほしいと言っている。私が見たところ，彼もほかの家族も，純粋に患者の力になるために治療に関わりたがっているようだった。だとすれば，彼らに情報を与えることは，「善を行う」という意味では患者のためになるはずだ。しかし，秘密を守るという点ではどうか？　患者には，自分の健康状態に関するプライバシーを守る権利はないのだろうか？　スペインでは2005年に，医師と患者の関係における守秘義務について，227人の医師を対象に調査が行われた。その結果，回答者の95％が患者の同意なしに医療情報を家族に知らせていて，35％は同じく患者の同意なしに家族以外の人に知らせていたことが明らかになった[3]。患者の同意なしに家族や他人に医療情報を提供した医師たちは，おそらく，善を行うことの方が秘密を守ることより重要だと信じていたのだろう。

疼痛緩和だけではない可能性

　患者は前立腺がんの62歳の男性。痛みを伴う骨転移があり，自宅で死を迎えようとしている。主な介護者は妻で，痛みを和らげるためのモルヒネ注射の方法を教えてある。このところ，彼女が処方を求めてくるモルヒネの量がどんどん増加し，たいへんな量になってしまった。彼女は夫に大量のモルヒネを投与して死期を早めようとしているのだろうか？　私はこの夫婦の息子が法に触れる行為をしていることを知っていたので，患者のために処方された薬物を彼が路上で売りさばいているのかもしれないとも思った。もちろん，患者にモルヒネ耐性ができて，痛みを緩和するために用量を増やす必要があったのかもしれない。けれども，致死量の注射1回分になるように，薬物を貯めている可能性もあった。私自身は，いつものように患者に害を与えないように気をつけながら疼痛緩和という善を行っているつもりだったが，もしかすると，誰かが

患者に害を与えることを可能にしてしまっていたのかもしれない。

危険な飛行

　患者は52歳の地元の航空会社のパイロット。日々の仕事には旅客機の操縦も含まれている。胸痛があり，おそらく狭心症だと思われたが，彼は私に「会社には言わないでください」と懇願した。これは深刻な問題だ。医師として，私はどうするべきだろう？　患者との関係では秘密を守ることが倫理的なのだろうが，パイロットを信じて乗客の安全を託している航空会社に真実を告げるという，より大きな義務はないのだろうか？　航空会社に知らせるかどうかは，単なる公正の問題なのだろうか？　患者が乗務中に突然致死的な心臓発作を起こす可能性はゼロではないが，それほど高くない。医師が優先するべき相手は，会社には言わないでほしいと懇願する患者だろうか？　それとも，万が一の場合に巻き添えになるおそれのある，顔のない多くの人々だろうか？　専門家も，この問題に対する明確な答えは持っていない。Birdは，自動車運転の適性に関して，「医師は守秘義務に違反しても，患者が運転に適さないことを当局に報告する必要があるかもしれない」と書いている[4]。一方，Kipnisは『American Journal of Bioethics』に発表した論文で，「医師は公共の危険を防止する義務を負っているが，そのために守秘義務に違反するのでは意味がない」とし，「医師に報告を義務づけることにより第三者を保護しようとすると，制度の目的をかえって果たしにくくなる」と指摘する。この結論に至る論理はいささか込み入っているが，医師には絶対的な守秘義務があるというのが彼の主張だ[5]。

5 日常的な倫理的問題のいくつかは複雑で，向き合うために勇気が必要かもしれない

　あなたはこの数カ月で，保険会社の代理人や病院が独自に採用しているケース・マネジャーの勧告あるいは指示によって，自分の患者の福祉が損なわれた場合を何回見てきただろうか？　例えば，あなたの76歳の患者が，家で面倒を見てくれる人が誰もいないにもかかわらず，腹部手術の術後4日で退院しなければならないと知らされたとしよう。これは，「善を行う」，「真実を告げる」，「公正」が関わってくる問題だ。保険会社との交渉には時間も労力もかか

る上，何度も異議を唱えていると提携リストから外されてしまうおそれもある。あなたはそれでも，医師として患者のために保険会社に掛け合おうとするだろうか？ それとも，自分の患者が不当な扱いをされるのを見て見ぬふりをするだろうか？

　医師が出会う可能性のある倫理的ジレンマをもう1つ考えてみよう。あなたの患者が病院で死に瀕しているが，一部の臓器は移植用に提供できそうだ。Truogが『New England Journal of Medicine』に発表した論文によると，メディケア・メディケイド・サービスセンターの規定をどのように解釈し，実行するかについて問題が生じるという。「この規定は病院に，院内の死期が迫っている人や死亡者について，地元の移植臓器調達機関に通知することを要請」し，「家族に臓器提供を切り出す者は移植臓器調達機関のスタッフか『指定依頼人(designated requestor)』でなければならない」としている。もちろん，われわれ家庭医は「指定依頼人」ではない。現場では，臓器移植コーディネーターは患者の家族に「『医療チーム』や『グリーフ(悲嘆)カウンセラー』の一員として自己紹介することが推奨されていて，自分が患者(すなわち潜在的なドナー)と潜在的なレシピエントの双方の利益を代表する役割を負っていることを明らかにする必要はないとされている。なぜなら彼らは，臓器移植が『正しいこと』であるという前提のもとで働いているからだ」。場合によっては，移植臓器の灌流のために，ドナー患者の死の過程が引き延ばされることもある。Truogは続けて，「私は，こうした人々が押しかけて来て，患者の家族を脅すようにして臓器提供を承諾させるのを見てきた」というシカゴの集中治療医の言葉を引用する[6]。引用が多くなって読みにくいとは思うが，Truogの言葉をそのまま紹介するのが大切だと思ったので，あえてそうさせてもらった。ここに登場する「指定依頼人」の振る舞いは非常に不快だと思う。「害を与えない」，「真実を告げる」，「正義」という医療倫理はどこへ行ったのか？ 移植臓器調達機関のやり方に患者の主治医が疑問をさしはさんだら，どんなことが起こるのだろうか？

　われわれ医師と製薬会社の営業との関係の倫理性についても，よく考える必要がある。Wall and Brownは，医師が製薬会社の営業に診療を見学させる「実地研修プログラム」の慣行について考察している。もちろん医師は，このサービスに対する謝礼を受け取る。このプログラムは，製薬会社の営業にとって有益な教育的体験であり，医師との今後のコミュニケーションの促進にも役

立つ可能性がある[7]。ただ，この論文が発表された雑誌が『Obstetrics and Gynecology（産科・婦人科）』であることに注意してほしい。だとすると，製薬会社の営業は，女性患者が語る個人的な既往歴を聞き，婦人科検診，骨盤手術，分娩を観察したのだろうか？　この慣行は，「秘密を守る」，「自律」，「善を行う」，「害を与えない」，「真実を告げる（患者は謝礼について知らされているのだろうか？）」などに関連して，多くの倫理的問題があるように思われる。

6 日々の診療において患者ケアに関する意思決定がどのように行われているか考えよう

　患者の自律を重視し，パターナリズムに陥らないようにすることは大切だが，私が個人的に「インフォームド・オピニオン・インペラチブ（informed opinion imperative）」と呼んでいるものはあってもよいのではないだろうか。どう考えても，医師は患者や家族よりも疾患や治療や予後についてよく知っている「専門家」であるからだ。私が患者で，自分の治療の次の段階について判断を行わなければならないなら，医師の目を見て，「先生が患者なら，どうしますか？」と質問したい。事実は重要だ。私は医師であるから，平均的な患者より医学知識がある。それでも，重大な判断をしなければならない場合には（昨年，いつもの大腸内視鏡検査で，結腸に高度異形成が見つかったときのように），私は医師に事実を教えてもらい，選択肢を挙げてもらい，これからなすべきことについてインフォームド・オピニオン・インペラチブが欲しいと思う。

　オックスフォード大学のSavulescuは，『Journal of Medical Ethics』に発表した論文で，医師が主として「事実提供者」としての役割しか果たさない場合の問題点について，次のように述べている。「医師が患者の自律を正しく尊重し，道徳的な行為者になろうとするなら，すべてを考慮した上で，患者が何をするべきかを評価しなければならない」としている。彼は，医師が患者にとって何が最善であるか考えた上で，患者と合理的な話し合いをする「合理的な非介入的パターナリズム（rational non-interventional paternalism）」を提唱する[8]。

　この問題を，医療倫理の専門用語を使って表現してみよう。われわれは一方で，メディカルスクールの講義に出席したこともない患者に，どのような医療

を受けるかを自分で決定する自由を持っていてほしい。われわれは患者の自律権のために立ち上がり，これを擁護する。他方でわれわれは，正しいことが行われるように望み，害が与えられることを許さない。これらの価値を実現するため，パターナリズムを少しだけ取り入れたいのだ。

今後，あなたの患者の自律と合理的な非介入的パターナリズムの間で対立が生じたときには，自分がどちらを支持しているかを意識することが最も重要だと思う。

7 診療においては誇りに思えることだけしよう

米国の作家 Mark Twain (1835 ～ 1910) はかつて，「常に正しい行いをしなさい。そうすれば，一部の人を喜ばせ，残りの人を驚かせることができる」と言った。この格言は，倫理的・道徳的な診療を行う鍵になるかもしれない。例えば，あなたの収入を 2 倍に増やすには，地元の新聞に書かれたくないようなことをすればよい。そうした行為には，明らかに不適切な行為 (例えば，会計士が承認しないような方法で請求書を作成すること) のほかに，目的によって不適切になる行為 (例えば，患者のためではなく，請求額を増やすために何かをすること) もある。あなたの診療所内で臨床検査を行うのは，あなたの治療の質を高めることができ，患者にとって便利で，外部の臨床検査機関以下の価格で検査ができるからだろうか？　それとも主として月末の純利益を増やすためだろうか？　診療する上で，自分の母親に動機を説明するのを躊躇するようなことはしてはいけない。

8 患者の秘密は常に守ろう

患者情報は，容易にアクセスできる電子カルテやその他のシステム上の問題だけでなく，単なる不注意によっても漏れてしまう。第二次世界大戦中の「口の軽さは船を沈める」という標語は，機密情報をうかつに口にすると，どこかで誰かに重大な害をもたらすおそれがあるという意味だ。

私が働く大規模な学術医療センターには，医学生や看護師や若い医師たちが何百人もいるが，エレベーター内で彼らの会話が聞こえてきて愕然とすることが多い。われわれの医療センターは，最初は川を見下ろす高い丘の上に建設さ

れた（だからこの丘は「ピル・ヒル（Pill Hill）」と呼ばれている）。その後，川と同じ高さのところに新しい臨床棟が建設されたので，医師も患者もロープウェイで行き来している。静かなロープウェイに20〜30人が詰め込まれていると，3分間の沈黙に耐えられない人々が話しはじめる。いつロープウェイに乗っても，結腸切除術を受けた患者が敗血症になった話や，「8階の『様子のおかしい子供（funny looking kid）』は遺伝相談の必要があるね」などの話が聞こえる。その様子は，患者の名前を言わなければコメントの不快さが軽減するとでも思っているかのようだ。エレベーターの中で（あるいはロープウェイの中やカフェテリアの列で）2人の医師が患者について話しているときには，必ず声が届く範囲に親戚がいる。これも医学におけるマーフィーの法則だ。こんなこともあった。私はある日，混雑したエレベーターに乗っていたが，医学部の4年生が2人，ある患者について話をしていた。近くに立っているほかの乗客たちが，その会話に聞き耳を立てているのは明らかだった。たまたまエレベーターの奥の方にメディカルスクールの学部長が乗っていた。エレベーターが途中の階で停止し，扉が開くと，学部長が奥から出てきて2人の学生を指差し，「君と君，私と一緒にここで降りなさい！」と言った。彼らが降りるとエレベーターの扉が閉まって動きだしたので，あれから2人の学生に何が起こったのか，私には分からない。ただ，絶対に彼らの立場にはなりたくないと思う。

9 診療に政治を持ち込まないようにしよう

あなたがリベラル派でも，保守派でも，禁酒党員でも，菜食主義者でも，私は気にしない。患者やその家族にあなたの政治的見解を押し付けることは，医師－患者関係における医師の力の乱用だ。かつてナポレオンは，「医師と司祭は特定の国に属しているべきではなく，すべての政治的意見を捨てるべきだ」と言った（Brallier, p.151）。私はそこまで極端にはなれない。結局のところ，今日と明日の医療に起こることは，政治的決定に大きく影響されるからだ。そう考えると，医師はほどよく政治に関与するべきであるかもしれず，もっと言うと，政治的指導者になる医師も何人か必要なのかもしれない。しかし，医師の政治的見解と診療の間にはファイアウォールがなければならない。例えば，診療所の芝生に候補者の看板を設置したり，待合室にポスターを掲示したり，診

察室で政治的熱弁をふるったりしてはならない。政治的大義のために医師−患者関係における医師の力を利用するのは、公正ではなく、倫理的でない。

10 医療事故にどのように対応するかは倫理の問題だ

　医療事故、なかでも患者に実害が及ぶような事故では、難しい倫理的選択を迫られる。20世紀初頭、Sir William Oslerは、「医療は主として確率のバランスをとることから成り立っていて、そうした仕事では必ず判断ミスが起こる」と言った(Silverman, p.45)。新たな治療の選択肢が爆発的に増え、革新的な技術が導入されるようになった今日では、医療事故(と、その結果としての傷害)が起こる可能性はOslerの時代よりいっそう大きくなっている。

　Doveyらは家庭医学における医療事故を概観し、すべての臨床領域に適用できるように分類した[9]。そこでは、医療事故に機能的な定義が与えられている。それによると、医療事故とは、事前に予想されておらず、「こんなことは私の診療所で起こるべきではなく、二度と起こってほしくない」と言いたくなるような出来事だ。彼らは42人の医師が提出した344件の医療事故の報告書を検討して、次のように分類した。

- 事務的ミス(30.9％)：予約の失敗、情報の紛失や破損、連絡ミス、およびその他のシステム上の問題。
- 検査関連のミス(24.8％)：間違った検査のオーダー、検体の処理のミス、異常報告に対する不適当な対応など。
- 伝達ミス(5.8％)：医師、スタッフ、患者の間ではさまざまな伝達ミスが起こりうる。
- 臨床タスクの遂行中のミス(5.8％)：心電図のリード線が気づかないうちに交差していたなど、臨床に関する知識やスキルの欠如を反映したミスである。なかでも深刻なのは、Kozerらが言うところの「10倍ミス」で、小児への薬物の投与量を計算するときにしばしば起こる[10]。推奨用量が10 mgの薬物を100 mg投与してしまう「10倍ミス」は、「蘇生術下では特に起こりやすく、自己申告のため過小評価されている可能性がある」という。
- 治療に関する判断ミス(4.2％)：明白な例としては、ペニシリンアレルギーのある患者にペニシリンを処方してしまったというものがある。あまり明白

でない例としては，精神病の既往歴のある患者にマラリア予防のメフロキン*1 を処方した後，アフリカのジャングルに行かせてしまったというものがある。
- 誤診（3.9％）：この数字は，英国の病院で入院時診断の約6％が間違っていたとする Neale らの知見とよく一致している[11]。うっ血性心不全による発作性夜間呼吸困難のある患者を睡眠時無呼吸と診断した事例や，切迫脳卒中の患者を片頭痛と診断した事例がある。
- 会計システムの問題（1.2％）：これは同僚に聞いた話だ。彼と妻の間に女児が生まれた。病院から帰ってきて間もなく請求書を受け取ったが，幼児割礼の費用が含まれていたという。おっと！

　私は Dovey らの論文を読み，誤診や治療に関する判断ミスが少ないことに少々驚いた。救急部門での治療を求めてきた患者を対象とする Burroughs らの研究では，患者たちが最も心配している医療事故は誤診であった[12]。われわれは，問題ない方の脚を切断するなどの悲惨な事例を耳にすることが多い。こうした事例は訴訟になることが多いからだ。

　ここまで各種の医療事故を見てきたが，どのような倫理的問題が関連しているのだろうか？　この分野で最も衝突しやすい価値観は，「真実を告げる」ことと「善を行う」ことだ。入院患者が時間通りに薬の投与を受けられなくても，一般的にはたいした害はない。このミスを告げられることは患者の利益になるだろうか？　検査技師がつまずいて検体のボトルを床に落とし，採血をしなおす必要が生じたとしたら，その事故の詳細を患者に知らせることは倫理的に必要だろうか？　術後の患者にナプロキセンを投与するようにオーダーしていたのにイブプロフェンが投与されていて，病院が雇っている弁護士軍団が，この件を含めてすべてのミスを完全に開示するように主張しているとしよう。合理的な医師のほとんどが，これは「実害がなかったのだから問題ない」出来事だったと言うだろう。組織の方針では開示が義務づけられているが，それを知ることで患者は気分がよくなるだろうか？　むしろ悪くなるのではないだろうか？　むやみに信頼を危険にさらす必要があるのだろうか？　優先すべきは常識だろうか，それとも法的方針だろうか？

---

*1 訳注：精神症状を悪化するおそれがあるため，精神病の患者やその既往歴のある患者には禁忌である。

11 医療事故の「第二の犠牲者」になってはいけない

　過去の医療事故について，必要以上に気に病まないようにしよう。米国の医師で教育者の Sherwin Nuland は，『医学の魂』という興味深い本を出版している。この本は，彼と 16 人の同僚が出会った最も記憶に残る患者について語るもので，数人の医師は自分のミスや治療がうまくいかなかった患者を取り上げている[13]。

　医療事故は，医師への信用や信頼を揺るがすだけでなく，医師本人の自信も揺るがす。私は，自分が Nuland から「最も記憶に残る患者について語ってください」と要請されたらどう返事をするだろうかと思い，自分の 50 年以上にわたる医師生活と，数千人の患者との出会いを振り返ってみた。自分との関係や，疾患のめずらしさや，嬉しい出来事によって印象に残っている患者もいるが，悲惨な転帰によって覚えている患者もいる。われわれ医師は，後者を忘れることはできないと思う。

　それでも，不良な転帰の「第二の犠牲者」になってはいけない。医師が「第二の犠牲者」になってしまっては，社会がわれわれに寄せる信頼に反することになるからだ。過去の失敗や未来の失敗への感情にうまく対処することができず，診療に支障が出るようなことがあれば，患者や同僚を失望させてしまう。だから，失敗への不安や不幸な転帰のことばかり考えている自分に気づいたら，速やかに行動しよう。信頼できる同僚や配偶者に打ち明けてもよいし，カウンセリングを受けてもよい。適切と思われる場合は，患者やその家族と話をするのも有効だ。悪影響を心配する必要はない。なぜなら Mazor らは，医療事故と情報開示に対する 407 人の回答を検討して，「完全な情報開示は，医療事故に対する患者の反応にプラスの影響を及ぼすか，全く影響を及ぼさない可能性がある」と結論づけているからだ[14]。

　もちろん，われわれ医師はさまざまな感情を呼び起こす状況を合理的に分析する傾向があるため，失策を学習の機会と捉え，その経験から学べる教訓を探すというのも 1 つの方法だ。

12 医療事故が有益な変化をもたらすこともある

　私はある日，次のようなニュースを聞いた。ドイツのバイエルン州にある病

院の外科チームが，脚の手術を必要とする女性に対して，どうしたわけか，肛門括約筋の外科的再建手術を行ってしまった。現在，手術チームは手術を禁止されていて，手術室での手順は変更されることになるだろう。医師や看護師は新しい規則に従うことになるだろう。

規則は過去のミスの瘢痕組織だ。見晴らしのよい踏切で 30 km 以内に列車が 1 本も見えなくても，バスは踏切に入る前に必ず一時停止する。同様に，患者が手術室に入る前に，手術部位を油性ペンでマーキングする。薬物を注入するたびに，患者識別用リストバンドをチェックする。医療事故が発生するたびに，情報開示をめぐる問題に対処した後で，医療チームは同じミスを繰り返さないための防止策を探っている。

ときに，臨床での判断ミスが医療政策を大きく変えることがある。すべての医師は Libby Zion という 18 歳の少女の名前を知るべきだ。彼女は 1984 年 3 月にニューヨーク市立病院に入院した。推定診断は「ヒステリー症状を伴うウイルス性症候群」だった。精神科で治療を受けていた彼女は，ふだんからモノアミン酸化酵素阻害薬のフェネルジンを服用していた。入院後，医師が彼女を落ち着かせるためにメペリジンを筋注したところ，彼女はフェネルジンとメペリジンの同時投与の合併症であるセロトニン症候群を発症した。長時間勤務で疲れきっていたインターンは，この危機に対して十分な対応をすることができず，Libby は死亡した。彼女の父親は弁護士で，『New York Times』のコラムニストでもあった。彼は，この事故に対して声をあげ，疲弊した病院スタッフによる治療がいかにお粗末であったかを明らかにした。これを受けて大陪審調査が行われ，最終的にインターンやレジデントの勤務時間を制限する規則が制定されることになったのだ[15]。

13 ほかの医師による判断を軽々しく批判してはならない

いつの日か，ほかの医師のせいでひどい目にあったと言う患者があなたのところに来るだろう。手術が失敗した，合併症が発生した，具合がますます悪くなった。患者は，これまで治療を受けてきた医師が悪いと確信し，あなたの同意を求めている。実際，今日の話を聞くかぎり，患者が正しいように思われる。このような状況について，Osler は，「あなたの舌に，同僚を軽蔑するような単語を言わせてはならない」と書いている（Silverman, p.27）。まずは深

呼吸をして，Oslerの言葉を思い出そう。前の医師が診察した時点では，患者の疾患は今とは違った段階にあったはずで，臨床判断の背景も全く違っていたかもしれない。あなたが非難したくなった医師も，あなたと同じようにメディカルスクールに行き，卒後研修を終えてきたはずだし，良い医療を提供しようとベストを尽くしているはずだ。さらに，あなたはおそらく物語の一方の面しか聞いていない。ほかの医師を批判したくなったときには，最初に，同じような状況に直面した場合に自分ならどうするか考えてみればよい。まずは「疑わしきは罰せず」の精神で臨むのだ。

いつか，あなたの患者の中の誰かが別の診療所に行って，あなたの治療を批判する可能性があることも覚えておこう。あなたには，その医師があなたと同じ「疑わしきは罰せず」の精神を持っていることを祈ることしかできない。

14 プロフェッショナルとしての信頼を守ろう

好むと好まざるとにかかわらず，医師には，教師や裁判官と同じような，高いレベルの行動が期待されている。なんと言っても，われわれに完全に制御できるのは自分の行動だけなのだ。プロフェッショナルらしく行動することは，医師という職業の中核をなしている。

社会があなたに寄せる信頼を守るためには，プロフェッショナルらしいふるまいが必要不可欠だ。患者は医師に，正直で，思慮深く，真面目であってほしい。このような属性がない医師は患者の信頼を失ってゆく。レバノン系米国人の作家 Kahlil Gibran（1893～1931）は，「静かに，冷静に，医師を信頼し，彼が処方する薬を飲みなさい」と言った。本当に信頼できる医師だけが，患者からこのような信頼を寄せてもらえる。

15 医療倫理を逸脱した愚かなことをしてはいけない

悲しいことに，医師はときに驚くほど馬鹿げたことをする。以下では，あなたの評判に永遠に傷をつけることになる，医療倫理を逸脱した4つの悪質な行為について考えよう。

● 資格詐称：精神科レジデンシーを修了していなければ，カウンセリングのス

キルがいかに優れていても精神科専門医ではない[*2]。専門医認定の更新をしなかった医師は，もはや認定専門医ではない。ある助成金の「共同研究者」は「研究代表者」ではなく，助成金の申請書も作成していない。発表済みの論文に記載されている著者の順序を入れ替えても筆頭著者にはならない。

- ミスの隠蔽：手術中に動脈を傷つけてしまった場合，しっかり結紮できたと思っても，手術カルテに書いておこう。あなたが相談を受けられないときに遅延出血する可能性もあるからだ。間違った量の薬物を患者に注射してしまった場合は，害はないはずだと思っても，何が起きたか記録し，患者にも知らせるようにしよう。
- 診療録の改ざん：倫理的逸脱行為としての診療録の改ざんは，専門職賠償責任をめぐる医療訴訟が提起された後に行われることが多い。これは，診療録を書き換えるには最悪の時期だ。診療録に記載した情報を訂正するなら，間違っている部分を線で消し，正しい情報を書いて，イニシャルと日付を添えるのが正しいやり方だ。とはいえ，この作業をするのは，問題が生じた後ではなく前であるべきだ。
- 規制薬物の自己処方：こうした行動については医師免許を剥奪されるおそれがある。痛みを取り除くためや，長時間フライトの睡眠導入のために規制薬物が必要になったときには，かかりつけ医に処方してもらおう。自分で処方箋を書くという誘惑に負けてはいけない。

16 実際に習得している以上の知識やスキルを持つふりをしてはいけない

私はオレゴン州から「内科と外科」の診療を行う資格を得ているため，法律的には脳手術をしてもよいはずだ。しかし，疑うことを知らない市民にとって幸いなことに，私が働く病院は私が開頭術を行うことを禁止している。われわれ医師は全員，自分の限界を知り，専門外の問題が生じたときにはコンサルトする謙虚さを持っている必要がある。私は，1時間の研修も受けることなくボツリヌス毒素の注射を行う一般医を見るとひやひやするし，手術後に血圧が急激に上昇した患者や突然激しい頭痛を訴えはじめた患者を外科医が管理しよう

[*2] 訳注：米国では専門医の資格をとらないと診療科を標榜できない。

とするのを見るとぞっとする。

　読者諸氏は，「立派な医師が，実際に習得している以上の知識やスキルを持つふりをすることなどあるだろうか？」と思われるかもしれない。しかし，広範な影響を及ぼした，有名な実例がある。Franklin Delano Roosevelt が 1933 年に米国大統領に就任したとき，彼はよく知られているポリオのほかに，重い慢性副鼻腔炎も抱えていた。Roosevelt は，耳鼻咽喉科医で海軍軍医の Ross McIntire をかかりつけ医に任命し，McIntire は「王様にへつらうように」大統領に仕えた（Gordon, p.34）。しかし，Roosevelt の主な医学的問題は副鼻腔炎でもポリオでもなく，心血管疾患だった。その症状は，彼が 51 歳で大統領に就任した時点ですでに明らかになっていたはずだった（Gordon, p.34）。

　やがて Roosevelt の血圧は驚くべき高さに達し，心臓の機能も低下し，1944 年 3 月にベセスダ海軍病院に入院した。当時のカルテには，発作性夜間呼吸困難，唇のチアノーゼ，左心室肥大，血圧 186/108 mmHg と記載されていた。それにもかかわらず McIntire は，「健康診断の結果は良好です。インフルエンザと，その後の呼吸器合併症との戦いを終えた今，62 歳の男性として問題になる点はほとんどありません」と言って大統領を安心させたのだ（Post and Robins, p.27）。Roosevelt の病状の重さを考えれば 1944 年に 4 期目に入るべきではなかったのだが，国家も Roosevelt 自身も何も知らなかったのだ。

　われわれは同業者に寛容な医師として，McIntire は自分の専門外の領域に手を出していることに罪悪感を持っていて，Roosevelt の重い心血管疾患の意味を理解していなかったと考えることができる。さもなければ，伝記作家 Jim Bishop の「McIntire は嘘をついていた。世間に対してだけでなく，大統領に対しても」という結論に同意することになる[16]。

　ときには，自分の専門分野の中でさえ，自分（や同僚）が持っていると信じるスキルがない医師がいる。英国ケント州で，ある婦人科医が 48 歳の女性の子宮摘出術を行った。理由は不明だが，彼は卵巣も切除した（患者の卵巣が健康で正常に機能していることは，手術の数週間前に彼自身が患者に説明していた）。さらに，手術の際に左尿管を損傷し，患者が出血しているかどうかをチェックせずに帰宅した。その後，病院に戻ってきた彼は，患者の骨盤内に 2 L の出血があることに気づいた。それにもかかわらず，コンサルタント医である彼は患者の主治医に，手術についても術後の経過も「合併症なし」と報告したという[17]。

17 医師としての品位を損なうような行為により信用や信頼を危うくしてはならない

「医師としての品位を損なうような行為」の内容は，物理的境界の侵害，患者に対する身体的・感情的な虐待，患者の搾取，性的嫌がらせ，薬物乱用など多岐にわたる。1つ1つ挙げていてはきりがないので，以下では特に愚かな行為について考察する。

Grant and Alfred が論文で指摘するように，米国各州の医師法が定義する「医師としての品位を損なうような行為」は，州ごとに異なっている。上記の例に加えて，カルテの不適当な保管や，一般的な症状の見落としや不対応などもある。著者らは，「最大の発見は，医事委員会の制裁を受けた医師に累犯者が非常に多いことである。これは，処分を受けた医師の監視を強化する必要があることや，更生のための制裁があまり頼りにならないことを示している」と主張する[18]。これらの累犯者は，Crow らが「ならず者医者（rogue doctor）」と呼んだ，容認できない行動パターンを示す医師の例と言える[19]。

州の医事委員会から処分を受けたのは，どのような医師であったか？ Kohatsu らは，カリフォルニア州医事委員会から処分を受けた890人の医師について調べた結果，処分の対象になるリスクが高くなる4つの要因を発見した。それは，男性であること，認定専門医でないこと，年齢が高めであること，国際メディカルスクールで教育を受けていることだった。分野別では，家庭医，総合医，産婦人科医，精神科医が処分の対象になるリスクが高かった[20]。

「医師としての品位を損なうような行為」として処分の対象になるのは，具体的にはどのような行為だろうか？ Papadakis らは米国の40州の医事委員会から処分を受けた235人の医師による740件の行為を分類した[21]。以下に挙げるのは上位10種類の行為である。

- 薬物やアルコールの使用
- 医師にふさわしくない行為
- 有罪判決
- 過失
- 規制薬物の不適切な処方や入手

- 法律，医事委員会の命令，同意または更生命令に対する違反，保護観察期間中の違反
- 最低許容水準に達しない医療行為
- 性的不品行
- 生涯教育の継続などの義務違反
- 詐欺や不適切な料金請求（メディケア不正請求など）

　Papadakisらの研究は，「医師としての品位を損なうような行為」により処分を受ける医師を予測する方法があるかどうかを明らかにするために行われた。実際，こうした医師には早期の徴候がいくつかあり，メディカルスクール時代から始まっていた。診療を開始してから「医師としての品位を損なうような行為」をする可能性が最も高いのは，メディカルスクール時代に，無責任で自分のふるまいを改善する能力が低いと評価されていた学生だ[21]。

　以下では，医師による特に悪質なふるまいを4つ挙げる。アルコールや薬物の乱用，患者の性的虐待，医師としてふさわしくない恋愛関係，不正行為である。

アルコールや薬物の乱用

　薬物乱用は，医師だけでなく患者にとっても有害だ。今では，多くの医師が社交の場でアルコールを摂取している（私は，われわれの誰一人として違法薬物を使用していないことを願っている）。古い格言によれば，アルコール依存症患者とは自分の医者より多く飲む者のことであるという。Hughesらによる研究では，医師は，同じ年齢や性別の人よりアルコールを使用する率が高いことが明らかになったが，この結果は，職業ではなく社会経済的階級を反映している可能性があるという[22]。その意味はさておき，Kenna and Woodは，歯科医は医師や看護師よりもアルコールの消費量が多いと報告している[23]。とはいえ賢明な医師は，患者を診察するときや車を運転するときなど万全な理性が必要とされるときには，絶対にアルコールを使用しない。

　Hughesらの研究は，医師のアルコール使用については人々を不安にしないかもしれないが，薬物使用については違う。われわれは通常，いわゆる「ドラッグ」は使用しない。医師は，同じ年齢や性別の人に比べて，マリファナ，コカイン，ヘロイン，ついでにタバコを使用する率が低い。けれども，同じ年

齢や性別の人に比べて麻薬性鎮痛薬やベンゾジアゼピンを使用する率は高い。こうした物質の自己投与は気がかりな傾向で，依存が心配される[22]。

　なぜ医師は，こんなに自由に処方薬を使用できるのか？　第1の理由は，昔のように手当たり次第に試すことはできなくなっているものの，今でもかなり容易に入手できるからである。第2に，医師や他の医療従事者は，自分はそうした薬物の作用を完全に理解しているから中毒にはならないと信じ込んでいるのかもしれない。Kenna and Lewis は，こうした思い込みを「薬学知識ゆえの油断(pharmaceutical invincibility)」と呼ぶ[24]。

　Sir Arthur Conan Doyle，Sigmund Freud，William S. Halsted などが，医師による薬物乱用の危険性に注意を払わなかったのは不運なことだった。名探偵シャーロック・ホームズの生みの親である作家の Doyle はコカインを使用していた。Sigmund Freud もそうで，彼はこの薬物のことを，疲労，喘息，頭痛，抑うつ，性的不能を癒す「魔法の物質」と記している。手術用手袋の使用を広めたことで知られる米国の外科医 William Halsted は，コカインの局所麻酔薬としての有用性を支持していたが，やがて自分自身が習慣的にコカインを使用するようになり，ジョンズ・ホプキンズ大学メディカルスクールの同僚の知るところとなった。彼は治療に耐えたが何度も再発し，36年にわたり「制御された嗜癖」の状態にあった(Taylor 2008, p.217)[25]。医学史におけるこれらの英雄たちが薬物乱用の犠牲になっていれば，今日の医師は薬物に対してもっと毅然とした態度を取れたのだろうか？

患者の性的虐待

　次に，患者や，医師を信頼する人々を性的に虐待する行為について考えよう。私は，メディカルスクールの学術医になってから今日までの間に，7人の学部長と一緒に仕事をしてきた(この事実にもとづき，学術医療センターの所長の余命をある程度予測できるかもしれない)。7人の学部長のうち6人は男性で1人は女性だったが，その中で最も賢かった人物は内分泌科専門医で，「thyroid storm(甲状腺クリーゼ)」をもじって「testosterone storm(テストステロン・クリーゼ)」という言葉を作った。立派な男性教授が，患者や同僚や学生やスタッフに対する性的空想のままに行動してしまった場合に起こることをさす言葉だ。この手の問題は，メディカルスクールでは学部長に持ち込まれるし，開業医なら，州の医師免許審査官か裁判所に持ち込まれる。

インターネットと大衆紙は，テストステロン・クリーゼの多くの事例を教えてくれる。イリノイ州では，男性の内科専門医が「複数の女性スタッフに対して，医師としての品位を損なう恥ずべき行為，具体的には，性的な含みのあるやり方で体に触れたり，性的な誘いをしたりした」として，州の医事委員会から処分を受けた[26]。マサチューセッツ州では，評判のよい小児科医が診療の際に少なくとも7人の少年を性的に虐待したとして告発された。申し立てによると，彼は何度も「性器の愛撫，マスターベーション，およびその他の性的暴行の企ておよび脅迫」を行ったという[27]。

カリフォルニア州のある歯科医は，27人の女性患者の胸を触ったとして訴えられたが，胸のマッサージは顎関節症のすばらしい治療法であると反論した[28]。実際，1人の女性は2年間に6回もこの「マッサージ」を受けていたというので，私は自分が画期的な治療法を見落としていたのかもしれないと思い，2009年3月にPubMedで臨床エビデンスを探してみた。しかし，そのようなものは見つからなかった。

しかし，医師による性的虐待の発生率を論じる論文は見つかった。ある研究によると，男性医師の約10％が，患者に対して性的虐待を行っているという[29]。具体的な行為は，患者の性生活への不適切な干渉から，不適切な接触，さらにはレイプまで多岐にわたり，加害者の医師は精神科医，総合医，産婦人科医が多く，年齢は45〜64歳で，精神障害があるか，人生の危機の真っ只中にあることが多かった。

患者（または常識的に考えて医師の相手として不適切な人物やコミュニティーの中で目立っている人物）との恋愛

一見，慎重そうな医師でさえ，ロマンスの火花が飛んだときには一線を越えてしまおうかと考えることがある。ここでは医師の恋愛のグレーゾーンについて考察したい。最初に言っておくと，すべての医療従事者団体の倫理規定が，医師と現在の患者との性的関係を禁止している[30]。この禁止はきわめて明確であり，そのような関係は性的不品行と見なされる。しかし，1,891人の家庭医，内科医，外科医，産婦人科医を対象とする調査によると，回答者の9％が1人以上の患者との性的接触を持っていたという[31]。こんな愚かなことをする医師が9％もいたことに，私は驚きを禁じえない。

元患者との恋愛については，どこからが不適切になるのか，あまり明確でな

い。例えば，若い救急医が患者や友人の骨折を治療してしまったら，その人とはもう絶対にデートをしてはいけないのだろうか？　米国医師会は，「以前のプロフェッショナルな関係に由来する信用，知識，感情，影響を医師が不当に利用する場合」には，元患者との恋愛関係や性的関係は非倫理的となるという指針を示している[32]。精神医学だけは特別で，米国精神医学会は精神科医と元患者との性的接触を永遠に禁止しているが，これは不合理な禁止ではないだろう[33]。

　これからご紹介するのは，賢明な医師なら絶対におかさないリスクのお話だ。倫理規定も州法もなくても，何が適切で何が適切でないかは常識が教えてくれるはずだが，常識のない行動により不適切な恋愛騒動の「顔」になってしまった医師がいる。

　彼はメディカルスクールの教授として成功していたが，既婚者であるにもかかわらず，自分よりはるかに若い売春婦と有料で性的関係を持っていた。やがて彼は女性の客以上の存在になり，高価なプレゼントを買い与えたり，大学の授業料を援助したりするようになった。彼女は妊娠し，出産したが，その頃から2人の関係は悪化していった。彼は裁判所から彼女が自分に近づくことを禁止する接近禁止令を取り，彼女は彼が子供の養育費を支払わないとして告発した。

　すると彼は，なんとも理屈に合わないことに，彼女が自分の電子メールアカウントにアクセスしたとして2万4000ドルの損害賠償を求める訴訟を起こした。女性の側も，医師に精神的苦痛を与えられたとして訴訟を起こした。一連のごたごたは地元の新聞に取り上げられ，彼の所業はすべての患者に知られることになった。

不正行為と恥ずべき行為

　清廉潔白の要請は，あなたがメディカルスクールに入学した日から，あなたの名前に「MD(医師)」という肩書がつかなくなる日まで続く。

　医学と現代社会は，あなたの清廉潔白さを損なう機会をいやというほど与えてくれる。われわれの診療所でも，つい最近，ワクチンを保管する冷蔵庫の庫内温度がなぜか上昇して所定の保管温度を超えてしまうという事故が発生した。冷蔵庫の中には数千ドル分のワクチンが入っていた。こんな場合，医師はどうするべきだろう？　一時的な温度上昇ならワクチンが劣化することはない

だろうとして，事故を無視することも考えられる。けれども私の同僚たちは，患者を危険にさらさないことを優先して，問題のワクチンをすべて廃棄した。誇らしいかぎりである。

次は，あまり褒められない行動の例だ。『New York Times』によると，ハーバード大学メディカルスクールの教授が1年生を対象とする講義でコレステロール降下薬について講義を行ったときに，「副作用について質問した学生をけなすような言動があった」という[34]。その学生は，授業でコメントを撥ね付けられたことを不満に思って少しばかり調査を行い，ハーバード大学のフルタイムの教授が，抗コレステロール薬を製造する5つの企業のコンサルタントとして給料を受け取っていることを突き止めた。

『New York Times』の別の記事によると，米国連邦保健局と検察官は，数人の外科医について，手術機器メーカーの人工装具やステントなどを使用することの見返りにメーカーと高額なコンサルティング契約を結ぶことを要求したとして，民事訴訟と刑事訴訟を起こすことを計画しているという[35]。

オーストラリアでは，53人の小児心臓手術を執刀した2人の小児心臓外科医が，そのうちの29人を死亡させ，4人に脳損傷を与えるという事件があった。よほど腕が悪かったのだろう。死亡率の高さを知りながら手術を続けたことのほかに，彼らには，「自分たちの手術による死の危険性を患者の両親に正確に知らせていなかった」という不正行為があった[36]。

Fredは『医学における不正行為，再考』という深い論考を発表している。彼はここで，「われわれの職業に浸透して，誠実，清廉潔白，慈善，利他という中核的価値観を損なう困りもの」として，多くの種類の不正行為について論じている[37]。以下で彼の言う「恥ずべき行為」の例を挙げよう。

メディカルスクール時代
- カンニングする。
- 代返してもらう。
- 学生実験の結果を捏造する。
- 病歴聴取や身体診察で虚偽の情報を記録する。
- 宿題を写させてもらう。

卒後研修時代
- 病歴の中の項目（既往歴など）について，実際にその情報を聞き出したわけで

もないのに「特記すべきことなし」とする。
- 虚偽の身体所見を記録する。例えば，すべての項目をチェックしたわけではないのに，「脳神経に異常なし」や「PERRLA（瞳孔同大，正円，対光反射正常，輻輳反射正常）」と記録する。
- 他人が記録した病歴や身体診察のデータを利用して診療録を作成する。
- 自分のミスを道具のせいにする（「私のポケベルは鳴りませんでした」）。
- 患者ケアにおける自分のミスを認めない。

診療医時代
- 履歴書に虚偽を書く。
- 臨床試験への患者の紹介に対して製薬会社から謝礼を受け取る。
- ピアレビューまたは訴訟にあたり診療録を改ざんする。
- 実施していないサービスへの料金を請求する。
- 臨床研究のデータを操作する。
- 報酬次第でどんな意見でも言う専門家証人になる。

　上記のリストを見ると，その人物の清廉潔白さが疑われるような早期の行為が，後年の行為を容易にしていくように思われる。身体診察の所見を「でっち上げる」学生と，訴訟が提起されてから診療録を改ざんする医師との間には，それほど大きな隔たりはないのではないだろうか？

18 患者の信頼を得るために

　代々の医師たちがみずからに高い倫理基準を課し，患者に善を行うために努力してきたことで，患者たちは医師に強い信頼を寄せるようになった。彼らは，医師が自分のニーズを満たしてくれて，自分を虐待したり，騙したり，見捨てたりすることはないと信じているから，痛みや発熱を訴えて医師のもとを訪れる。このような信頼があるからこそ，患者は病人という役割にしがみついて病を誇示するのをやめ，医師と協力して健康を取り戻すための最善の道を探しはじめるのだ[38]。

　21世紀の今では，患者が医師を信頼できると感じる要素のいくつかを特定し，研究できるようになっている。その1つは服装だ。Rehmanらは，医師の服装と患者の信頼と信用について400人に調査を行い，「回答者は圧倒的に

白衣を着た医師を好んだ。医師らしい服装で診療を行うことは，医師に対する患者の信頼と信用に好ましい影響を及ぼす可能性がある」という結論に達した[39]。

　Bondsらの研究からは，患者と医師の性別が一致しているときに，患者は医師により大きな信頼を寄せることが判明した[40]。患者の人種も関係がある。Gordonらが黒人と白人の103人の肺がん患者について調べたところ，黒人患者は医師をあまり信頼していないことが明らかになった。彼らは，「黒人患者が医師を信頼しない理由は，医師が支えになってくれず，仲間になってくれず，情報もくれないと感じていることにより説明できる」と指摘する[41]。

　医師への信頼に影響を与えるその他の要因には，医師と患者が一緒に過ごした時間や，医師のコミュニケーション能力がある。著者らは，標準模擬患者（医療従事者の教育や評価のために，本物の患者のように見せかける訓練を受けた健康な人）に地域密着型の医師100人の診療所を内緒で受診させたところ，「医師が標準模擬患者の診察に費やす時間が1分増えるたびに，患者の医師への信頼は0.01SD（標準偏差）ずつ増加した」という[42]。リウマチ性疾患の患者についての別の研究からは，「患者の医師への信頼は，患者中心のアプローチをとり，患者の不安を敏感に察知し，適切な臨床情報を提供することにより改善できる」という結論が得られた[43]。これらの研究は，われわれが以前から直観的に考えていたことに科学的信憑性を付加するもので，心強い。

19 患者の信頼に応えよう

　前の項では，患者の信頼を得ることについてお話しした。患者があなたの診療所に予約を入れ，家を出て，診療所に来て，病歴を語り，身体診察を受けることのすべてが，あなたの能力と勤勉さに対する信頼の現れだ。去年手術を受けたとき，私は，自分を担当する麻酔科医と外科医が，十分な研修を受け，経験を持ち，私が受ける手術について考えをめぐらせ，落ち着いて集中した状態で手術室に来てくれると信じていた。私自身も，頭痛や腹痛を訴える患者を診察するときには常に，頭の片隅で，彼らは私の診断と治療の能力を信頼してここに来たのだと意識してきたと思う。患者の中には，医師を信頼するあまり，症状に関して自分が不安に思っていることについては何も言わず，しばらくしてから打ち明けてくる人もいる。例えば，腹痛を訴えて診療所に来た女性患者

は，デトロイトに住むいとこを死に至らしめた卵巣がんの可能性を除外してもらいたがっていたのだと，後になって気づくこともある。

英国の外科医 Sir Berkeley Moynihan(1865〜1936)は，患者がわれわれに寄せる信頼についてこう述べている[44]。

> 患者があなたに自分の人生と健康，ひいては家族全員の幸せを託することは，あなたに対する最高の賛辞である。この信頼に値する存在になるため，われわれは生涯，知識の探求に努め，すべての手術のどんなに小さな手順にも一身を捧げなければならない。

「一身を捧げ」というすばらしい言葉が当てはまるのは外科手術だけではない。あなたにとってどんなにありふれた場面でも，例えば，のどの痛みを訴える患者を診察するとき，抑うつ状態の中年患者のカウンセリングをするとき，胸痛を訴える患者の評価を行うときにも，患者はあなたが仕事に一身を捧げることを期待している。米国の医師で作家である Oliver Wendell Holmes, Sr.(1809〜1894)が言うように，「医師が与える最良のものが，患者にとって良すぎることはない」のだ[45]。

20 倫理，信用，信頼に関する知恵の言葉

- 医師は，それを自称する者がたちまち信頼される唯一の職業だが，虚偽であった場合に，これほど危険なものもない。［ローマの哲学者 Pliny the Elder（大プリニウス，23〜79). Strauss, p.377 にて引用］
  > Pliny の皮肉は，当時の医師が病との戦いにほとんど役に立たなかったことに発しているのかもしれない。

- 芸術家が美を求めて努力するように，医師は善を求めて努力する。いずれも，われわれが美徳と呼ぶ尊い感情に突き動かされている。［フランスの小説家 Honoré de Balzac(1799〜1850). Strauss, p.380 にて引用］
  > Balzac には，医師の善行の価値観を見抜く鋭さと，その概念を魅力的な直喩によって表現する文学的スキルがあった。

- 肉体的な勇気なら世の中にいくらでもあるのに，道徳的な勇気がめったにないのは面白い。［米国の作家 Mark Twain(1835〜1910)[46]］

- 最高の医師は，最高の将軍と同じで，最小のミスしかしない。[Sir William Osler(1849〜1919). Silverman, p.57 にて引用]
  テキサス・ホールデム（ポーカーの一種）をしたことがある人なら誰でも，最後に勝つための最善の方法は，あまり多くの手札を失わないようにすることであることを知っている。

- 医学の商業主義は，決して真の満足にはつながらない。われわれの自尊心を保つことは何よりも大切である。[William J. Mayo(1861〜1939). Willius, p.51 にて引用]

- うちの老人は常々，医師の中で悪人が占める割合は，ほかのどんな職業の中で悪人が占める割合よりも低いと思うと言っていた。[米国の作家 Damon Runyon(1880〜1946). Strauss, p.178 にて引用]
  現実的な賞賛だ。道を踏み外す医師も少数いるが，圧倒的多数の医師は高潔だ。

- 偽りだらけの時代に真実を伝えることは注目に値する行為である。[作者不詳]
  先週，私がオレゴン州ポートランドで目にした車のバンパーステッカーに書いてあった言葉である。皮肉と政治的な含みのある言葉だが，われわれ医師のための言葉のようにも思えないだろうか？ われわれは，真実を告げることは医師の基本的価値観の1つであると考える。

- 仕事(work)は人生(life)の一部であるが，この2つが組み合わさってライフワーク(lifework)になるときには，明けても暮れても道徳的な判断をしなければならない。[米国の医師・作家 Robert Coles(1929〜). Reynolds and Stone, p.277]

- プロフェッショナリズムは，臨床医の適性の中で最も重要なものである。[Patrick Duff[47]]
  そしてプロフェッショナリズムは，何よりもまず清廉潔白であることを要請するべきだ。

おそらくその理由は，道徳的な勇気は，肉体的な勇気よりも深いところから振りしぼる必要があるからだ。

参考文献

1. Woodward VM. Caring, patient autonomy and the stigma of paternalism. *J Adv Nurs*. 1998;28(5): 1046–1052.
2. Sperry WL. *The Ethical Basis of Medical Practice*. New York: Hoeber; 1950.
3. Perez-Carceles MD, Pereniguez JE, Osuna I. Balancing confidentiality and the information provided to families of patients in primary care. *J Med Ethics*. 2005;31(9):531–535.
4. Bird S. Epilepsy, driving and confidentiality. *Aust Fam Phys*. 2005;34(12):1057–1058.
5. Kipnis K. A defense of unqualified medical confidentiality. *Am J Bioeth*. 2006;6(2):7–18.
6. Truog RD. Consent for organ donations – balancing conflicting ethical obligations. *N Engl J Med*. 2008;358(12):1209–1211.
7. Wall LL, Brown D. Pharmaceutical representatives and the doctor/patient relationship. *Obstet Gynecol*. 2002;100(3):594–599.
8. Savulescu J. Rational non-interventional paternalism: why doctors ought to make judgments of what is best for their patients. *J Med Ethics*. 1995;21(6):327–331.
9. Dovey SM, Meyers DS, Phillips RL Jr, et al. A preliminary taxonomy of medical errors in family medicine. *Qual Saf Health Care*. 2002;11:233–238.
10. Kozer E, Scolnik D, Jarvis AD, Kozer G. The effect of detection approaches on the reported incidence of tenfold errors. *Drug Saf*. 2006;29(2):169–174.
11. Neale G, Woloschynowych J, Vincent D. Exploring the causes of adverse events in NHS hospital practice. *J R Soc Med*. 2001;94:322–330.
12. Burroughs TE, Waterman AD, Gallagher TH, et al. Patient concerns about medical errors in emergency departments. *Acad Emerg Med*. 2005;23:57–64.
13. Nuland SB. *The Soul of Medicine*. New York: Kaplan; 2009.
14. Mazor KM, Reed GW, Yood RA, Fischer MA, Baril J, Gurwitz JH. Disclosure of medical errors: what factors influence how patients respond? *J Gen Intern Med*. 2006;21(7):704–710.
15. Boyer EW, Shannon M. The serotonin syndrome. *N Engl J Med*. 2005;352:1112–1120.
16. Bishop J. *FDR's Last Year: April 1944-April 1945*. New York: Hart-Davis MacGibbon; 1975:201–202.
17. Dyer C. Obstetrician accused of committing a series of surgical blunders. *BMJ*. 1998;317(7161): 767–768.
18. Grant D, Alfred KC. Sanctions and recidivism: an evaluation of physician discipline by state medical boards. *J Health Polit Policy Law*. 2007;32(5):867–885.
19. Crow SM, Hartman SJ, Nolan TE, Zembo M. A prescription for the rogue doctor: part I – begin with diagnosis. *Clin Orthop Relat Res*. 2003;411:334–339.
20. Kohatsu ND, Gould D, Ross LK, Fox PJ. Characteristics associated with physician discipline: a case-control study. *Arch Intern Med*. 2004;164(6):653–658.
21. Papadakis MA, Teherani A, Banach MA, et al. Disciplinary action by medical boards and prior behavior in medical school. *N Engl J Med*. 2005;353(25):2673–2682.
22. Hughes PH, Brandenburg N, Baldin DC, et al. Prevalence of substance use among US physicians. *JAMA*. 1992;267(17): 2333–2339.
23. Kenna GA, Wood MD. Alcohol use by healthcare professionals. *Drug Alcohol Depend*. 2004;75(1): 107–116.
24. Kenna GA, Lewis DC. Risk factors for alcohol and other drug use by health care professionals. *Subst Abuse Treat Prev Policy*. 2008;3:3–5.
25. Spirling LI, Daniels IR. William Stewart Halsted – surgeon extraordinaire: a story of drugs, gloves and romance. *J R Soc Health*. 2002;122(2):122–124.

26. Physician profile. Available at: http://www.healthgraded.com/directory_search/physician/profiles/dr-md-reports; Accessed 7.3.2009.
27. Physician accused of sex abuse of children. Available at: http://www.boston.com/news/local/articles/2008/04/01/physician_accused_of_sex_abuse_of_children; Accessed 7.3.2009.
28. Dentist claims breast rubs appropriate. Available at: http://www.msnbc.msn.com/id/21325760; Accessed 7.3.2009.
29. Jousset N, Gaudin A, Penneau M, Rouge-Maillart C. Practitioner sex abuse: occurrence, prevention and disciplinary sanction. *Med Sci Law*. 2008;48(3):203–210.
30. Hall KH. Sexualization of the doctor-patient relationship: is it ever ethically permissible? *Fam Pract*. 2001;18:511–515.
31. Gartrell NK, Milliken N, Goodson WH 3rd, Thiemann S, Lo B. Physician-patient sexual contact: prevalence and problems. *West J Med*. 1992;157(2):139–143.
32. American Medical Association. *Policy Compendium*. Chicago: American Medical Association; 1997.
33. American Psychiatric Association. *The Principles of Medical Ethics with Annotations Especially Applicable to Psychiatry*. Washington, DC: APA; 2001.
34. Harvard Medical School in Ethics Quandary. Available at: http://www.nytimes.com/2009/03/03/business/03medschool.html; Accessed 7.3.2009.
35. Crackdown on doctors who take kickbacks. Available at: http://www.nytimes.com/2009/03/04/health/policy/04doctors.html?_r=1&ref=health; Accessed 8.3.2009.
36. Bolsin SN. Professional misconduct: the Bristol case. *Med J Aust*. 1998;169(7):351–352.
37. Fred HL. Dishonesty in medicine revisited. *Tex Heart Inst J*. 2008;35(1):6–15.
38. Parsons T. Some theoretical considerations on the field of medical sociology. In: Parsons T, ed. *Social Structure and Personality*. London: The Free Press, Collier-Macmillan; 1964:325–358.
39. Rehman SU, Nietert PJ, Cope DW, Kirkpatrick AO. What to wear today? Effect of doctor's attire on the trust and confidence of patients. *Am J Med*. 2005;118(11):1279–1286.
40. Bonds DE, Foley KL, Dugan E, Hall MA, Extrom P. An exploration of patients' trust in physicians in training. *J Health Care Poor Underserved*. 2004;15(2):294–306.
41. Gordon HS, Street RL, Sharf BF, Kelly PA, Souchek J. Racial differences in trust and lung cancer patients' perceptions of physician communication. *J Clin Oncol*. 2006;24(6):904–909.
42. Fiscella K, Meldrum S, Franks P, et al. Patient trust: is it related to patient-centered behavior of primary care physicians? *Med Care*. 2004;42(11):1049–1055.
43. Berrios-Rivera JP, Street RL, Garcia Popa-Lisseanu MG. Trust in physicians and elements of the medical interaction in patients with rheumatoid arthritis and systemic lupus erythematosus. *Arthritis Rheum*. 2006;55(3):385–393.
44. Moynihan B. *Abdominal Operations*. Vol I, Revised. Preface to the 4th edition. Philadelphia: Saunders; 1926:11–12.
45. Holmes OW Sr. *Medical Essays*. Boston: Houghton Mifflin; 1891.
46. Mark Twain aphorisms. Available at: http://www.faculty.rsu.edu/~felwell/HomePage/aphorisms.htm/ Accessed 10.4.2009.
47. Duff P. Teaching and assessing professionalism in medicine. *Obstet Gynecol*. 2004;104(6):1362–1366.

第 13 章
明日の計画を立てる

> 明日，明日…あとたった 1 日で明日がくる
> ［ブロードウェイ・ミュージカル『アニー』の歌詞（漫画『小さな孤児アニー』より）］

　賢明な臨床医は，抜け目のないリーダーのように，常に明日と，その次の日を先読みしている。第 5 章「疾患の管理と予防」および第 6 章「死にゆく患者とその家族に寄り添う」で述べたように，患者ケアにおいて明日を想像することは，疾患の経過と推奨される治療の結果を予想することだ。最高品質の医療を提供するために，臨床ケアの進歩と医療政策や医療経済学の発展に遅れずについていくことも，明日の計画を立てることに含まれている（第 7 章「臨床医として生計を立てる」および第 9 章「明日の医師を育てる」）。あなた自身とあなたの家族の生活についても考えなければならない。本章ではこうしたトピックの中からいくつか取り上げるつもりだが，主に，この先にくる人生の変化を迎えるための準備についてお話ししたい。

1 明日を予想するのは難しい

　明日の計画を立てることは，少しだけ将来を予測することであるから，それなりに危険な試みだ。われわれ自身と医学全般の前に何が待ち受けているのかは分からない。この不確実性を思うとき，われわれは自分の小ささを感じる。未来を語る危険の例として，スペインの医師で作家の Félix Martí-Ibáñez（1911 ～ 1972）の言葉を引用しよう。1958 年，彼は未来の疾患について，「今日の医学生にとって，第 3 期の梅毒や痛風や天然痘は，歴史的な意味しかない，ものめずらしい疾患である。現在，感染症の自然経過に起きている深遠な変化を考えると，細菌，原虫，そしておそらくウイルスによって引き起こされ

る疾患は，2000年までに，これらと同じようなものになっているだろう」と語った(Martí-Ibáñez 1958, p.20)。Martí-Ibáñezほどの賢者にも，ヒト免疫不全ウイルス(HIV)やメチシリン耐性黄色ブドウ球菌(MRSA)の出現や，結核の世界的な復活を予想することはできなかったのだ。

　外れたのはMartí-Ibáñezによる医学の予想だけではないかと思われないように，有名な引用を集めたウェブサイトから，ほかの例をいくつかご紹介したい[1]。

　　　発明できるものはすべて発明された。
　　　　　　　　　　　　　　　　　　　　［米国特許商標庁長官 Charles H. Duell, 1899］

　　　いったい誰が，俳優が喋っているのを聞きたいと思うだろう？
　　　　　　　　　　　　　　　　　　　　［ワーナー・ブラザーズ創業者 H.M. Warner, 1927］

　　　彼らの音楽をいいとは思わないし，ギター音楽はもう流行らない。
　　　　　　　　　　　［デッカ・レコードがオーディションでビートルズを落選させたときの言葉, 1962］

　　　家庭にコンピュータを置きたいと思う人などいない。絶対に。
　　　　　　　　　　　　　［ディジタル・イクイップメント・コーポレーション(DEC)創業者 Ken Olsen, 1977］

2 この先の生活の変化を意識しよう

　われわれのキャリアや健康が大きな事故(医師免許の取消，認知症，怪我や病気による衰弱など)によって断ち切られないかぎり，ほとんどの医師の仕事と生活には驚くほどよく似たことが起こる。医師の職業人生(medical professional life)には，ある程度予測できる5つの段階がある。

第1段階：医学教育と研修

　メディカルスクールとレジデンシーの時代。少しの知恵と重い債務を積み上げながら，知識とスキルを習得していく。この時代に獲得した知識とスキルと知恵が，将来の仕事や学習の基礎となる。学生ローンは，返済を終える日まで，個人的な決断や医師としての決断に影響を及ぼすことになる。

第 2 段階：診療開始当初

　仕事を軌道に乗せながら学生ローンを返済するという二重の難題を抱えている時代。この時期に家庭を持つ医師も多い。ローンの返済以外のすべての出来事が，わくわくするような冒険だ。高齢になった医師の多くが，人生がシンプルで金もなかったこの時代が最高だったと回想する。

第 3 段階：繁忙期

　ほとんどの医師が仕事を軌道にのせ，自分が望んでいる以上に忙しくなっている。一方で，経済的にはだいぶ楽になり，子供の進学費用や自分の退職後の生活のための貯金もできるようになっている。

第 4 段階：安定期

　新患の受け入れをやめ，夜の往診をやめ，休暇を増やすことは，キャリアが安定期に入ったときの特徴だ。将来の経済的不安はほぼなくなり，あえて冒険をする価値はないように思えてくる。けれども一部の医師は「中年の危機」と呼ばれるエアポケットに入り，これまで築いてきたものすべてを台無しにしたりする。

第 5 段階：仕事の縮小と退職

　この時期には，夜間や週末の仕事，病院の委員会の会合，郊外での専門家会議など，多くのことが以前ほど魅力的に思えなくなってくる。診療を減らしていく傾向も見られる。この点については，できる分だけ仕事をするというテーマで後述する。そしてついに退職の日がくる。これにより患者ケアに直接かかわることはなくなるが，後述するように，多くの医師がクリエイティブなやり方で医師としてのアイデンティティを保っている。

3　自分が医師としてどの段階にいて，どう移行するべきかを意識しよう

　前の項では，それぞれのライフステージで直面する課題のほんの一部だけ説明した。ここでは，移行の必然性と準備の必要性を強調してお話ししたい。私の半生については「本書について」で大まかに説明したが，医師のライフス

テージとその移行という観点から，もう少し詳しく説明する。

1964年，米国公衆衛生局病院での研修と義務勤務を終えて第1段階を終了した私は，『Journal of the American Medical Association(JAMA)』に，自分は一般医で（家庭医学専門医の資格は1969年に創設されたのだ），地域に根ざした診療所への参加を希望しているという求職広告を出した。この広告に対して100通以上の返信が来たので，その中から最もよさそうなところを5つ選び，1箇所ずつ訪問した。この旅では，地域社会での診療や自分自身について，非常に多くのことを学ぶことができた。自分の調査にすっかり満足した私は，ニューヨーク州ニューパルツの医師グループの診療所に，4人目の医師として加わることに決めた。こうして，3人の先輩のサポートを受けた快適な環境で，第2段階の時代が始まった。

4年後，私は激しい対立を経て診療所から離脱し，ニューヨーク州の田舎町で単独で開業した。当時の私の気質には，このやり方が合っていたようだ。単独で開業した私は，まもなく第3段階に進んだ。

1978年，私は繁盛している診療所をたたんでノースカロライナ州ウィンストン・セーラムにあるウェイクフォレスト大学メディカルスクールの学術医になり，自分の両親と患者を失望させた。鋭い読者諸氏は，私のこの転身を，中年期のエアポケットではないかと思われるかもしれない。

1984年，私は妻を連れてオレゴン州に引っ越し，オレゴン保健科学大学の家庭医学科長に就任した。第4段階の始まりだ。私がこんな役職に就くとは，キャリアが始まった頃には，（私自身を含めて）誰も予測していなかった。私は1998年までこの地位にあり，その後は名誉学科長になった。

医師免許を取得してからほぼ50年になる今は，第5段階にいる。私は，医師として新たな段階に移行するたびに，事前の準備につとめてきた。それでも必ず，もっとうまく計画できたはずなのにと後悔した。最初の診療所についても，今にして思えば，面接の際に小さな手がかりにもっと注意するべきだった。そこにはたしかに，診療所の経営に関して腑に落ちない点や，個人的な認識の不協和音の芽があったのだ。おそらく私が手がかり（Coelhoが「前兆」と呼んだもの）をつかむスキルを習得するには，年齢を重ねる必要があったのだろう（Coelho, p.62）。

4 明日の医療のために今日準備する

　医師としてどの段階にあるとしても(もちろん，セミリタイア状態であっても)，賢明な医師は医療の将来を見据えている。20世紀から21世紀への移行期に，Murthaらは『2010年の医療：いかにしてそこに到達するか』という論文を発表した[2]。彼らは先を見通すにあたり，「未来を予測することは難しい。未来学者(futurist)によると，われわれは変化の短期的な影響を過大評価し，長期的な影響を過小評価しがちであるという。われわれは，未来の医療を形作っていく既存の基本的な力に注目することで，その影響をよりよく見積もることができる」と述べている。彼らが注目する変化の1つは，独立の存在として見られていた開業医が，ヘルスケアシステムの一部として位置づけられるようになったことだ。この変化が，「システム思考(system thinking)」，疾患管理プログラム，意思決定支援システムの開発を可能にしたというのが著者らの主張である。さらに彼らは，「2010年までに，医師たちは機能的にも，財政的にも，電子的にも，心理的にも，ますます組織と結びつき，組織の中で相互につながるようになるだろう」と予測した。

　2000年に発表されたMurthaらの論文を今読むと，彼らの予言の多くが実現していて興味深い(具体的には，オープンアクセス・スケジューリングをはじめとする医師と患者の相互作用の変化，グループ受診などの新しい受診モデル，エビデンスに基づく医療の隆盛など)。

　ここで，Murthaらの論考を土台にして私自身の考えをお話ししたい。著者らは，「既存の基本的な力」と，その「長期的な影響」について語っている。

　医療を長期的に形作っていく基本的な力は3つあると思う。

　1つは経済だ。経済といっても，あなたや私のミクロ経済学的な経済活動のことではなく，誰が医療費を支払うのか，その資金はどこから来て，どのようにして医療従事者に分配されるのかという，もっと大きい話である。こうした医療経済問題の基礎には，誰がどの保健サービスを受けられるのか，そして，すべての人について考えられるすべての医療(予防的，選択的，審美的，治療的，緩和的医療)をまかなう資金がないときにはどうすればよいのかという考察がある。(われらがオレゴン州の公的健康保険制度がそうであったように)資金不足に陥ったとき，最後の資金は予防接種や産前ケアにあてられるべきだろうか，それとも，効果の疑わしい臓器移植や余命いくばくもない高齢者のケア

にあてられるべきだろうか？　医療経済は抽象的な問題ではない。医師がどのように診療報酬を受け取るかは，医師と患者の相互作用に強い影響を及ぼすからだ。例えば私は，問題の難しさや診察に要した時間にかかわらず，医師が1人の患者につき少額の報酬しか受け取れない国営医療システムを採用している国々を見てきたが，そうした国の医師たちは毎日百人以上の患者を診察している。

　2つめの基本的な力は政府である。メディケアとメディケイドが実現した1966年以前から開業していたわれわれは，患者が医師に直接支払いをしたり，それぞれの医師が貧しい人々に配慮した医療を行っていた時代のことを覚えている。この40年間，政府は医療への関与を深めている。どのような未来がやってくるのかは不明だが，政府による医療への介入が弱まる可能性は低いだろう。

　長期的な変化を引き起こす第3の基本的な力は情報技術だ。ロボット手術や遺伝子治療は医療に劇的な変化を引き起こすかもしれないが，長期的に見たときに，より大きな変化をもたらすのは情報技術だろう。集積回路技術の驚異的な進歩が続いているおかげで，われわれがデータを検索し，記録し，整理し，やりとりする能力は飛躍的に向上した。以下では，情報技術がもたらすパラダイムシフトについて考察したい。

5　将来の診療と退職後に必要になるITスキルを身につけておこう

　今後数十年の技術革新により，医療や生活全般は急速に変化していくだろう。現時点で分かっているかぎりでは，その鍵となるのはコンピュータとインターネットと携帯電話だ。

　コンピュータは，医療におけるシステム思考とともに，電子カルテの普及を可能にした。高校の卒業式が「始まり」を意味する「commencement」と呼ばれるのは，中等教育が終わったことを祝う式ではなく，人生の次のステージが始まることを祝う式であるからだ。同様に，電子カルテはそこで完結するものではなく，われわれが患者や同僚に革新的なサービス(Murthaらが言う疾患管理システムや意思決定支援プログラムなど)を提供するための土台になるものだ。電子カルテに目印をつけ，糖尿病や心不全の患者の注意を喚起し，疾

患管理に役立てることも簡単にできる。研究者たちは，電子カルテがもっと普及して人口ベースの研究ができるようになる日を心待ちにしている。

　コンピュータがインターネットに接続されるとき，可能性はさらに広がる。つい最近も，安全なインターネット回線を使って患者と医師がやりとりすることが可能になったが，私の場合は，もっと早い時期から同じようなことをしていた。私が勤務する学術医療センターの同僚にも私の患者がいるのだが，一部のちゃっかりした人たちが，学内のメールシステムを利用して近況報告や質問をしてくるようになっていたのだ。今日では，患者と医師のやりとりにメールが用いられることはめずらしくなく，Stone は，「そのうち，聖職者が信徒の頭に手を置いて祝福する按手さえ，コンピュータのキーを押す形で行われるようになるかもしれない」と書いている[3]。患者と臨床医のメールでのやりとりは始まりにすぎない。われわれは今日，バーチャル受診，バーチャル往診，バーチャルグループ受診を行っている。テレラジオロジー（遠隔放射線医学）もある。おかげで，米国の放射線科医は今では毎晩ぐっすり眠れるようになった。午前 2 時に緊急 X 線撮影があっても，「ナイトホーク（nighthawk）」と呼ばれるスペインやインドの放射線科医が読影してくれるからだ。これが名案だと思う方は，NASDAQ で上場している Nighthawk Radiology の株を買うといい。銘柄コードは NHWK だ。

　Norman は英国の遠隔精神科（telepsychiatry）医療について，「テレビ会議を使用することで，英国内，特に農村部に住む患者の精神科医療を充実させることができる」と書いている[4]。

　今日の患者は，インターネットを使ってセカンドオピニオンを受けることができる。ハーバード大学メディカルスクールをはじめとする権威ある医療機関と提携する Partners Online Specialty Consultations というサービスでは，「必要な答えは，ほんの数ステップ先にあります。あなたとかかりつけ医が本サイトに登録してあなたのすべての症例データを送信するだけで，1 週間ほどでかかりつけ医にコンサルテーションの結果が伝えられます」と謳っている[5]。

　携帯電話についてはどうだろう？　携帯電話は，「この『電話』をコミュニケーションの手段として真剣に考えるにはあまりにも多くの欠点があり，本質的に価値のない装置である」というウエスタンユニオン社の 1876 年の社内メモの時代には考えられなかったような進歩を遂げた。無線技術はコンピュータに匹敵する重要な技術であり，今日の携帯電話はコンピュータの機能の多くを

獲得している。私の11歳の孫娘も，携帯電話からテキストメッセージを送ってくる。世界的に見れば，コンピュータを持っている人より携帯電話を持っている人の方が多いのだ。携帯電話はコンピュータよりも小さく，軽く，安価である。より小さな筐体に，より多くのチップを集積できるようになり，こうしたデバイスを医療に活用できるようになれば，無限の可能性が開けてくる。医師の携帯電話に臨床検査の結果を送ることは，すでに一部で行われている。これらの携帯型デバイスを，患者とのやりとり，疾患管理，モニタリングに使用する機会は，今度ますます増えていくだろう。

　遠隔医療（telemedicine）と総称されるこの技術に，いくつかの課題があるのはたしかだ。日本のLiuらは，遠隔医療技術を用いた臨床相談と対面での臨床相談における医師と患者のコミュニケーションを比較した[6]。その結果，前者は後者に比べてはるかに長い時間がかかり，意思疎通がはかりにくく，共感の言葉が少ない場合が多いことなどが明らかになった。そして，患者の側は遠隔医療技術を用いた臨床相談に満足していたが，医師の側は「コミュニケーションの障壁」があるとして不満に感じていた。

　もちろんわれわれは，最終的に仕事に対する報酬を受け取る必要がある。米国の遠隔医療サービスに対する民間保険者からの償還はどうなっているのだろうか？　Whitten and Buisはこの点についてアンケート調査を実施し，「米国では遠隔医療サービスに対する民間保険者からの償還が拡大しつつある。アンケートに回答した組織のうち，請求可能な遠隔医療サービスを行っているところの58％が，民間保険者から償還を受けている（2003年の数字からは5％の増加であった）」とまとめた。著者らは遠隔医療サービスに対する償還がわずかに改善していると見る一方で，「変化のペースは，遠隔医療の速やかな普及に必要なペースに比べて遅れているように思われる」としている[7]。Sir Winston Churchillの有名な言葉をもじって言えば，米国人は，その他のすべての可能性を試した末に，遠隔医療サービスの普及に尽力する医師に対して適切な報酬を支払うようになるだろう。

6　明日の医療のパイオニアになろう

　明日の計画についての考察を進めるために，明日の最高の医療の先駆者となることについて考えよう。賢明な医師が革新の先頭に立たないなら，ほかの誰

がこの役割を担うだろう？　あまり賢明でない医師や，（もっと悪いことに）事務官や官僚や政治家が医療の未来を決めることになったらどうなるか，考えるだけでぞっとする．

　米国のコンピュータ科学者 Alan C. Kay は，「未来を予測する最善の方法は，自分で発明することだ」と書いている[8]．この言葉が，臨床科学者や医学者ではなくコンピュータ科学者によるもので，工学系の雑誌に最初に発表されていることに注意されたい．医学の未来は，コンピュータの土台の上に築かれる．今日の電子カルテは，有望だが，いくらか問題がある技術である．この技術のずっと先にある対話型コンピューティングでは，科学データの分析，臨床情報の編集や検索，アクティブ・ラーニング（能動学習）などができるようになるだろう．近年の例としては，2003 年に完了したヒトゲノム計画，2005 年にフェーズ 1 が終わった国際 HapMap 計画[*1]，2007 年にフェーズ 1 が終わった Encyclopedia of DNA Elements（ENCODE）プロジェクト[*2] などがある．われわれは今では，個人のゲノムの塩基配列から，糖尿病，心臓病，がんの遺伝的危険因子を検出することができる[9]．これらの進歩はいずれもコンピュータなしでは不可能であり，将来，個々の患者へのゲノミクスの応用を制限するのは，コンピュータ科学の進歩のスピードだけだろうと考えられている．

　念のために言うと，私は医師がコンピュータの達人になるべきだと言っているわけではない．しかし，われわれ医師が医療の未来を発明するためには，3 つのことをする必要があると思う．1 つめは，医師として生活する上で情報科学は不可欠であると覚悟して，コンピュータを使用するスキルを維持することだ．臨床医学と同じく，医療情報学の進歩にひとたび遅れてしまうと，追いつくのは非常に難しいからである．

　2 つめは，理性によって革新を加減することだ．何かができるからといって（例えば，健康な若い女性の正常な分娩において胎児の電子的モニタリングを行うことや，将来のクローン人間の作成など），それをするべきとはかぎらない．

　3 つめは，医療の未来，特に電子医療（e-medicine）の未来を倫理に根ざしたものにすることだ．例えば，技術の進歩は，個々の起業家の利益のためでなく

[*1] 訳注：2007 年に第 II 相試験，2009 年に第 III 相試験も終わって完了した．
[*2] 訳注：2012 年に第 II 相試験も終わって完了した．

人類の福祉のために利用しなければならない。心強い先例は，ヒトゲノム地図の公開だ。プロジェクトに参加した大勢の研究者の名前を列挙する論文は，「すべてのデータは制限なしに公的共有物として公開された」と宣言している[10]。あらゆる医療に言えることだが，来るべき革新的な医療についても，できるだけ低い価格で，希望する人々に届くように，われわれは最善を尽くさなければならない。

7 退職という選択肢を持てるように未来に備えよう

　私の蔵書の中に，1936年にWingate Johnsonが書いた『真実の医師：現代版「昔気質の医師」』という素晴らしい小さな本がある。彼はこの本で，「一介の開業医が株式や債券の買い方を指南しようなどという気はさらさらないが，自分自身が大きな犠牲を払って知ったことだけ助言したい・・・」と前置きをして，投資に関する自説を述べている(Johnson, p.83)。私もここで少しだけ投資の話をしたい。

　「医の知」についての本で投資について語るのは少々場違いに思われるかもしれないが，私はそうとは思わない。われわれはときに想定外の現実に遭遇する。1960年代初頭，私が開業して間もない頃に，ニューヨーク州キングストンで1人の医師に出会った。彼は立派な医師だったが，経済的に余裕がないため，高齢になっても退職することができなかった。彼は生涯よく働き，家庭では良き夫であり良き父親だったが，退職するための貯金を怠っていたのだ。当時は個人退職勘定(IRA)[*3]もなかったし，確定拠出個人年金制度(401k)もなかった。だから彼は，健康が衰え，医学知識が怪しくなって，退職するべき時期が来てからも，長いこと働き続けた。やがて彼は死去し，未亡人は，わずかな社会保障給付金と友人や家族の援助にすがって生きるしかなかった。

　米国の医療が企業化された結果，どの医師もなんらかの医療システムに雇用されるようになり，退職計画を立てることを余儀なくされるようになった。このことは，多くの医師にとって幸いだった。あなたや私が，キングストンの医師のような老後を迎える危険性が非常に低くなるからだ。問題は，それでもなお資産形成について無知のままで，愚かな決定をするおそれがあることだ。

[*3] 訳注：退職後の資金を積み立てるために個人が開設できる税制優遇付きの口座。

博士号を持つ比較的高所得の専門家として，あなたが10代の子供に説明できなければならない問題をいくつか挙げよう（正解はあとで示す）。

1. 一般に，投資収益の1ドルが勤労所得の1ドルよりも価値があるのはなぜか？
2. 「S&P 500」とは何か？
3. 「72の法則」とは何か？
4. 債券価格が上昇すると，金利はどうなるか？
5. 「529プラン」とは何か？
6. 「最低要求引出額」とは何か？
7. あなたの現在の株式，債券，現金の資産配分はどうなっているか？

これらを分かっていない人は，小切手帳を持って外出するべきではない。さもないと，たちまちサメの餌になってしまうだろう。

上記の質問に対する正解は次のとおりだ。

1. 米国国税庁は，投資収益（配当金と資本利得）に対して勤労所得よりも低い税率を課しているから。ただし，それほど進歩的でない州もある。
2. 「S&P 500」は代表的な大型株500銘柄の株価を基に算出される米国の株価指数。一部の投資信託や上場投資信託（ETF）は，この株価指数に連動するように作られている。
3. 「72の法則」は，一定の年利で資産を運用した場合に，資産が2倍に増えるのにかかる年数を計算する方法で，だいたい72÷年利＝年数という関係が成り立つというもの。例えば，年利が8％なら，72÷8＝9なので，9年で2倍になる。
4. 債券価格が上昇すると金利は下がる。両者は逆向きに動く。
5. 「529プラン」は米国の内国歳入法529条によって認可された，税制上の優遇措置が受けられる教育資金形成制度で，両親や祖父母が子供や孫の将来の教育資金に備えるために利用できる。
6. 個人退職勘定（IRA）を持つ人が70歳になったときから毎年口座から引き出さなければならない最低金額。
7. この数字は，あなたが自分で計算しなければならない。専門家は総じて，若いときには株式を多めに持ち，高齢になったら債券や現金の方を多くするの

297

がよいと言うが，単純に一般化することはできない（よくあることだが，細かい点については専門家の間でも見解は異なる）。

若い医師の多くは債務を負っている。そんな医師たちが投資のスキルを学び始めるためには何ができるだろうか？　まずは，投資についての本を読むことだ。Benjamin Graham，Peter Lynch，Warren Buffet，John Bogle，Jeremy Siegel らが書いた本や彼らに関する本は，投資の入門に良いだろう。Amazon の投資関連の「売れ筋ランキング」も役に立つかもしれない。このランキングには入っていないが，私が投資初心者にお勧めするのは，金融のプロたちがあなたのお金でいかにして生計を立てているかを教える C. David Chase の『ウォール街という強盗：インサイダーが教える金融のプロからあなたと資産を守る方法』（New York: Simon and Schuster; 1987）である。新入社員に投資理論より販売方法を熱心に教え込んでいる証券会社の真実の姿が明かされていて，考えさせられる。

若い医師にできることの2つめは，Fidelity や Schwab などのディスカウント・ブローカー（割安の手数料で株式売買を仲介する証券会社）に，自分で売買を決定できる証券取引口座を開設することだ。その後，株式や投資信託や上場投資信託を慎重に研究して，実際に購入してみる。最初は少額からだ。目標は最初の年に金持ちになることではなく，資産運用者やファイナンシャルプランナーに依存せずに，自分で資産を運用する方法を学ぶことにある。私自身は，この方法でやってきた。メディカルスクール時代に約 200 ドルの証券取引口座を開設して以来，株式，債券，投資信託などの売買を続けて資産を形成し，退職後に備えることができた。

8　加齢による限界と折り合いをつける

慧眼なる読者諸氏が予想されているように，ここからは熟年期から退職までの話をしたい。賢明な医師は，具体的な健康問題がなくても，高齢者には若者のような活力がないことをよく知っている。この現実を認めない人はいないだろう。私も，バスケットボールが生涯楽しめるスポーツではなく，自分が決してオリンピックのスキー選手になれないことを知っている。そして，医師になって間もない頃のような，長時間労働が求められ，オンコール義務がある仕

事など，絶対に引き受けられない。

　さらに厄介なのは，加齢が認知機能に及ぼす影響だ。Sadowsky and Kunzel は，歯科医における年齢の影響と，年齢に関連した特徴について調べた[11]。著者らは，さまざまな年齢群の歯科医について，感染性心内膜炎の予防に関する知識のレベルを評価した。その結果，「知識レベルに対して，年齢は大きく負の影響を及ぼしていた。すなわち，歯科医が高齢になるほど，知識レベルはどんどん低下していく」ことが明らかになった。なお，この研究が歯科開業医についてのものであり，高齢者の認知症の研究ではないことに注意されたい。

　Sir William Osler は，高齢の医師に関して，かなり過激な意見を持っていた。彼は，みずからの持論を論じる場面で，「私の第二の持論は六十歳以上の人間の無用論である。人間は六十歳で仕事をやめるのが当然ということになれば，実業界，政界，専門職の分野は計り知れないほどの恩恵に浴することができるだろう。(中略)この構想に伴い計り知れないほどの利益が得られることは，私のように間もなくその年限に近づかんとし，しかも七十歳，八十歳代の人達が見舞われる悲惨さを十分研究してきた者であれば誰の眼にも明らかである」と述べている(Osler, p.382)(『平静の心：オスラー博士講演集』日野原重明ほか訳，医学書院，2003，pp.324-325 より)。Osler に対する反論としては，60 歳代でケンタッキー・フライドチキンのフランチャイズビジネスを始めた Colonel Sanders，70 歳代に絵を描きはじめた画家 Grandma Moses，2007 年に 96 歳で処女作『透明な壁』を出版した Harry Bernstein などの例を挙げれば十分だろう。「今の 60 歳は中年」とよく言われるが，それが本当なら，さきほど引用した Osler の言葉は現状に合わせて数字を変えるべきだろう。高齢になっても優秀であれば，臨床医の仕事を続けてよいかもしれない。

9　ライフステージに合わせて仕事のペースを調節しよう

　ジフテリアの免疫試験法(シック試験)を考案した小児科医の Béla Schick (1877～1967)は，「仕事のペースを落とすことは非常に難しい。医師の仕事は心筋の収縮のようなもので，あるかないかなのだ」と言ったという(Strauss, p.445)。とはいえ，多くの医師がペースダウンに成功している。ペースダウンは 2 つの方向に進めていく。1 つは，もうやりたくないと思うことを切り捨てることで，もう 1 つは，やりたいことのうちペースダウンと両立しうるもの

に力を入れることである。

　まずは切り捨てることについてお話ししよう。ここでも私の人生を例にとって説明したい。私は一般医で，1969年に家庭医学専門医の資格が創設されたときからの家庭医だ。家庭医の仕事は，診療所と病院での診療，往診，外科手技，産科ケア，老年医学ケア，ナーシングホーム・ケアなど多岐にわたるので，ペースダウンについて考察するのにうってつけだ。研修中は，このすべてをやっていたが，開業して診療所が忙しくなると，その一部をやめた。最初にやめたのは産科ケアだった。私は赤ちゃんを取り上げるのが好きだったので，産科ケアをやめるのは非常に残念だったが，拘束時間の長さ，診療所から病院までの30 kmの道のり，寝不足には耐えられなかった。次に断念したのは病院での手術だった。私はいつも大手術の第一助手の役割を楽しんでいたが，外科助手としての報酬は少なく，手術室での遅れは私の診療所のスケジュールに大混乱を引き起こしたからだ。往診も大幅に減らしたが，完全になくすことはなかった。

　私のキャリアの中盤は，そんな調子だった。その後，60歳代前半になったとき，学術医療センターで働いていた私は，夜間に待機していなければならない入院患者ケアをやめた。正直なところ，午前2時に電話がかかってこなくなったことは全然寂しくない。私は診療所で，個人負担患者の診療と，レジデントによる診療の補助に集中するようになった。60歳代後半になると，出張のせいで診療所での患者ケアが断続的になってしまうことが増えてきたので，自分の患者を診療所のほかの医師に回した。今，私は70歳代で，臨床ケアは診療所でのレジデントの補助しか行っていない。このような働き方ができるのは，私がコンピュータを使えることと，周囲の同僚の理解と支援があるおかげである。

　どの分野の専門医であっても，いつかは何かを切り捨てなければならない。私の知人の中にも，中年になって赤ちゃんを取り上げるのをやめた産婦人科医がいる。手術室での仕事をやめて，疼痛管理やセカンドオピニオンに集中するようになった脳神経外科医もいる。

　続けられなくなった仕事を切り捨てるときには，並行して，退職後にどこにエネルギーを集中するかを決める必要がある。学術医である私にとっては，学生やレジデントの教育，生涯学習プログラムの推進，本や論文の執筆がそれだった。学術医の中には，本当に上手に仕事を切り捨てていく人がいる。しか

し，地域密着型の医師にも学術医にも多くの選択肢がある．

- 管理：あなたの診療所や病院で管理にかかわる仕事を探してみよう．
- 学校保健：地域の学校や大学ではパートタイムの仕事がしばしば見つかる．
- ナーシングホームでの医療．ナーシングホームのメディカルディレクターの仕事も考えてみよう．
- 保険診査：労災補償，障害度判定，加入時の健診など，保険業界にはさまざまな機会がある．
- 渡航医学：トラベルクリニックの医師になると，勤務時間が固定され，診療の対象も限定される．クルーズ船の船医になって世界を旅することもできる．
- ボランティア教員：学術医療センターのボランティア教員には給料は出ないが，医学生やレジデントと仕事をすることで得られる刺激は，給料が出ないことなど重要でないと感じさせてくれる．第14項では，この道を選んだ Henry Seidel の言葉を引用する．

10 スキルが衰えたら診療を続けてはいけない

　最初に言っておくと，これはもう何十年も前のことだし，登場人物の名前は仮名で，私が人から伝え聞いただけの部分もある．Vincent は，長年にわたり町医者として働いてきた．周囲数キロメートルの範囲で，医師は彼しかいなかった．彼はその中で往診をし，赤ちゃんを取り上げ，病人の世話をし，死にゆく人々を慰めた．彼が取り上げた男の子の多くが Vincent と名付けられた．地元の公民館にも彼の名前がつけられた．彼はもう病院での診療はしていなかったが，なじみの患者の往診は続けていた．そんな彼に老いが忍び寄ってきた．

　まずは，彼の手や歩き方に，加齢に伴う神経学的変化が出てきた．次に，地元の薬剤師が，彼の処方の間違いに気づいた．患者を専門医に紹介するときの彼のコメントは，好意的に言っても，いささか混乱していた．あるとき，彼が往診していた患者の病状が悪化して，入院せざるをえなくなった．もっと早い段階で専門医に紹介するべきだったのだが，彼はそのことに気づかなかったのだ．幸い，患者は入院後は速やかに回復し，後遺症もなかった．患者は公式の

申し立てをしなかったので，Vincent が処罰されることもなかった。彼は有効な医師免許を持っていたし，自分に許された範囲内で診療を行っていたからだ。

とはいえ，なんらかの手を打つ必要があることは明らかだった。そこで，郡のリーダー格の医師たちが非公式の会合を開いて，人望のある年配の医師がVincent と話をすることになった。幸い，すべてがうまく行った。まもなくVincent の退職が決まり，記念の夕食会には数百人の患者や家族が出席して彼の功績を讃えた。今にして思うと，組織化されていない体制において集合知がうまく機能し，患者と医師の双方を保護することができた，幸運な事例だった。

医師は何歳になったら診療をやめるべきなのだろうか？ 何歳と断定できる年齢はないし，医師の能力の継時的な定義もないが，第12章で述べたように，「医師としての品位を損なう行為」により州医事委員会から処分を受ける医師が年齢とともに増加するのはたしかである。

外科医の技能は特によく調べられているが，医師の技能を評価するのは非常に難しい[12]。現在診療を行っている整形外科医の5％が70歳以上である[13]。しかし，技術的なミスだけでなく認知的なミスもありうるし，医学の知識やスキルが低下すれば，患者に身体的な危害を及ぼすおそれもある。今日では，Vincent を救った非公式のシステムはあてにできない。賢明な医師は，専門分野を問わず，退職時期のサインを見落とすことはなく，おそらく，この重要な決断をするにあたり，信頼できる同僚の助言を求めるだろう。

11 退職後の生活の技法を学ぼう

退職後の生活の技法は，退職パーティーの後ではなく，現役のうちに学ばなければならない。退職後の医師の生活についての研究も行われているので，いくつかご紹介しよう。Virshup and Coombs による研究は，われわれを勇気づけてくれる。カリフォルニアに住む退職後の医師たちについて調査を行ったところ，その大半が「快適」以上の生活水準にあることが明らかになったのだ。回答者たちは，退職後は，自分自身の健康も，配偶者や子供たちとの関係も改善したと報告していた。さらに，多くの回答者が自分の生活は活動的で幸福であると評価し，感情的な問題はほとんど報告されなかった。退屈なのでは

ないかという懸念は「事実無根」とされた[14]。

　Virshup and Coombs が調べた医師たちが幸福だったのは，単に，陽光あふれるカリフォルニアに住んでいたからではないのだろうか？　この疑問に答えるために，Seim and Mitchell は，ミネソタ州に住む退職後の医師たちの大規模集団を対象とする調査を行った[15]。その結果は，Virshup and Coombs の結果とよく一致していた。彼らの回答者も快適に暮らしていて，健康状態も総じて良好だった。退職後の医師たちは，ほとんどの時間を，親戚付き合い，読書，旅行などの医学とは無関係の活動に費やしていた。私が特に興味深いと思ったのは，「退職後の医師たちが，医学に関係した活動よりも医学とは無関係の活動の方がはるかに重要であると考えていたこと」だった。

　Guerriero らは，退職後の医師とその配偶者の生活への満足度について調べた[16]。この研究では，医師と配偶者の双方が「生活に対して高いレベルの満足」を報告していた。医師については，生活への満足度の高さに関連する因子は，健康，楽観的な感覚，経済的な安心，趣味やその他の活動への興味，良好な性的関係だった。では，配偶者についてはどうだったか？　配偶者では，生活への満足度の高さに関連する因子は，家事に協力的な「夫」の存在（原注：ここで「夫」と判断したのは私ではなく著者である），性的関係を含む人間関係への満足，演劇やその他の活動に出かけることだった。

12 やめどきの判断を間違わないようにしよう

　パーティーで長居をしすぎてはいけない。われわれ医師は皆，他人から「心身障害（impaired）」と評価されないうちに，さっさと診療をやめたいものだと思っている。オーストラリアでは，Peisah and Wilhelm が，ニューサウスウェールズ州医事委員会の心身障害登録者プログラム（Impaired Registrants Program）に登録されている医師について調査を行った[17]。以下は，その知見である。調査の対象となったのは，診療はしているが，医事委員会から心身障害と認定されている医師たちで，彼らの働き方には2つのパターンがあった。1つは「道楽半分」で，スキルを維持するには不十分だが，ミスをするには十分な程度の診療はしているというパターンだ。もう1つは「馬車馬」で，意地でもペースダウンなどするものかと思っているようだ。心身障害のある医師は，退職した同年代の医師に比べて多くの健康上の問題を抱えていた。著者ら

は次のように結論づけている。「高齢の医師は，dementia（認知症），drug（薬物），drink（飲酒），depression（うつ病）という『4つのD』を抱えていることが多い。われわれは熟年期の医師たちに，加齢に伴う変化や疾患に適応し，適切な時期に退職することを奨励する必要がある」

　退職のコツは，仕事に全力を注ぐ時期と，ペースダウンする時期と，完全にやめる時期を知ることにある。米国のカントリー歌手 Kenny Rogers の名曲『The Gambler』の歌詞で言うなら，「カードをホールドするときと，ゲームを降りるときを知らなければならない」のだ。そしてときには，その場から歩み去らなければならない。退職については，走らずに歩いて去るのがいちばんだ。

13　仕事を完全にやめたら何をするか，計画しておこう

　「雨の日曜日の午後をもてあます無数の人々が，不死にあこがれている」と書いたのは，英国の作家 Susan Ertz（1894〜1985）だ[18]。毎日仕事に行く必要がなくなったときのために，自分に合った気晴らしを見つけておこう。選択肢はいくらでもある。誰もが使っている『ロジェ・シソーラス類語辞典』を作った Peter Roget が医師だったことを，皆さんはご存知だろうか[19]？　また，第11章で紹介したように，A.J. Cronin，Oliver Sacks，Michael Crichton，Richard Selzer など，医師作家は大勢いる。

　退職後にできる活動としては，慈善活動，木工，ガーデニング，投資などがある。実のところ，何を選ぶかはさして問題にならない。何かをすることが大切なのだ！　コメディアンの Jerry Seinfeld は中年期にさしかかってすぐに引退したが，先日，引退後は何をしているのかと尋ねられて，「何もしていないよ。これが意外と難しいんだ」と答えたという。本当に，時間をつぶすのは難しい。彼が最近カムバックしたのも，そのせいかもしれない。

14　退職後も医学や医師仲間とのつながりを断ち切らないようにしよう

　「ジュネーブ宣言」のことを覚えておられるだろうか？　第12章でお話しした「ヒポクラテスの誓い」の現代版だ。「ジュネーブ宣言」を暗唱するとき，

われわれは「私の同僚は，私の兄弟姉妹である」と誓う．われわれが医師として生きる中で，仕事がうまくいかないときに支援をあてにできるのは，自分と同じ訓練を受け，経験を積んできた同僚だ．彼らはわれわれの努力を理解し，成功を応援してくれる．社交の場でも，医師でない友人たちと喋っているときより，医師とその配偶者だけのグループで喋っているときの方が，ざっくばらんな話ができる．退職したからといって，この楽しみを捨て去りたいと思うだろうか？

私はペンシルベニア州南西部の製鉄所と炭鉱の町で育った．町の人々は皆，一生懸命働いて貯金をし，少しでも早く地元の友人やコミュニティーや過酷な冬から逃げ出すことを夢見ていた．退職したらフロリダに行き，ボートに乗ったりシャフルボード[*4]をして暮らし，二度と仕事なんてしないのだ．けれども，ほとんどの医師にとって医学は仕事ではなく生き方であり，能力が許すかぎり，医師仲間との付き合いと医学への興味を持ち続ける．

小児科医の Henry Seidel は，1990 年に 68 歳で退職したときのことを JAMA に書いているが[20]，職場での最後の日は「喜びに満ちた日とは言えなかった」と回想している．学ぶことや医師仲間との付き合いを失いたくなかった彼は，すぐに地元の教育病院の小児科でボランティアとして指導を行うことにした．彼は診療所で若手の指導をし，委員会の仕事をし，さまざまな学習活動に参加した．「こうして私は退職後の暮らしを始めた．もう 17 年近く前のことだ．私はまもなく 85 歳になるが，まだ健康で，小児科医で，教育に携わっている」

その一方で，上述の Seim and Mitchell の研究では，退職後の医師たちは，医学と関係のある活動よりも医学とは無関係の活動の方を大切にしていた[15]．退職後に医学に関わらないことを選んだ人々が，かつての同僚とのつながりを保つ方法はいろいろある．われわれの病院には，退職後の医師たちが年に 4 回集まって医療政策や倫理的な問題について議論するシニア医師フォーラムがある．また，私はオレゴン州ポートランドのワインと健康を愛する医師の会のメンバーだ．実を言うと妻も私もワイン愛好家ではないのだが，医師仲間やその配偶者と夕食をしたりワイナリーへのバス旅行をしたりするのは非常に楽しい．私は医師として州や国の専門学会の年次総会にずっと参加してきたので，

[*4] 訳注：コート上の円盤を長い棒で突いて滑らせ，得点エリアに入れる遊戯．

退職後も参加したいと思っている。こうした会合では 30 年，40 年来の友人に会えるので，退職後も彼らと付き合いたいのだ。

15 人生最良の時期に死を待っているだけではもったいない

この章を書くために調べ物をしていた私は，Strauss の『医学名言集』の中で，William M. Beaumont(1851〜1928)のものとされる，すばらしい言葉に出会った(Strauss, p.85)。この人物は，米国陸軍の外科医 William Beaumont (1785〜1853。銃弾が当たって胃壁に穴があき，それがなかなか塞がらなかった患者 Alexis St. Martin の協力を得て胃の消化作用を調べたことで知られる)とは別人であることは分かっているが，それ以上の情報はない。まあいい。重要なのは言葉の方だ。Strauss(p.85)によると，William M. Beaumont の遺言書には次のように書かれていたという。

> ほとんどの医師の目標は，財をなしてから退職し，あとは自分をあの世に連れていってくれる列車が来るのをプラットフォームでじっと待つことであるように見える。私の番がきたときには，切符や行き先のことを考える余裕なしに切符売り場に駆け込み，動き出そうとする急行に飛び乗りたい。

Beaumont は，患者の往診を終えたときに突然死したという。

16 明日の計画を立てることについての知恵の言葉

- 世間から引退を惜しまれるようになるまでは，引退を考えてはならない。
[英国の作家 Samuel Johnson(1709〜1784). Strauss, p.512 にて引用]
  > 本章では主として退職の時期が遅くなりすぎることの危険について述べてきたが，最後に「ドクター・ジョンソン」こと Samuel Johnson の言葉をご紹介したい。仕事には「辞めどき」，あるいは，少なくとも誰かを傷つけることがないように執筆活動などに制限するべき時期がある。ポイントは，世間があなたの引退を惜しんでくれ，あなたが以前ほど患者のためにならなくなりそうな時期を認識することだ。

- 人生の速さは万人に共通ではない。[英国の外科医 Sir James Paget(1814〜1899). Lindsay, p.4 にて引用]

パジェット病，パジェット細胞，パジェット・シュレッター症候群などにその名を残す医師の言葉に，われわれは感謝しなければならない．私はこの言葉を，医師の中には，ほかの人よりも密度の高い生き方をする人や高齢になっても知的に活発な人もいれば，そうでない人もいるという意味に理解している．

■ 年をとることは，なんの罪も犯していないのに，徐々に重い刑罰を課されていくようなことだ．［英国の作家 Anthony Powell(1905〜2000). McDonald, p.81 にて引用］
| もちろん，年をとることで得られるものもある．例えば，経済的な安定，孫，新たな地平の探求などだ．

■ そのような人間の生涯の中でよく起こる危険は，繁栄と共にやってくる．一生懸命働いている時代，つまり丘を登っているときは安全なのだが，成功という頂上を極めたとたんに，誘惑の手が伸びてそれに屈する者が多い．
［Sir William Osler(1849〜1919). Osler, pp.416-417(『平静の心：オスラー博士講演集』日野原重明ほか訳，医学書院，2003, p.375 より)］
| 実際，上述の「4つのD」のうち，薬物と飲酒の2つは誘惑である．

■ ある人に関する思い出が，本人にとっては本質的でない出来事によって後世まで語り継がれるのは奇妙なことだ．［Sir William Osler(1849〜1919). Silverman, p.239 にて引用］
| 悲しいことに，ミスによって歴史に名を残す人もいる．カリフォルニア大学のフットボール選手 Roy "Wrongway" Riegels(1908〜1993)がその例だ．彼は1929年のローズボウルでファンブルを取って65ヤードを逆走した．カリフォルニア大学は 8-7 で敗北したが，Riegels の名前はフットボール史に残った．

■ 人の年齢は動脈の古さと同じである．［作者不詳. Lindsay, p.54 にて引用］
| われわれは，良い遺伝子と，運動と，スタチンと，ときどき飲む赤ワインの恩恵に感謝するべきかもしれない．

■ 人生を完全に意識して生きることは，過去を想起し，未来を夢見ることである．［スペインの小説家 Benito Pérez Galdós(1843〜1920)］

参考文献

1. BizRules Blog. Available at: www.bizrules.info/weblog/2005/07; Accessed 23.4.2008.
2. Murtha S, Norman G, O'Neil E. Medical practice 2010: how we get there. *West J Med*. 2000;172(4): 274–277.
3. Stone JH. Communication between physicians and patients in the era of E-medicine. *N Engl J Med*. 2007;356(24):2451–2453.
4. Norman S. The use of telemedicine in psychiatry. *J Psychiatr Ment Health Nurs*. 2006;13(6):771–777.
5. Partners online specialty consultations. Available at: https://www.econsults.partners.org/v2/(bbhrdi45xzi1vynjginwm43y)/adgoogle.aspx?adid=22; Accessed 26.8.2008.
6. Liu X, Sawada Y, Takizawa T, et al. Doctor–patient communication: a comparison between telemedicine consultation and face-to-face consultation. *Intern Med*. 2007;46(5):227–232.
7. Whitten P, Buis L. Private payer reimbursement for telemedicine services in the United States. *Telemed J E Health*. 2007;13(1):15–23.
8. Kay AC. Predicting the future. *Stanford Eng*. 1989;1(1):1–6.
9. Feero WG, Guttmacher AE, Collins FS. The genome gets personal – almost. *JAMA*. 2008;299(11): 1351–1353.
10. International HapMap Consortium. A haplotype map of the human genome. *Nature*. 2005;437: 1229–1320.
11. Sadowsky D, Kunzel C. Professional life cycle changes and their effect on knowledge level of dental practitioners. *Soc Sci Med*. 1989;29(6):753–760.
12. Leopold SS, Morgan HD, Kadel NJ, Gardner GC, Schaad DC, Wolf FM. Impact of educational intervention on confidence and competence in the performance of a simple surgical task. *J Bone Joint Surg Am*. 2005;87:1031–1037.
13. Watkins-Castillo S. *Orthopaedic Practice in the United States 2005-2006*. Rosemont, IL: American Academy of Orthopaedic Surgeons; 2006.
14. Virshup B, Coombs RH. Physicians' adjustment to retirement. *West J Med*. 1993;158(2):142–144.
15. Seim HC, Mitchell JE. Life after medical practice: a retirement profile of Minnesota physicians. *Minn Med*. 1995;78(12):27–30.
16. Guerriero AM, Perkins AJ, Damush TM, Hendrie HC. Predictors of life satisfaction in retired physicians and spouses. *Soc Psychiatr Epidemiol*. 2003;38(3):134–141.
17. Peisah C, Wilhelm K. Physician, don't heal thyself: a descriptive study of impaired older doctors. *Int Psychogeriatr*. 2007;19(5):974–984.
18. On life, aging, and death. Available at: http://www.easydiagnosis.com/secondopinions/newsletter12.html; Accessed 27.9.2007.
19. Kendall J. The Man Who Made Lists. New York: Putnam; 2008. 20. Seidel HM. On retirement. *JAMA*. 2007;298(2):147–148.

第 14 章
良医と 21 世紀の課題と医術

> この世には絶対にし忘れてはならないことが 1 つある。ほかのすべてをし忘れても，これだけ覚えていれば問題はない。けれども，ほかのすべてを覚えていても，これだけし忘れてしまったら，あなたは人生で何もしなかったことになる。それはあたかも，王から 1 つの仕事を命ぜられて他国に赴いた人が，肝心な仕事は何もせずに，ほかの仕事ばかり 100 もしてくるようなものである。人間は，決まった仕事をするためにこの世に生まれてくる。その仕事は人が生きる目的であり，人によって決まっている。仕事をしない人生は，はかりしれない価値のあるインドの剣で腐肉を切ることである。ほんのひとかけでふつうの鉢を 100 も買えるような黄金の鉢を，カブの調理に使うことである。丈夫で切れ味のよいナイフを壁に打ち付けて，ものをかけるのに使うことである。
>
> [ペルシャの詩人・神秘家 Jalāl ad-Dīn Muḥammad Rūmī(1207〜1273).『本当の仕事』[1]]

　あなたや私は，Rumi が言うところの「本当の仕事」をしているだろうか？本章を始める前に，われわれが選ばれた人間であることを，よく考えなければならない。われわれがエリートだと言っているのではない。すべての医師が，『医の知の羅針盤』などというタイトルの本を手に取るわけではないし，それをここまで読み進める人はもっと少ないという意味だ。ここまで読んでくださった皆さんに拍手喝采！　あなたが本書の思想に興味を持ったのは，医師としての仕事を，有意義なもの，崇高なものにし，大腸内視鏡を通したり X 線写真を読影したりする日々の仕事を機械的な作業以上のものにしたいと思っているからなのだ。

　先達が撒いてくれた種のおかげで，われわれは豊かな医の知を分け合うことができた。本書の終わりに，21 世紀の医師が直面する課題と，努力したかいがあったと思わせてくれる喜びの観点から，最高の医の知を日々の診療や生活

と統合する方法について考察したい。

1 21世紀の医師が直面する課題を認識しよう

　医の知という宝物の存在を意識したら，日々の生活や診療の中で実践してみよう。もちろん，これは容易なことではない。以下では，向上心のある賢明な医師が今日の診療の中で出会う5つの課題(あるいは機会)をご紹介しよう。

医療技術の進化とうまく付き合う

　これまでの章では，医療技術の進歩，特にインターネットを利用した通信の広がりについて述べてきた。その筆頭が，医師と患者が電子メールでやりとりするようになったことだ。こうした技術が，よりよい患者ケアを可能にし，医師と患者のコミュニケーションを円滑にするなら問題ない。とはいえ，注意しなければならない側面もある。米国カンザス州の病院で深夜に撮影したX線写真を昼間のインドの放射線科医が読影する「ナイトホーク」サービス(第13章)や，入院患者の病室を巡回する双方向モニター付きの小型ロボット(第1章)は，その例だ。けれども，本当に私の注意を引いたのは遠隔ICUだ。

　遠隔ICUは，ワークステーションの前に座った1人の医師が，複数のモニターを見ながら各地の病院の看護師や医師のチームに指示を出して，大勢の重症患者をケアするシステムだ。Hansonはその著書『最先端医療』の中で，こうしたワークステーションの前にいる医師を「箱の中の医師(doc-in-a-box)」と呼んだ[2]。彼は遠隔ICUの数々の長所を賞揚し，多くの病院がこの技術を利用していると説明する[3]。しかし，医師として常に患者中心の医療を支持し，高齢の市民として必然的に患者になる私は，遠隔ICUによる患者の非人格化にためらいを感じずにいられない。われわれが医師をベッドサイドから遠ざけるのは，よりよい医療を提供するためなのだろうか？　それとも，経済的な利点など，ほかの理由があるのだろうか？　Breslowらはこの問題に関して，多施設遠隔ICUプログラムは「病院がより少ない人数の集中治療医を使って集中治療関連の品質改善を成し遂げるための手段を提供するかもしれない」と書いている[4]。ヘルスケアに関する決定から好ましい経済成果を生み出すことについては，次に論じる。

経済的な要因が医療のあらゆる側面に影響を及ぼすことを意識する

　本書ではこれまで，医療に関するマクロ経済学にはほとんど触れてこなかった。しかし，経済的な要因は，われわれがどんな患者を診るか，その患者の診察にどのくらいの時間をかけられるか，どんなサービスを提供できるか，専門医に紹介できるか，どんな薬を投与できるか，具合が悪いときにいつまで（遠隔 ICU などに）入院させることができるかに大きな影響を及ぼす。われわれがどんな患者を「診ない」かも，経済的な現実に左右される。一般的には，無保険の人や一部保険の人である。われわれが多忙なときには，こうした人々の存在自体をすっかり忘れているかもしれない。要するに，われわれに提供できる医療は，個々の医師の善意よりもマクロ経済学的な要因によって決まる部分が大きいのだ。

　医療に関する決定に影響を及ぼしうる経済的な要因は多数あるが，具体的にはどのようなものがあるのだろうか？　その一例が，受け持っている患者のグリコヘモグロビンや血圧が目標値を達成できたかに応じて医師の報酬が決まる「医療の質に基づく支払い（pay for performance：P4P）」という制度だ。また，NICE という無理のある頭字語で呼ばれる英国国立医療技術評価機構（National Institute for Health and Clinical Excellence）は，「資源の制約に向き合い，医療の分配に関する原則について合意を形成する」ことに腐心している[5]。もちろん，「資源の制約」というフレーズは，常にコストを考慮することを意味している。それから医薬経済学という新しい研究分野があり，1 クールの治療が 10 万ドル以上になるバイオ新薬などもある状況で，特定の薬物や疾患にかかわる治療コストという不透明な領域に切り込もうとしている[6]。

　賢明な医師にできることは，マクロ経済学的な決定が患者ケアに及ぼす影響を認識し，われわれが選出したリーダーが医療関連の提案について論じるときにはその問題について発言し，診療においても社会においても個々の患者を公正に扱うように主張することだ。患者に寄り添う医師は，人間にとって必要不可欠なものへの公平なアクセスなど，合理的な「分配的正義」を擁護し，コストの制約の中で，患者が望むすべての医療ではないにしても，彼らが必要とする基本的な医療を受けられるようにするために骨を折る。

ひらめきの瞬間を意識する

　皆さんは，物事の本質を突く恩師の言葉を聞いたときなどに，「世界が違って見える」と感じることがないだろうか？　問題や臨床ジレンマの核心が突然

見えてくるとき，それはあなたの「ひらめきの瞬間」だ。非常に面白そうなものの存在に突然気付くのも同じである。1670年代に顕微鏡学者のAnton van Leeuwenhoek（1632〜1723）が「1滴の水の中に数千匹の生き物がいる」のを見つけて「animalcule（微小動物）」と名付けたときに経験したのは，まさにひらめきの瞬間だった[7]。1895年にWilhelm Roentgen（1845〜1922）が，妻の手を写真乾板の上に置き，陰極線管から出る不思議な光線を利用して手の骨の写真撮影に成功したのも，そんな瞬間だった。われわれ医師は顕微鏡や不思議な光線を扱うことはないが，患者ケアに従事する中で，視野を大きく広げるような概念に出会うことがある。それがひらめきの瞬間だ。読者諸氏が，本書を読みながら何度かこうした瞬間を経験されたことを願っている。

　私のこれまでの人生を振り返ると，自分の考え方を大きく変える概念を学習したときのことは，どれも非常によく思い出せる。そのいくつかを皆さんにお話ししたい。もちろん，ある人のひらめきの瞬間となった出来事や事実が，別の人には「よくある話」でしかない場合があることは百も承知だ。例えば，学術医である私は講演をすることも多いのだが，PowerPointを使ったプレゼンテーションを初めて見たときに，「これは流れを変える重要な技術だから，自分も早速習得しなくては」と思ったことを鮮明に覚えている。前置きはこのへんにして，私が経験した（そして，本書のほかの箇所でご紹介した）ひらめきの瞬間のいくつかを挙げてみよう。

- 「患者のそばにいる」ことの重要性を患者から教えられたとき（第2章）
- 「ソフトボール未亡人」から，曖昧な主訴が「入場券」である可能性について教えられたとき（第3章）
- 私が医学生だった頃に，医学部の教授から，患者と握手をすることで分かる可能性のある数々の疾患について教わったとき（第4章）
- 医師が薬になるという概念を初めて知ったとき（第5章）
- 患者が死について話し始めたときには注意深く耳を傾けるべきであることを知ったとき（第6章）

　上記の経験を超越的なものとは思えない人もいるだろう。そんな人にも，学習や人生経験にもとづいて視野が大きく広がったことがあるはずだ。あなたは未来のために，ひらめきの瞬間を逃さないように注意し，それを記憶し，大切にし，できれば医師仲間と共有する義務を負っている。

複雑化する世界で単純に生きる

　私が本書で何度も引用してきた Félix Martí-Ibáñez(1911 〜 1972) ほど高い文学的スキルを持つ医師はめったにいない。この事実は，彼が 25 歳までスペインに住み，フランコ政権の迫害を逃れて米国に渡ってきたこと，すなわち，彼にとって英語は第二言語であったことを考えるとき，なおさら驚くべきものになる。彼は後年，『MD』誌を創刊し，ニューヨーク医科大学の医学史教授になった[8]。Martí-Ibáñez は，偉大さと単純さについて次のように記している。

> 人生において重要なのは偉大になることだ。「大物(big)」ではなく「偉大(great)」である。行いは偉大であっても，自分自身は謙虚であり続けなければならない。人間としても医師としても偉大であることが大切だ。私が考える偉大さとは，崇高なことを実直に成し遂げることだ。その行いにより多くの人々の人生に影響を与えながら，個人としてはどこまでも単純に生きることだ。偉大さは単純さにあるからだ。
>
> [Martí-Ibáñez 1961, p.195]

　偉大さの核心にあるのは単純さだ。賢明な医師の核にあるのも単純さだ。それは，若い両親が生まれたばかりの我が子に注ぐ愛情や，幼い兄弟姉妹の間の絆や，青年たちが日々新たに成し遂げることや，大人になった息子や娘から年老いた親へのいたわりなど，ありふれたものに美を見出すことだ。われわれ医師は，こうした美を特等席で見ている。劇中の俳優と言ってもよいかもしれない。人々はわれわれに自分の健康を委ねてくれているからだ。医業とは，医療政治でも，受賞歴でも，発表した論文の数でも，出版した書籍の数でもない。偉大な行いの単純さを見出すためには，この点をよく分かっている必要がある。医業とは，患者のために毎日働くことだ。William Carlos Williams や Sir William Osler が「日々の単調な決まり仕事」と呼んだものの中にこそ偉大さがあるのだ。

辛いときには医師であることの幸運を思い出そう

　われわれは最も高貴な職業についている。Osler は，若い医師に向けて次のように記している。「皆さんは，なんの努力もすることなく高貴な遺産を手に入れた。それは，病に苦しむ人類のために無私の努力を尽くした何世代もの先

達が勝ち得たものだ」(Silverman et al. p.67)。医師という名誉は，謙虚な気持ちで受けなければならない。

　私は，医師という職業は，プロバスケットボール選手よりも，映画スターよりも，米国大統領よりも良いと思う。もちろん，これらの職業についた経験はないが，それでも，自分の意見が正しいことを確信している。医師ならば，35歳で年寄り扱いされることはないし，パパラッチに追い回されることもないし，世界の安全保障の重みを肩に背負わされることもない。コカ・コーラやクラフトフーズ*1の経営者になって成功するという人生もあるかもしれないが，私には砂糖水やピーナツバターを作っている自分を想像することができない。あなたも私も，世界で最高の仕事についている。われわれはときに過ちを犯し，完璧な仕事をすることもできない。けれども，可能なかぎり賢い医師になろうとすることはできる。

2　本書を終えるにあたり思うこと

　私にとって，本書を執筆することは2年にわたる冒険だった。私は医学史に埋もれた事実を掘り起こし，臨床文献の検索と個人的な回想と内省の間を行ったり来たりした。今，執筆を終えるにあたり，反復と思われることを恐れずに，いくつかの結論を述べたい。以下の10項目は，医の知と医術についての私の考察を蒸留したものだ。このように考えるに至った根拠はこれまでのページですべて説明してあるので，注釈はつけない。

1. 医療とは，何よりもまず，人々ができるだけ健康になれるようにすることである。
2. ある時代に不変の真理と思われていたことも，次の時代には滑稽に思われるかもしれない。
3. 学生生活は決して終わらない。
4. 道具はわれわれを癒し手にしてくれることもあれば，われわれの人間性を危うくすることもある。

---

*1 訳注：米国の食品・飲料会社。2012年に社名をモンデリーズ・インターナショナルに変更された。

5. われわれ医師は無謬からはほど遠い。
6. 教育は医術の一部である。
7. 医師は楽天的な職業である。
8. 医師には最大限に倫理的・道徳的な行動が求められる。
9. 賢明な医師になることは到達点ではなくプロセスである。
10. できるだけ賢明な医師になり，良い人間になるために日々努力することは，あなたに活力を与え，あなたを高貴にする。

3 賢明な医師と医術に関する知恵の言葉

- 医師に必要とされる特性：学識，知恵，人間性，誠実さ。[Hippocrates(紀元前460年頃～紀元前370年頃). Lindsay, p.iにて引用]

- 医業は商売ではなく芸術である。ビジネスではなく召命である。頭と同じだけ心も働かせなければならない召命である。[Sir William Osler(1849～1919). Osler, p.368]
  | ときには直観も重要な役割を果たす。

- 人類の歴史が始まって以来ずっと，医師は癒し手だった。原始時代には呪術や魔術によって，その後はHippocrates的な健全な規範に依拠した天然の資源によって，今日では科学的な医学によって，人々を癒している。[Martí-Ibáñez 1961, p.45]
  | そのとおり。なお，今日の癒しの術には，現代の科学的な医学の魔法のほかに，
  | 人間的な医術のスキルも用いられている。

- プロフェッショナルが人間として成長できるかどうかは，知性の社会的機能と個人的機能の両方を同時に発達させられるかによって決まる。医師では，この2つを切り離すことはできない。[米国の医師・人道家Edmund D. Pellegrino. Pellegrino, p.213]
  | 私は，今日の医学生のどれだけがこの文章を理解し，実感できるだろうかと思わ
  | ずにいられない。知性の社会的機能と個人的機能が切り離せないことを認識し，
  | 理解することは，真の癒し手になるための基本である。

- 医師という職業は，あらゆる職業の中で最も良い。なぜならそこには希望があるからだ。[米国の外科医 William J. Mayo(1861〜1939). Willius, p.1988にて引用]
  > われわれ医師には，希望しか提供できないときもある。けれども希望は，治療のための強力な武器になりうる。

- あらゆる人間的な価値観に異議が申し立てられているこの時代に，医師には相変わらず患者への思いやりが期待されていることは実に興味深い。[米国の医師 Ralph Crawshaw[9)]]

- われわれが他人の過ちから学ぶことができると考えるのは思い違いかもしれないが，そうなると，すべての過ちを自分で犯して学ぶしかないのだろうか？[米国の家庭医・教育者 G. Gayle Stephens[10)]]
  > Stephensのこの言葉を読むと，私は次のジョークを思い出す。
  > > 医師として成功するためには何が必要ですか？
  > > 的確な判断力です。
  > > どのようにして的確な判断力を身につけたのですか？
  > > 経験を積むことによってです。
  > > どのようにして経験を積んだのですか？
  > > 過ちを犯すことによってです。
  >
  > 私は，学術医を志す若手医師のために書いた『学術医学：臨床医のためのガイド』の序文にも，このお気に入りの警句を使った[11)]。学者にとっても医師にとっても患者にとっても，他人の過ちから学ぶ方がずっとよい。

- 医師が本心から人を救いたいと思っているときには，ほとんどの場合，そこそこ良好な結果が得られる。自分と人類をつなぐ，手で触れることのできない絆を感じることができる医師は，強固な基礎の上に医術を身につけることができる。そういう人は，医学知識においても個人としても，ほぼ確実に大きく成長する。医師の未来は彼らにかかっている。[米国の一般開業医・医師作家 Paul Williamson. Williamson, p.4]
  > この言葉は，もう半世紀も前，私がメディカルスクールを卒業した1961年に書かれた。それから今日までに，数々の新しい抗菌薬，画像技術，専門学会，医療過誤問題，医療保険制度，政府のプログラムが登場したが，彼の言葉はそのまま当てはまる。

- 良い医術とは，決意と責任感のある医師が，1人の人間としての患者に寄り添い，これを理解した上で，適切な医学知識を提供する人道主義行為である。[米国の心臓専門医 J. Willis Hurst[12)]]

- 医師であることは素晴らしい。[米国の内分泌学者 A.H. Rubenstein, 2001年12月5日，ウィットウォータースランド大学（南アフリカ・ヨハネスブルグ）の卒業式の挨拶より[13)]]

参考文献

1. Harvey A, ed. *Jalāl ad-Dīn Muḥammad Rūmī, aka Rumi*. The real work. From the teachings of Rumi. Boston: Shambhala Publications; 1999.
2. Hanson W. *The edge of medicine: the technology that will change our lives*. New York: Palgrave Macmillan; 2008:23.
3. Lawrence D. Telemedicine: with limited specialists, more areas to cover, and better reimbursement models, many hospitals are embracing telemedicine. *Healthc Inform*. 2009;25(14):42-44.
4. Breslow MJ, Rosenfeld BA, Doerfler M. Effect of a multiplesite intensive care unit telemedicine program on clinical and economic outcomes: an alternative paradigm for intensivist staffing. *Crit Care Med*. 2004;32(1):31-38.
5. Schlander M. The use of cost-effectiveness by the National Institute for Health and Clinical Excellence (NICE): no(t yet an) exemplar of a deliberative process. *J Med Ethics*. 2008;34(7):534-539.
6. Hay JW. Using pharmacoeconomics to value pharmacotherapy. *Clin Pharmacol Ther*. 2008;84(2):197-200.
7. Hanson W. *The edge of medicine: the technology that will change our lives*. New York: Palgrave Macmillan; 2008:131.
8. Bogdan HA. Félix Martí-Ibáñez Daedalus: the man behind the essays. *J Royal Soc Med*. 1993;86:593-595.
9. Crawshaw R. Humanitarianism in medicine. In: Smith MEC, (ed) *Living with medicine: a family guide*. Washington, DC American Psychiatric Association Auxiliary; 1987.
10. Stephens GG. A family doctor's rules for clinical conversations. *J Am Board Fam Pract*. 1994;7(2):179-181.
11. Taylor RB. *Academic medicine: a guide for clinicians*. New York: Springer; 2006.
12. Hurst JW. What do good doctors try to do? *Arch Intern Med*. 2003;163:2681-2686.
13. Rubenstein AH. A way of life (graduation speech). University of Witwatersrand, Johannesburg, South Africa, 5.12.2001. Available at: http://www.gradnet.wits.ac.za/archive/GradSpeeches/051201.asp; Accessed 8.8.2007.

第 15 章
エピローグ

1 人間の唯一の義務は，自分の運命を実現すること

　われわれの旅は，Paulo Coelho の印象的な寓話『アルケミスト』の引用から始まった。アンダルシアの羊飼いの少年サンチャゴは，ジプシーの女や，「セイラムの王様」を名乗る老人，錬金術師の励ましを受け，「自分の運命」とエジプトのピラミッド群に隠されている約束の宝物を求めて，すべてを捨ててスペインを離れた。彼は途中，賢者の助言に耳を傾け，手がかり（Coelho はこれを「前兆」と呼んだ）に気をつけ，自分の判断を信頼することを学んだ。そしてついに，思わぬ場所で宝物を見つけ，より重要なことに，探求の主要な目的である「自分の運命」を見出すことができた（Coelho, p.22）。

　アンダルシアの羊飼いも，21 世紀の医師も，実を言うとわれわれ全員が，自分が選んだ人生を歩みながら自分の運命を探している。われわれは，自分が何者であり，鏡に映る自分がどのように見えるかを明らかにしようとする。あなたは自分をなんのプロフェッショナルだと思っているだろうか？　癒し手か，教師か，管理職か，学者か，研究者か？　これらのすべてが医療というステージの上で重要な役割を果たしているが，それぞれは全然違う。そのため，われわれの探求では，2 つの関連したものを見出さなければならない。その 1 つは，困難な日々にあなたを支えてくれる，自分自身についての秘密のビジョンである「本当の役割」で，もう 1 つは，Rumi ことペルシャの詩人 Jalāl ad-Dīn Muḥammad Rūmī（1207～1273）が「本当の仕事」と呼んだものだ[1]（第 14 章）。

　Rabow らは，医師としてのアイデンティティ（自分の運命）を模索する米国の医学生たちが，個人的に大切と考える価値観にもとづいて自分の使命を表明した「ミッション・ステートメント」について調査を行った。米国内外の 59 のメディカルスクールで教えられている『癒し手の術』というプロフェッショ

ナル課程では，医学生たち（主に1年生と2年生）に，自分が最も大切だと思う価値観にもとづく理想の職業生活をミッション・ステートメントとして書かせている。

　著者らは，10校の医学生のミッション・ステートメントをランダムに100個選んで「個々のミッション・ステートメントのテーマのカタログ」を分析したところ，(1)プロとしてのスキル（現在の訓練に欠けていることへの対処や，患者の話に耳を傾けること，そばにいること，共感することなども含む），(2)個人的な資質（言行一致，強健さ，誠実さ，自尊心など），(3)プロとしてのアイデンティティ（人間関係や活動など）という3つの主要なテーマが見えてきた。代表的なコメントは，「どうすれば最もよく学ぶことができ，経験を成長の糧にすることができるかを知りたい」，「出会う人すべての目を見て，人間として深いところでつながる方法を知りたい」，「他者のために誠実に尽くせる人間でありたい」などだった。私が微笑ましいと思ったのは，ドライな「プロフェッショナリズム」についてのミッション・ステートメントが氾濫するこの時代に，医学生たちが勇気，バランス，愛，セルフケア，恐れ，癒し，畏怖の念について書いていたことだった[2]。

　われわれは生涯を通じて，学生たちが表明したこうした価値観を大切に持ちつづけなければならない。なかでも，医師であることの特権に対する畏敬の念は絶対に忘れないでほしい。ある学生は，「この高貴な仕事に欠かすことのできない謙虚さを身につけ，育てたい」と書いていた。

　最後に，医師として，人間として，皆さんに7つの課題を出そう。

1. 本書が本棚で埃をかぶることがないようにしてほしい。ときどき手にとって，気に入った箇所を再読してほしい。そして，「自分の運命」を探し求める若者に本書を読むように勧めてほしい。
2. それぞれの患者を，ものを考えたり感じたりする人間として見るように最善を尽くそう。彼らは病変の集まりではなく，修正の必要がある破綻した物語の持ち主なのだ。
3. 次の世代の医師たちの教師・指導者になろう。あなたの知識やスキルや知恵を自分だけのものとせず，惜しみなく分け与えよう。
4. あなたの家族を大切にし，彼らのことをどれだけ思っているかを何度でも伝えよう。

5. あなた自身の心身の健康を守ろう。なんと言っても，医療提供者にとっては自分自身が最も重要な道具なのだから。
6. あなたが医師をやめるときの医療が，あなたが医師になったときの医療に比べて少しでも良いものになっているように努力しよう。おそらくそうした心がけが，将来の医療をよりよいものにするのに役立つはずだ。
7. あなた自身の運命の探求をやめてはならない。その探求を通じて，あなたが良医になることを願ってやまない。

参考文献

1. Harvey A, ed. *Jalāl ad-Dīn Muḥammad Rūmī, aka Rumi*. The real work. From the teachings of Rumi. Boston: Shambhala Publications; 1999.
2. Rabow MW, Wrubel J, Remen RN. Promise of professionalism: personal mission statements of a national cohort of medical students. *Ann Fam Med*. 2009;7:336–342.

用語解説

10倍ミス　tenfold error
薬物の投与に関して起こる医療事故で，例えば，推奨用量が10 mgの薬物を100 mg投与してしまうこと（第12章）。

GOBSAT
「good old boys sat around a table」の頭字語。もっぱら専門家の意見や「経験」に依拠する，エビデンスに欠けた臨床ガイドラインのこと。経験（experience）の定義を参照されたい（第5章）。

WHIM
「What have I missed?（忘れ物はないか？）」の頭字語。医師は患者の診察を終える前に（何かが引っかかるときには特に）WHIMを確認する必要がある（第4章）。

赤旗　red flag
臨床における「赤旗」とは，「絶対に見落としてはいけない」疾患の存在を示唆する危険信号のことである。例えば，無痛性の肉眼的血尿は，尿路腫瘍の最初の徴候かもしれない（第4章）。

アフォリズム　aphorism
有用な真実を記憶に残りやすい言葉で簡潔に表現したもの。「正しい診断をするのは最後に患者を診た医師だ」は，医療に関する古典的な（作者不詳の）アフォリズムである。もう1つ，「自分の治療をする医師は愚かな患者だ」は，Oslerによるアフォリズムである（第1章）。

医師の職業人生　medical professional life
医師の職業人生には，ある程度予測できる5つの段階がある。ほとんどの医師が，医学教育と研修から始まり仕事の縮小と退職で終わるこれらの段階を経験する（第13章）。

医術　doctoring
1人ずつの患者に医療を提供する芸術と科学（第1章）。

隠語　argot
一般に，隠語とは仲間内だけで通用する慣用的な言葉をさすが，医学の世界では，患者

が理解していないと思って医師が用いる単語やフレーズのことである．心気症を示唆する「high cerum porcelain level（血中陶器濃度が高い）」[*1] や，「funny looking kid（様子のおかしい子供）」の頭字語「flk」をつないで発音した「フリック（flick）」などがそれにあたる．多くの理由から，医師は隠語を使用するべきではない（第3章）．

インパクトファクター　impact factor
ある雑誌に掲載された記事が，他の出版物に引用される頻度の尺度．医学雑誌編集者や出版社が使用する（第8章）．

インフォームド・オピニオン・インペラチブ　informed opinion imperative
医師が患者に治療の選択肢を十分説明した上で，患者が選択するべき最善の治療法について意見を述べることを，私はこう呼びたい．患者が判断を行わなければならない場合には，医師はインフォームド・オピニオン・インペラチブを与える義務を負っていると思う（第12章）．

内に秘めたアナキズム　closeted anarchism
多くの科学者や診療医は，いつの日か，今日の枠組みを覆さざるを得ないような，予期せぬ事実を見つけてやろうという野望を抱いている．Francis S. Collins は，こうした野望を「内に秘めたアナキズム」と呼んだ（第8章）．

栄養機能食品　nutraceutical
「nutrient（栄養）」と「pharmaceutical（医薬品）」を組み合わせた新語で，人参や緑茶など，医療目的に使用される食品または食品サプリメントのこと（第11章）．

エチケットにもとづく医療　etiquette-based medicine
臨床法にマナーを取り入れたプロセス．例えば，患者に自己紹介し，握手をし，椅子に座って話をし，自分の役割を説明する（第3章）．

エビデンスにもとづく医療　evidence-based medicine（EBM）
Sackett らは，今日の臨床医によって高く評価されている EBM を，「個々の患者の治療のために医療判断を行う際に，現時点で最高のエビデンスを，良心的，明示的，賢明に利用すること」と定義している（第8章）．

遠隔医療　telemedicine
ヘルスケアと情報通信技術（電子カルテ，インターネットなど）の融合によって生まれた，現在めざましい進歩を遂げている医療分野（第13章）．

[*1] 訳注：心気症を意味する俗語「crock」には「陶製の壺」という意味もあるため．

害を与えない non-malfeasance
「First, do no harm（まず害を与えないこと）」という格言とほぼ同じ意味の倫理学用語。特に，自殺の幇助など，意図的な危害を及ぼさないようにすること（第12章）。

隠しカリキュラム hidden curriculum
診断技術，薬物やその用量，技術的スキルのほかにメディカルスクールで学ぶこと。例えば，同僚の医師との付き合い方や，内なる自己の育て方など（第9章）。

クイズ医者 Quiz-Doc
Dr. Seussによる造語。クイズ医者は，質問をするのが得意でいくらでも質問できるが，相手の話を聞くのは苦手である（第3章）。

薬としての医師 doctor as the drug
医師の存在自体に癒しの力があるということ。その力はしばしば既存のどの薬物よりも強力である（第5章）。

経験 experience
われわれが年をとるにしたがって獲得し，ときに「過ち」と呼ぶもの（第8章）。

合理的な非介入的パターナリズム rational non-interventional paternalism
患者ケアの意思決定に関してSavulescuが提唱した方法。医師が患者にとって何が最善であるかの結論を出した上で，患者と合理的な話し合いをして，医師が最善と考える選択を納得させること（第12章）。

コンサルテーション consultation
一般的には，ほかの医師と治療を分担することで，より良好な転帰と，貴重な学習の機会が得られる（第5章）。

システムにもとづく医療 systems-based medicine
異常をきたした臓器（心臓など）の「上」の階層（人，家族，社会など）と「下」の階層（組織，細胞など）の両方を考えるヘルスケア概念（第5章）。

疾患に特徴的な pathognomonic
疾患に特徴的な臨床所見とは，その疾患を特徴づける症状，身体徴候，検査所見，画像所見のことであり，その存在は診断の裏付けとなる。麻疹のコプリック斑は，疾患に特徴的な徴候の一例である（第4章）。

疾患の否認と合理化の症候群 disease denial and rationalization syndrome
臨床現場で，患者と医師の両方が，疾患を治療するための行動に出る必要性を無視するという暗黙の合意に達している状況（第2章）。

指定依頼人 designated requestor
指定依頼人の仕事の1つは，人が死ぬときに家族に対して臓器提供を求めることだ（第12章）。

自分の運命 personal legend
Paulo Coelhoの『アルケミスト』に登場する「セイラムの王様」と名乗る老人によると，自分の運命とは，「自分がずっと成し遂げたいと思っていたこと」だ（Coelho, p.21）（第15章）。

シマウマ zebra
まれな疾患の比喩。ウマの群れの中に1頭だけシマウマが混ざっていることがあるように，疲労を訴えてあなたのもとにやってくる多くのありふれた疾患の患者を診ている中で，いつか重症筋無力症の患者に出会うことがあるかもしれない（第4章）。

自由回答式の質問 open-ended question
「はい」か「いいえ」では答えられない問いかけ（第3章）。

ジュネーブ宣言 declaration of Geneva
「ヒポクラテスの誓い」の精神を今日の状況に合った言葉で表現した，医の倫理に関する規定。米国のほとんどのメディカルスクールの学生が卒業式で暗唱する（第12章）。

情報収集の達人になる information mastery
医師が雑誌，書籍，生涯教育プログラム，インターネットなどを通じて日々出会う膨大な量の科学的データの中から，自分にとって有益な情報を収集する技術（第8章）。

遂行機能 executive function
目的志向の行動を計画し，開始し，連続させ，モニターし，抑制する能力（第2章）。

生命システムの階層 hierarchy of natural systems
素粒子から生物圏まで，いくつもの階層からなる生命システムを考える理論モデル。任意の階層で生じた変化（摂動）は，システム全体に影響を及ぼす（第5章）。

善を行う beneficence
「bene facere（善を行う）」というラテン語に由来する倫理学の専門用語。「malfeasance（害を与える）」の対義語（第12章）。

即興 improvisation
臨床医が患者から病歴を聞き出す際に，ジャズミュージシャンが即興演奏を繰り広げるときのように，患者との対話の中で与えられる手がかりに即座に反応し，病歴聴取の筋書きから離れて，情報量に富む物語を聞き出すこと（第3章）。

第三の耳　third ear
解剖学的には存在しない耳。通常は，「第三の耳で聞く（listening with the third ear）」という形で使われ，病歴を聴取する際に，患者がものごとをどのように語り，どのような身振りや感情を見せ，何を語らなかったかに注意を払うことをさす（第3章）。

第二の犠牲者　second victim
医療事故により患者を傷つけてしまった医師は，自信を喪失して，診療に関する判断ができなくなってしまうことがある。この医師は，医療事故の「第二の犠牲者」になってしまったのだ（第12章）。

多剤併用　polypharmacy
多剤併用という薬理学の無法地帯では，「単独で飲んで体に良い薬なら，3種類飲めばもっと良いはずだ」という考え方が幅を利かせている（第5章）。

治療狂　furor therapeuticus
疾患を治療するために何かを（なんでもいいから）処方しなければと必死になってしまう医師たちを皮肉る偽ラテン語（第5章）。

テストステロン・クリーゼ　testosterone storm
立派な男性医師が，患者や同僚や学生やスタッフに対する性的空想のままに行動してしまった場合に起こることを表す造語（第12章）。

動物を代理とする仮病　malingering by animal proxy
ペットの飼い主が動物病院に健康なペットを連れてきてありもしない不調を訴え，自分（人間）が使用するための規制薬物を入手しようとすること（第3章）。

匿名の共謀　collusion of anonymity
Balintの説明によれば，多くの医師や医療提供者が意思決定を行い，オーダーを書き，患者とその家族に助言をするが，誰一人として責任を負っておらず，責任が希釈されることにより患者ケアの質が低下するおそれがある状態（第5章）。

ナイトホーク　nighthawk
テレラジオロジー（遠隔放射線医学）の1種。米国のアイダホ州ケッチャムで真夜中に撮影された診断フィルムを，昼間のスペインやインドの放射線科医が読影してくれるシステム（第13章）。

ならず者医者　rogue doctor
医師としての品位を損なうような，容認できない行動を繰り返す者（第12章）。

偽パール　plastic pearl
一見，叡智の結晶のように見えるが，真実ではない口伝。例えば，「急性の腹痛のある患者に麻薬を投与すると，診断の確定が困難になるおそれがある」は，広く伝わっているが真実ではない（第4章）。

入場券　ticket of admission
患者が診療所に来る本当の理由が，患者自身が訴える不調（不調は本当にあることもないこともある）とは違っている場合の，表向きの受診理由。例えば，漠然とした上腹部痛を訴えてあなたのところに来る患者が抱えている本当の問題は，仕事や結婚生活や経済状態や家族にあるのかもしれない（第3章）。

バーチャルeラーニング　virtual e-learning
バーチャル患者のバーチャル診察，共同学習，「専門家に質問」などからなるオンライン学習システム。それぞれの医師に合わせた「オーダーメイド」学習が可能（第8章）。

早すぎる死亡宣告　premature declaration of death
がんやその他の命にかかわる疾患を有する患者は，ときどき，自分は人々から避けられていて，孤立し，見捨てられてしまったと感じると報告することがある（第6章）。

パール　pearl
パールは，クリニカル・パールや診断パール（ほとんどが診断と関係があるため）とも呼ばれ，あまり知られていない，臨床医にとって役に立つ事実を，覚えやすい言い回しで表現したもの。例えば，「虫垂炎の患者は空腹を感じにくい」など（第4章）。

パレートの法則　Pareto principle
集団の20％が80％の結果を生み出すということ。この概念を最初に提案したイタリアの経済学者にちなんで名づけられた（第7章）。

病的悲嘆　pathologic grief
愛する人の死やその他の喪失体験の後，悲嘆の最初の4段階（否認，怒り，取引，抑うつ）のいずれかの沼から抜け出せなくなっている状態（第6章）。

不可欠妄想　delusion of indispensability
短い期間でも自分がいないと患者は生きていけないという誤った思い込み（第11章）。

分配的正義　distributive justice
モノやサービスの公正な配分に関する倫理原則（第14章）。

ベッドサイド医 bedside doctor
患者との間に病院のベッドのフットボードや診察室の机などの物理的障害物がないように配慮する医師のこと（第5章）。

ヘルス・リテラシー health literacy
パンフレットや処方薬のラベルの指示など，患者がヘルスケアを受ける過程で与えられる各種の情報を理解する能力の有無のこと（第5章）。

滅入らせ患者 heartsink patient
予約リストに名前があると，医師が少しだけ憂鬱になってしまうような患者（第7章）。

物語にもとづく医療 narrative-based medicine
患者に自分の人生の一部を語らせ，「物語が破綻している部分の修正」を手伝う臨床行為（第3章）。

物語能力 narrative competence
他者の物語や状態を認め，吸収し，解釈し，働きかける能力（第3章）。

問題指向型の重要なエビデンス problem oriented evidence that matters（POEM）
臨床における重要な疑問にエビデンスにもとづいて答えようとする取り組み（第8章）。

薬学知識ゆえの油断 pharmaceutical invincibility
自分は薬物とその作用についてよく知っているから中毒にはならないという思い込み。医師の間でときどき見られる（第12章）。

病 illness
疾患（disease）だけでなく，患者が疾患に関連して経験すること（痛みやその他の苦しみ，経済的打撃，本人や家族や友人の人生への影響）も含めた概念（第2章）。

良医，賢明な医師 wise physician
患者に対して最新の上質な治療を提供するだけでなく，自分の家族や医師仲間や自分自身への配慮も忘れない医師（第1章）。

図書目録

Ackerknecht EH. *History and Geography of the Most Important Diseases*. New York: Hafner; 1972.
Balint M. *The Doctor, His Patient, and the Illness*. 2nd ed. London: Churchill Livingstone; 2000.
Bean RB, Bean WB. *Aphorisms by Sir William Osler*: New York: Henry Schuman; 1950.
Birnholz JC. *Clinical Diagnostic Pearls*. Flushing, New York: Medical Examination Publishing Co.; 1971.
Bloomfield RL, Chandler ET. *Pocket Mnemonics for Practitioners*. Winston-Salem, North Carolina: Harbinger Medical Press; 1983.
Bollett AJ. *Plagues and Poxes: the Impact of Human History on Epidemic Disease*. New York: Demos; 2004.
Bordley J, Harvey A McG. *Two Centuries of American Medicine*. Philadelphia: Saunders; 1976.
Brallier JM. *Medical Wit and Wisdom*. Philadelphia: Running Press; 1994.
Breighton P, Breighton G. *The Man Behind the Syndrome*. Heidelberg: Springer; 1986.
Brody H. *Stories of Sickness*. New Haven: Yale University Press; 1987.
Callan JP. *The Physician: a Professional Under Stress*. Norwalk, Connecticut: Appleton-Century-Crofts; 1983.
Cartwright FF. *Disease and History: the Influence of Disease in Shaping the Great Events of History*. New York: Crowell; 1972.
Cassell EJ. *Doctoring: the Nature of Primary Care*. New York: Oxford; 1997.
Coelho P. *The Alchemist*. New York: HarperCollins; 1993.
Collins FS. *The Language of God*. New York: Free Press/Simon and Schuster; 2006.
Dirckx JH. *The Language of Medicine: its Evolution, Structure, and Dynamics*. 2nd ed. New York: Praeger; 1983.
Dorland's Illustrated Medical Dictionary. 31st ed. Philadelphia: Saunders; 2007.
Durham RH. *Encyclopedia of Medical Syndromes*. New York: Harper and Brothers; 1960.
Ellerin TB, Diaz LA. *Evidence-Based Medicine: 500 Clues to Diagnosis & Treatment*. Philadelphia: Lippincott, Williams & Wilkins; 2001.
Evans B, Evans C. *A Dictionary of Contemporary American Usage*. New York: Random House; 1957.
Evans IH. *Brewer's Dictionary of Phrase and Fable*. New York: Harper & Row; 1970.
Firkin BG, Whitworth JA. *Dictionary of Medical Eponyms*. Park Ridge, New Jersey: Parthenon; 1987.
Fortuine R. *The Words of Medicine: Sources, Meanings, and Delights*. Springfield, Illinois: Charles C. Thomas; 2001.
Fowler HW. In: Gowers E, ed. *A Dictionary Of Modern English Usage*. 2nd ed. New York: Oxford; 1965.
Garland J. *The Physician and his Practice*. Boston: Little, Brown and Co.; 1954.
Garrison FH. *History of Medicine*. 4th ed. Philadelphia: Saunders; 1929.
Gershen BJ. *Word Rounds*. Glen Echo, Maryland: Flower Valley Press; 2001.
Gordon R. *The Alarming History of Medicine: Amusing Anecdotes from Hippocrates to Heart Transplants*. New York: St. Martin's Griffin; 1993.

Haubrich WS. *Medical Meanings: a Glossary of Word Origins*. Philadelphia: American College of Physicians; 1997.

Hendrickson R. *The Literary Life and Other Curiosities*. New York: Viking; 1981.

Holt AH. *Phrase and Word Origins: a Study of Familiar Expressions*. New York: Dover; 1961.

Huckleberry ER. *The Adventures of Dr. Huckleberry*. Portland, Oregon: Oregon Historical Society; 1970.

Huth EJ, Murray TJ. *Medicine in Quotations: View of Health and Disease Through the Ages*. Philadelphia: American College of Physicians; 2006.

Inglis B. *A History of Medicine*. New York: World; 1965.

Johnson WM. *The True Physician: the Modern "Doctor of the Old School"*. New York: Macmillan; 1936.

Lindsay JA. *Medical Axioms, Aphorisms and Clinical Memoranda*. London: H.K. Lewis Co.; 1923.

Lipkin M. *The Care of Patients*. New York: Oxford; 1974.

Magalini SI, Scrascia E. *Dictionary of Medical Syndromes*. 2nd ed. Philadelphia: Lippincott; 1981.

Maimonides M. In: Bos G, ed. *Medical Aphorisms: Treatises 1-5*. Provo Utah: Brigham Young University Press; 2004.

Major RH. *Classic Descriptions of Disease*. 3rd ed. Springfield, Illinois: Charles C. Thomas; 1945.

Major RH. *Disease and Destiny*. New York: Appleton-Century; 1936.

Maleska ET. *A Pleasure in Words*. New York: Fireside Books; 1981.

Manning PR, DeBakey L. *Medicine: Preserving the Passion*. 2nd ed. New York: Springer; 2004.

Martí-Ibáñez F. *Men, Molds and History*. New York: MD Publications; 1958.

Martí-Ibáñez F. *A Prelude to Medical History*. New York: MD Publications; 1961.

Mayo CH, Mayo WJ. *Aphorisms of Dr. Charles Horace Mayo and Dr. William James Mayo*. Willius FA, editor. Rochester Minnesota: Mayo Foundation for Medical Education and Research; 1988.

McDonald P. *Oxford Dictionary of Medical Quotations*. New York: Oxford University Press; 2004.

Meador CK. *A Little Book of Doctors' Rules II*. Philadelphia: Hanley & Belfus; 1999.

Oldstone MBA. *Viruses, Plagues and History*. New York: Oxford University Press; 1998.

Onions CT. *The Oxford Dictionary of English Etymology*. Oxford: Clarendon Press; 1979.

Osler W. *Aequanimitas with Other Addresses*. 3rd ed. Philadelphia: Blakiston; 1932.

Pellegrino ED. *Humanism and the Physician*. Knoxville, Tennessee: University of Tennessee Press; 1979.

Penfield W. *The Torch*. Boston: Little, Brown and Co.; 1960.

Pepper OHP. *Medical Etymology*. Philadelphia: Saunders; 1949.

Post JM, Robins RS. *When Illness Strikes the Leader: the Dilemma of the Captive King*. New Haven, Connecticut: Yale University Press; 1993.

Porter R. *The Greatest Benefit to Mankind*. New York: Norton; 1997.

Rapport S, Wright H. *Great Adventures in Medicine*. New York: Dial Press; 1952.

Reveno WS. *Medical Maxims*. Springfield, Illinois: Charles C. Thomas; 1951.

Reynolds R, Stone J, eds. *On Doctoring*. New York: Simon & Schuster; 1991.

Sebastian A. *The Dictionary of the History of Medicine*. New York: Parthenon; 1999.

Sherman IW. *The Power of Plagues*. Washington, DC: ASM Press; 2006.

Shipley JT. *Dictionary of Word Origins*. New York: Philosophical Library; 1945.

Shryock RH. *Medicine and Society in America: 1660-1860*. Ithaca New York: Cornell University Press; 1960.

Silverman ME, Murray TJ, Bryan CS. *The Quotable Osler*. Philadelphia: American College of Physicians; 2003.

Skinner HA. *The Origin of Medical Terms*. Baltimore: Williams & Wilkins; 1949.

Sosnik DB, Dowd MJ, Fournier R. *Applebee's America: How Successful Political, Business, and Religious Leaders Connect with the New American community*. New York: Simon & Schuster; 2006.

Starr P. *The Social Transformation of American medicine*. New York: Basic Books; 1982.

Strauss MB. *Familiar Medical Quotations*. Boston: Little, Brown; 1968.

Taylor RB. *Family Medicine: Principles and Practice*. 6th ed. New York: Springer; 2003.

Taylor RB. *White Coat Tales: Medicine' Heroes, Heritage and Misadventures*. New York: Springer; 2008.

Train J. *Remarkable Words with Astonishing Origins*. New York: Charles N. Potter; 1980.

Weiss AB. *Medical Odysseys: the Different and Sometimes Unexpected Pathways to 20th Century Medical Discoveries*. New Brunswick, New Jersey: Rutgers University Press; 1991.

Williamson P. *Office Diagnosis*. Philadelphia: Saunders; 1961.

索　引

和　文

あ行

赤旗　70, 323
握手，分かる可能性のある疾患　72
悪性黒色腫，見落としてはいけない徴候　88
悪性貧血，偽パール　81
アジソン病，クリニカル・パール　79
アスピリン，副作用　105
アセタゾラミド，副作用　105
アフォリズム　11, 323
アブミ骨，語源　192
アルコール乱用　235, 275
アルフゾシン，副作用　105
アレンドロネート，副作用　105
アンフェタミン系食欲抑制薬，肥満への適応　103

医学
　　コンピュータ化　17
　　集団化　15
　　商業化　15
　　女性の進出　18
　　政治の介入　18
　　不確実性　209
　　マーフィーの法則　248
　　民主化　14
医学史
　　逸話　243
　　文献　192
医学用語
　　患者と医師で違う意味を持つ——　61
　　語源を学ぶ　189

胃がん，クリニカル・パール　79
医師
　　21世紀の課題　309
　　家族　217
　　患者との関係　27
　　患者との恋愛　277
　　薬としての——　114, 325
　　個人生活と職業生活のバランス　235
　　子供と触れ合う　222
　　仕事と家庭のバランス　220
　　自分を大切にする　204, 231
　　職業人生　288, 323
　　人生　233
　　特権　186
　　人間関係　217
　　恥ずべき行為　278
　　品位を損なうような行為　274
　　不正行為　278
　　燃え尽きない　233
医師作家　240
医術　8, 187, 323, 309
医師を育てる　183
偉大な医師　2
痛み，診察　75
医の技術　8
医の知　5
イブプロフェン，副作用　106
『いやいやながら医者にされ』　195
癒し手　24
　　エビデンスにもとづく——　99
医療
　　エチケットにもとづく——　53
　　エビデンスにもとづく——　169
　　システムにもとづく——　102, 325

333

情報技術 292
　　物語にもとづく—— 50
医療技術, 進化 310
医療経済 291
医療事故 267
医療の質に基づく支払い 311
医療の生態学 70
医療費 291
陰茎, 語源 191
隠語 64, 323
インパクトファクター 167, 324
インフォームド・オピニオン・インペラチブ 264, 324
インフルエンザ, 語源 190

内に秘めたアナキズム 177, 324

栄養機能食品 243, 324
『疫病と世界史』 194
エチケットにもとづく医療 53, 324
エビデンスにもとづく医療 169, 324
遠隔医療 294, 324

音叉, 診察 76, 206

か行

害を与えない 257, 325
隠しカリキュラム 197, 325
脚気, 語源 190
カルバマゼピン, 副作用 106
加齢と折り合いをつける 298
がん, 見落としてはいけない徴候 83
寛解 62
寛骨臼, 語源 190
患者
　　死にゆく—— 123, 130
　　スケジュールを乱す—— 154
　　性的虐待 276
　　尊重 127, 148, 150, 158
　　対応の難しい—— 32
　　滅入らせ—— 34
患者から学ぶ 36

患者ケア 23
　　倫理 264
患者との恋愛 277
患者に寄り添う 23
関節炎, クリニカル・パール 79
関節リウマチ, 診察 73

キス病 245
キノロン系薬, 副作用 107
キャリアの選択 202
急性閉塞隅角緑内障, 見落としてはいけない
　　徴候 84
狂犬病, 臨床徴候 82
狭心症, クリニカル・パール 78
胸痛, 偽パール 81

クイズ医者 55, 325
薬としての医師 114, 325
クリニカル・パール 77
クロミプラミン, 副作用 106

計画を立てる 287
経験 165, 325
脛骨, 語源 192
傾聴 57
頸動脈狭窄症, スクリーニング 170
結核 3
結核菌 244
　　潜伏感染 174
結節性硬化症, 臨床徴候 82
検疫, 語源 192
幻覚, クリニカル・パール 80
検眼鏡検査, コツ 205
研修, 生活の変化 288
幻聴, クリニカル・パール 80
賢明な医師 34, 329
減量手術, 倫理 259

甲状腺機能亢進症, 診察 73, 76
合理的な非介入的パターナリズム 264, 325
顧客サービス 151

索引

ゴットロン丘疹，臨床徴候　82
子供と触れ合う　222
子供に慈善活動のきっかけを与える　224
コプリック斑，臨床徴候　82
コミュニケーション　49
コンサルテーション　115, 325

さ行

催眠鎮静薬，副作用　106
サブスペシャリティの決定　201
サルコイドーシス，クリニカル・パール　79
ザレプロン，副作用　106

死　123
　医師の見方　128
　患者の家族の受け止め方　138
　管理スキル　124
　高齢者の見方　128
　良い――　126
時間管理　153, 155
ジギタリス，副作用　106
子宮外妊娠，見落としてはいけない徴候　84
子宮頸部，語源　192
『ジーキル博士とハイド氏』　196
シクロホスファミド，副作用　106
ジゴキシン，副作用　106
自殺　136
システム思考　291
システムにもとづく医療　102, 325
膝蓋腱反射，診察　76
疾患　26
　管理　97
　特徴的な臨床徴候　81
　　見落としてはいけない――　83, 87
　予防　97, 116
疾患に特徴的な　81, 325
疾患の否認と合理化の症候群　43, 325
湿疹，小児患者の治療薬　171
指定依頼人　263, 326
死にゆく患者　123
　希望　133
　孤立　132

シプロヘプタジン，副作用　106
自分の運命　319, 326
死亡宣告　125, 137
シマウマ　92, 326
自由回答式の質問　55, 160, 326
充足の延期　211
ジュネーブ宣言　256, 326
守秘義務　258, 261
腫瘍　62
腫瘤　62
生涯学習　163
　新しい技術を学ぶ　238
　医学史を学ぶ　192
　インターネット　172
　最適な学習スタイル　165
　参考図書　171
　情報収集　169, 173
　専門医へのコンサルトから学ぶ　174
　文献を読む　166
　ほかの医師と交流する　164
　豆知識　174
情報収集の達人になる　169, 326
ショック　62
自律　258
シルデナフィル，副作用　107
心外膜炎，クリニカル・パール　78
神経　62
真実を告げる　258
腎腫瘍，見落としてはいけない徴候　83
新生児高ビリルビン血症，偽パール　81
身体化　34
身体診察　56, 72, 76, 89
　コツ　205
診断　69
　WHIM (What have I missed?)　89
　握手から分かる可能性のある疾患　72
　うっかりミスをなくす　86
　クリニカル・パール　77
　手がかり　70
　偽パール　80
　バイタルサイン　75
　見落としてはいけない疾患　83

335

問題を分析しすぎない　84
心不全　61
心房細動, クリニカル・パール　79
信用　253
信頼　253
診療
　　ITスキル　292
　　医療過誤　41
　　インターネット　292
　　患者に触れる　31
　　患者に寄り添う　23
　　患者の信頼に応える　281
　　患者の信頼を得る　280
　　患者の尊重　127, 148, 150, 158
　　患者への質問　31, 40, 54, 55, 59,
　　　65, 89
　　携帯電話　292
　　自己紹介　40
　　死にゆく患者の家族に寄り添う　123
　　診断名を告げる　38
　　スキルの衰えを感じたとき　301
　　スケジュールを乱す患者　154
　　生活の変化　288
　　ただ慰める　42
　　パレートの法則　156
　　秘密を守る　265
　　ほかの医師を批判しない　270
　　友人の――　35
　　ユーモア　39, 246, 248
　　倫理　260
診療所
　　スタッフ　146, 159
　　設備投資　149
　　出来事の把握　146
人類への奉仕　8, 187

遂行機能　29, 326
髄膜炎菌血症, 見落としてはいけない徴候
　　83
髄膜炎菌性髄膜炎, 見落としてはいけない徴
　　候　87
スピロノラクトン, 副作用　108

正義　259
整形外科, 語源　191
生計を立てる　145
精索静脈瘤, クリニカル・パール　79
精巣, 語源　191
精巣腫瘍, 見落としてはいけない徴候　88
精巣捻転症, 見落としてはいけない徴候　83
生命システムの階層　101, 326
脊髄硬膜外膿瘍, 見落としてはいけない徴候
　　87
脊柱管狭窄症, クリニカル・パール　80
仙骨, 語源　191
専門分野の決定　197
善を行う　257, 326

爪囲線維腫, 臨床徴候　82
臓器移植, 倫理　263
僧帽弁, 語源　190
即興　56, 326
ゾルピデム, 副作用　106
尊厳死　129

た行

対応の難しい患者　32
第三の耳　77, 327
退職
　　ITスキル　292
　　加齢と折り合いをつける　298
　　準備　296
　　生活の変化　289
　　やめた後の計画　304
　　やめどきの判断　303
退職後の生活　302
大腿骨頭すべり症, 見落としてはいけない徴
　　候　87
第二の犠牲者　327
　　医療事故　269
胎盤, 語源　192
多剤併用　112, 327
打診, コツ　206
タダラフィル, 副作用　107
多発性硬化症, クリニカル・パール　78

知恵の言葉
　　21世紀の医の知　19
　　家族やコミュニティー　228
　　患者に寄り添う　45
　　計画を立てる　306
　　賢明な医師と医術　315
　　疾病の管理と予防　118
　　死にゆくことと死　141
　　自分を大切にする　250
　　生涯学習　179
　　臨床医として生計を立てる　161
　　臨床診断　93
　　臨床対話とコミュニケーション　66
　　倫理，信用，信頼　282
　　若き医師たちにも教えたい――　212
腟，語源　192
虫垂炎
　　クリニカル・パール　79
　　見落としてはいけない徴候　87
聴診，コツ　205
朝鮮人蔘　243
治療　97
　　医師が「薬」になる　114
　　患者のヘルス・リテラシー　110
　　禁忌　102
　　コンサルテーション　115
　　自分の家族　225
　　多剤併用　112
　　治療法の決定　98
　　薬物相互作用　109
　　薬物の副作用　104
　　薬物療法の限界　112
治療狂　113, 327

ツベルクリン　3

テオフィリン，喘息への適応　104
テストステロン・クリーゼ　276, 327
デュピュイトラン拘縮，診察　73
テラゾシン，副作用　105
電子医療　295
電子カルテ　149, 292

伝染性単核球症　245
天然痘，語源　189

橈骨神経麻痺，診察　73
糖尿病，インスリン　171
動物を代理とする仮病　61, 327
ドキサゾシン，副作用　105
『ドクターアロースミス』　196
『ドクトル・ジバゴ』　197
匿名の共謀　116, 327
突然死　135
トピラメート，副作用　108
土曜の夜麻痺　73
トラゾドン，副作用　108
ドラッグ・シーカー　34

な行

ナイトホーク　293, 327
ならず者医者　274, 327

偽パール　80, 328
日記をつける　243
入場券　56, 328
人間ドック，効果　103

ネグリ小体，臨床徴候　82
粘液水腫，語源　191

は行

肺がん，見落としてはいけない徴候　84
バイタルサイン　75
パーキンソニズム
　　クリニカル・パール　79
　　診察　73
パーキンソン病，クリニカル・パール　80
箱の中の医師　310
バーチャルeラーニング　172, 328
発熱，診察　73
鼻ポリープ，クリニカル・パール　78
パニック，語源　191
馬尾症候群，見落としてはいけない徴候　84
早すぎる死亡宣告　133, 328

バランス
　　個人生活と職業生活の—— 235
　　仕事と家庭の—— 220
パール 77, 328
バルサルバ手技，コツ 206
バルデナフィル，副作用 107
パレートの法則 156, 328
バレニクリン，副作用 108
ハンター下痢，語源 190

引きこもり 29
尾骨，語源 190
ビスホスホネート系薬，副作用 105
ヒドロキシクロロキン，副作用 106
皮膚筋炎，臨床徴候 82
非ベンゾジアゼピン系薬，副作用 106
ヒポクラテスの誓い 254
被保険者 16
秘密を守る 258, 265
病的悲嘆 139, 328
病歴聴取 56

不安，診察 73
フェニトイン，副作用 107
不可欠妄想 234, 328
副作用 104
腹痛，偽パール 81
腹部大動脈瘤，見落としてはいけない徴候 88
舞踏病，診察 73
プラミペキソール，副作用 107
ブルズアイ発疹，臨床徴候 82
プロトンポンプ阻害薬，副作用 107
プロフェッショナル 212, 271
分配的正義 311, 328

『平静の心：オスラー博士講演集』 194
ベッドサイド医 98, 329
ベッドサイド教育 98
ペラグラ 3
ヘルス・リテラシー 110, 329
片頭痛，クリニカル・パール 78

膀胱腫瘍，見落としてはいけない徴候 83
放射能 3
ホスホジエステラーゼ5阻害薬，副作用 107
ホルモン補充療法，更年期女性への適応 103

ま行

まず害を与えないこと 12, 257, 325
末梢血管疾患，診察 77
マーフィーの法則 248
マラリア，クリニカル・パール 80
マルファン症候群，見落としてはいけない徴候 84

ミノサイクリン，副作用 107
『ミドルマーチ』 195

名医 4
滅入らせ患者 34, 329
メフロキン，副作用 107

網膜剥離，見落としてはいけない徴候 83
物語にもとづく医療 50, 329
物語能力 50, 329
問題指向型の重要なエビデンス 170, 329

や行

夜間痛，偽パール 80
薬学知識ゆえの油断 276, 329
薬物
　　自己処方 235
　　相互作用 109
　　まれな副作用 104
薬物乱用 235, 275
病 26, 329
　　患者に及ぼす影響 28
　　患者の家族に及ぼす影響 30

遊走性紅斑，臨床徴候 82
ユーモア 39, 246, 248

翼状片，語源　189
予防　116

ら行

ライム病，臨床徴候　82

リステリン　3
リチウム，副作用　106
リファンピシン　245
　　　副作用　108
良医　5，309，329
臨床実践　97
臨床診断　69
臨床スキル　164
臨床対話　49
臨床転帰　101
臨床面接　51
　　　曖昧な主訴　56
　　　椅子に座って話す　52
　　　隠語を使わない　64
　　　患者との価値観や文化の違い　63

患者の死や回復の予測　131
患者の名前を呼ぶ　51
患者への質問　31，40，54，55，59，65，89
傾聴の技術　57
誤解するおそれのある表現　134
死亡宣告　125，137
目を合わせる　53
「分かりません」と伝える　64
倫理　253

レアトリル　208
『歴史は病気でつくられる』　194
『歴史を変えた病』　193
列車転覆　115

わ行

ワクチン，語源　192
ワルファリン　170
腕頭動脈，語源　190

欧　文

10倍ミス　267，323
18秒医者　52

α_1遮断薬，副作用　105
β遮断薬
　　　心不全への適応　104
　　　副作用　105

acetabulum　190
aphorism　11，323
argot　323
art of medicine　8

bedside doctor　98，329
beneficence　257，326
beriberi　190

care of the patient　24
caring for the patient　24
cervix　192
closeted anarchism　324
coccyx　190
collusion of anonymity　116，327
consultation　325
covered lives　16

declaration of Geneva　326
delayed gratification　211
delusion of indispensability　328
designated requestor　263，326
difficult patient　32
disease　26
disease denial and rationalization syndrome　43，325
distributive justice　328

doctor as the drug   325
doctoring   8, 323
doc-in-a-box   310
drug seeker   34

ecology of medical care   70
e-medicine   295
erythema migrans   82
etiquette-based medicine   53, 324
evidence-based medicine(EBM)   169, 324
executive function   326
experience   325

First, do no harm   12, 257, 325
furor therapeuticus   113, 327

GOBSAT(good old boys sat around a table)   99, 323
great doctor   2

health literacy   329
heart failure   61
heartsink patient   34, 329
hidden curriculum   325
hierarchy of natural systems   326
Hunterian chancre   190

illness   26, 329
impact factor   324
improvisation   326
influenza   190
information mastery   326
informed opinion imperative   264, 324
innominate artery   190
internist   62

kissing disease   245

Levine サイン   78

malingering by animal proxy   61, 327

mass   62
medical professional life   288, 323
mitral   190
myxedema   191

narrative competence   50, 329
narrative-based medicine   50, 329
nerve   62
nighthawk   293, 327
non-malfeasance   257, 325
nutraceutical   324

open-ended question   326
orthopedics   191

panic   191
Pareto principle   328
pathognomonic   325
pathologic grief   328
pay for performance   311
pearl   328
penis   191
personal legend   326
pharmaceutical invincibility   276, 329
placenta   192
plastic pearl   328
polypharmacy   327
practice   62
premature declaration of death   328
Primum non nocere   257
problem oriented evidence that matters (POEM)   170, 329
professional   212
pterygium   189

quarantine   192
Quiz-Doc   55, 325

rational non-interventional paternalism   264, 325
red flag   70, 323
remission   62

rogue doctor　274, 327

sacrum　191
Saturday night palsy　73
second victim　327
shock　62
smallpox　189
somatization　34
stapes　192
system thinking　291
systems-based medicine　102, 325

telemedicine　294, 324
tenfold error　323
testis　191
testosterone storm　276, 327
third ear　327

tibia　192
ticket of admission　328
top doctor　2
train wreck　115
traz-erect　108
tumor　62

vaccine　192
vagina　192
virtual e-learning　328
vital sign　75

WHIM（What have I missed?）　89, 323
wise doctor　2
wise physician　329

zebra　326

人　名

斎藤清二　50

Ackerknecht, Erwin Heinz　193
Addison, Joseph　167
Allen, Woody　142
Aurelius, Marcus　123
Avicenna　77

Balzac, Honoré de　282
Barkley, Charles　186
Barth, Joseph　229
Barton, David　20
Beaumont, William M.　306
Bell, Joseph　69
Bennett, Howard J.　250
Berry, Philip A.　140
Bier, August　94
Billings, Josh　179
Blalock, Alfred　119
Bloomfield, Arthur L.　46

Blumgart, Herman L.　9
Bombeck, Erma　250
Brinkley, John R.　207
Brody, Howard　120
Broyard, Anatole　46

Cajal, Santiago Ramón y　240
Carrell, Alex　124
Cartwright, Frederick F.　193
Cassell, Eric　35, 51, 67, 120
Chekhov, Anton　241
Coelho, Paulo　319
Coles, Robert　242, 283
Collins, Francis S.　177
Cosby, Bill　229
Cousins, Norman　39
Crawshaw, Ralph　316
Crichton, Michael　242
Cronin, Archibald J.　241
Curie, Marie　3
Cushing, Harvey　9, 45

DaCosta, Chalmers   165
Darlington, Cyril Dean   228
DeBakey, Michael   7
Dennys, Joyce   229
Dirckx, John H.   193
Doyle, Arthur Conan   241
Dubos, Rene   213
Duff, Patrick   283

Einstein, Albert   186
Elliott, George   195
Epperson, William Jackson   161
Euripides   141

Feinstein, Alvan R.   67
Fischer, Martin H.   12, 20, 66, 179
Franklin, Benjamin   45, 113
Fred, Herbert L.   279

Galdós, Benito Pérez   307
Galen, Claudius   212
Garrison, Fielding Hudson   193
Geddes, Auckland   25
Geyman, John   12
Gibran, Kahlil   271
Goel, T.C.   214
Goethe, Johann Wolfgang   185
Goldberger, Joseph   3
Gordon, Richard   194

Haeser, Heinrich   213
Halsted, William   244
Henderson, Lawrence Joseph   13
Hippocrates   12, 19, 42, 77, 141, 231, 254, 315
Hoagland, Robert J.   245
Holmes, Oliver Wendell   206, 233, 240, 280
Horace   141
Horder, Lord Thomas   141
Huckleberry, Evermont R.   223
Hufeland, Christoph Wilhelm   45

Hurst, Willis   42, 176, 317

Jackson, Chevalier   94
Jenner, Edward   6, 37
Jenner, William   74
Johnson, Samuel   306
Johnson, Wingate   163, 296
Joubert, Joseph   179
Jung, Carl Gustav   26

Kafka, Franz   119
Kellogg, John Harvey   207
Kipling, Rudyard   183, 186, 231
Kirkup, Bill   20
Klass, Perri   183
Koch, Robert   3, 244
König, Cornelius J.   153

LaCombe, Michael A.   1
Launer, John   50
Lehman, David   195
Lennon, John   250
Lettsom, John Coatley   161
Lewis, Sinclair   196
Lilford, Richard   67
Lindsay, James Alexander   19, 93, 114, 250
Lipkin, Ian   38
Lister, Joseph   3
Loeb, Robert Frederick   97
Longfellow, Henry Wadsworth   135
Low, C.H.   163

Magendie, François   213
Maimonides, Moses   45, 237
Mangrulkar, Rajesh S.   77
Martí-Ibáñez, Félix   1, 184, 189, 194, 253, 287, 313, 315
Mas, Garriga X.   33
Maugham, Somerset   141, 142, 241
Mayo, Charles H.   6, 179, 217

索　引

Mayo, William J.　6, 20, 125, 229, 283, 316
McClenahan, John L.　161
McClinton, James B.　211, 228
McIntire, Ross　273
McNeill, William Hardy　194
McWhinney, Ian　27
Meador, Clifton K.　46, 49, 66, 93, 139, 161, 180
Meltzer, Samuel J.　94
Mencken, Henry Louis　214
Molière, Jean-Baptiste　195
Morris, Robert Tuttle　119
Moser, Robert　212
Moynihan, Berkeley　280
Murphy, Edward A.　248
Mutha, Sunita　291

Nietzsche, Friedrich　136
Nuland, Sherwin　269

Osler, William　6, 8, 11, 19, 66, 119, 135, 161, 166, 178, 179, 188, 194, 209, 228, 235, 238, 244, 250, 267, 270, 283, 299, 307, 313, 315

Paget, James　306
Pareto, Vilfredo　156
Pasternak, Boris　197
Pasteur, Louis　116, 208, 213
Peabody, Francis Weld　23
Pellegrino, Edmund D.　20, 214, 315
Penfield, Wilder　228, 231
Plath, Sylvia　142
Pliny the Elder　282
Porter, Roy　194
Powell, Anthony　307

Rūmī, Jalāl ad-Dīn Muḥammad　309, 319
Rablais, François　240
Rapport, Samuel Berder　111, 119

Reveno, William S.　46, 94, 118
Reynolds, Richard C.　17, 94, 145
Roentgen, Wilhelm　244, 312
Rubenstein, A.H.　317
Runyon, Damon　283
Rush, Benjamin　102

Sacks, Oliver　242
Sams, Ferrol　242
Santayana, George　142
Schick, Béla　299
Schillerstrom, Jason　29
Schweitzer, Albert　9
Selzer, Richard　242
Semmelweis, Ignaz　97
Shakespeare, William　123
Snow, John　177
Sotile, W.M.　220
Sperry, Willard R.　260
Spiro, Howard M.　214
Stalin, Joseph　142
Starr, Paul　15
Stead, Eugene A.　10
Stephens, Gayle G.　67, 316
Stevenson, Robert Louis　196
Swinton, Alma　218

Taylor, Robert B.　194
Twain, Mark　265, 282

Vesalius, Andreas　198
Vinci, Leonardo da　141
Virchow, Rudolph　10

Walsh, James J.　45
Weiss, Allen B.　195
White, Paul Dudley　66, 237
Williams, William Carlos　241
Williamson, Paul　316
Withering, William　37
Woodward, Theodore E.　92

【監修者紹介】
石山 貴章（いしやま たかあき）
新潟大学地域医療教育センター／
魚沼基幹病院総合診療科 教授

1997年新潟大医学部卒業。同年，同大外科学教室入局。5年にわたり外科医として研鑽を積む。2000年日本外科学会認定医取得。2002年にWashington University in St. Louisのリサーチフェローとして渡米後，内科転向を決意。St. Mary's Health Center内科レジデンシーを経て，2008年より同院にてホスピタリストとして勤務。米国内科専門医。2015年より現職。主な著書，訳書に『僕は病棟のコンダクター』『医師として知らなければ恥ずかしい50の臨床研究－内科医編－』（メディカル・サイエンス・インターナショナル刊）がある。

【訳者紹介】
三枝 小夜子（みえだ さよこ）
翻訳家

東京大学理学部物理学科卒業。『ナショナル ジオグラフィック』ウェブニュース，『nature ダイジェスト』の翻訳に従事。訳書に『ウィリアム・オスラー ある臨床医の生涯』『我らに麻酔の祝福あれ 人は痛みとどう向き合ってきたか』（以上，メディカル・サイエンス・インターナショナル刊），『家庭の科学』（新潮社刊），『nature科学 深層の知』『nature科学 未踏の知』（以上，実業之日本社）などがある。

医の知の羅針盤
良医であるためのヒント

定価：本体 3,600 円 + 税

2017年 2月24日発行　第1版第1刷 ©

著　者　ロバート B. テイラー

監修者　石山 貴章（いしやま たかあき）

訳　者　三枝 小夜子（みえだ さよこ）

発行者　株式会社 メディカル・サイエンス・インターナショナル
　　　　代表取締役　金子 浩平
　　　　東京都文京区本郷 1-28-36
　　　　郵便番号 113-0033　電話 (03)5804-6050

印刷：双文社印刷／表紙装丁：GRID CO., LTD.

ISBN 978-4-89592-872-4　C3047

本書の複製権・翻訳権・上映権・譲渡権・公衆送信権（送信可能化権を含む）は(株)メディカル・サイエンス・インターナショナルが保有します。
本書を無断で複製する行為（複写，スキャン，デジタルデータ化など）は，「私的使用のための複製」など著作権法上の限られた例外を除き禁じられています．大学，病院，診療所，企業などにおいて，業務上使用する目的（診療，研究活動を含む）で上記の行為を行うことは，その使用範囲が内部的であっても，私的使用には該当せず，違法です．また私的使用に該当する場合であっても，代行業者等の第三者に依頼して上記の行為を行うことは違法となります．

JCOPY〈(社)出版者著作権管理機構 委託出版物〉
本書の無断複写は著作権法上での例外を除き禁じられています．複写される場合は，そのつど事前に，(社)出版者著作権管理機構（電話 03-3513-6969，FAX 03-3513-6979，info@jcopy.or.jp）の許諾を得てください．